dtv

Was geschieht, wenn die Lebensflamme erlischt? Die Antworten auf diese uralte Menschheitsfrage sind so zahlreich wie vielfältig. Michaela Diers schöpft aus dem reichen Fundus philosophischer, literarischer und religiöser Texte aus West und Ost und quer durch die Zeiten. Die Verschiedenheit der Vorstellungen entspricht der Vielzahl der Haltungen heute, denn individuell wie die Auffassungen vom Leben sind inzwischen auch die Auffassungen von Sterben und Tod. Die breite Auswahl an Texten öffnet für die Auseinandersetzung mit einem lange ausgegrenzten Thema, das nicht zuletzt unter dem Einfluss der Hospizbewegung mehr und mehr wieder ins Leben zurückgeholt wird.

Michaela Diers, geb. 1956 in Mannheim, studierte in Freiburg Germanistik und Mittelalterliche Geschichte und promovierte über Bernhard von Clairvaux. Heute arbeitet sie als freie Autorin und in der Erwachsenenbildung. Veröffentlichungen u. a.: ›Bernhard von Clairvaux. Elitäre Frömmigkeit und begnadetes Wissen‹ (1991); ›Das lächelnde Lebendige. Frauen, Visionen und Mystik: Von Hildegard von Bingen bis zu Christa Wolfs »Kassandra«‹ (1998). ›Hildegard von Bingen‹ (4. Aufl. 1998); ›Bettine von Arnim‹ (2001); ›Mystik. Ein Lesebuch für Nachdenkliche‹ (3. Aufl. 2004).

Ich weiß nicht, ob ich bange

Ein Lesebuch für Nachdenkliche

Herausgegeben von Michaela Diers

Mit 9 Abbildungen

Deutscher Taschenbuch Verlag

Von Michaela Diers
sind im Deutschen Taschenbuch Verlag erschienen:
Mystik (30867)
Hildegard von Bingen (31008)
Bettine von Arnim (31052)

Originalausgabe
November 2004

Umschlagkonzept: Balk & Brumshagen
Umschlagbild: ›Erfüllung‹ von Henning von Gierke
(© VG Bild-Kunst, Bonn 2004)
Gesetzt aus der Palatino
Gesamtherstellung: Druckerei C. H. Beck, Nördlingen
Gedruckt auf säurefreiem, chlorfrei gebleichtem Papier
Printed in Germany · ISBN 3-423-34141-6

Inhalt

Vorwort

Sind denn dir nicht verwandt alle Lebendigen,
Nährt die Parze denn nicht selbst im Dienste dich?
Drum, so wandle nur wehrlos
Fort durchs Leben, und fürchte nichts!

Friedrich Hölderlin: Dichtermut

Die Fragen nach Sterben, Tod und nach dem, was jenseits des Todes ist, sind so alt wie die Menschheit selbst, und die Antworten darauf so zahlreich wie mannigfach. Das Lesebuch für Nachdenkliche lädt dazu ein, sich den Fragen über die letzten Dinge zu stellen und sie in der Auseinandersetzung mit vielfältigen Antworten zu vertiefen. Zwar verbindet die Menschen das Wissen um ihre Sterblichkeit, die Art und Weise, wie sie diese bewerten und dem Tod begegnen, unterscheidet sich jedoch. Breit gefächert ist daher das Spektrum der Texte aus verschiedenen Kulturen und Jahrhunderten, deren Aussagen höchst unterschiedlich sind, ja oft genug zueinander im Widerspruch stehen. Der Leser wird seine Präferenzen und Vorbehalte haben, aber auch feststellen können, wie die divergierenden Auffassungen vom jeweiligen Lebenskontext abhängen, also wie problematisch hier eine Unterscheidung von richtig und falsch ist. Allemal wird freilich das Nachdenken über die vorgestellten Zeugnisse zugleich ein Nachdenken über eigene Werte und Auffassungen sein – wie auch immer diese aussehen mögen.

Dieser offene Deutungshorizont gerät leicht unter den Verdacht der Beliebigkeit, jedenfalls dort, wo eigene Wertsetzungen und Glaubensinhalte in den Rang des Letztgültigen und somit der allgemeinen Verbindlichkeit gerückt werden. In der Tat war das »Wissen« über den Tod jahrhundertelang in einen gesellschaftlichen Glaubens- und Wertekonsens eingebunden, und Sterben wurde dementsprechend als geordneter Übergang vom Diesseits ins Jenseits rituell gestaltet. Der Historiker Philippe Ariès spricht daher in seiner ›Geschichte des Todes‹[1] vom »gezähmten Tod«.

Die Zeiten haben sich geändert. Gemeinsam mit der Verbindlichkeit des alten Weltbildes ist auch die Verbindlichkeit der alten Todesauffassung zerbrochen. Aber darf man deshalb zugleich mit Ariès den Tod in der Moderne als »verwildert« bezeichnen?

Die Sehnsucht nach festen Strukturen ist gerade in den Umbruchs- und Krisenzeiten des Lebens verständlich. Doch sollte man darüber den Preis der Geborgenheit im Geregelten nicht vergessen. Denn die Zähmung des Todes steht in einem Kontext, der auch das Leben zähmt und damit zahlreichen gesellschaftlich-religiösen Reglementierungen unterwirft.

Die Sinnfrage, die den Menschen heute bedrängen mag, sowie die bange Frage nach einer jenseitigen Existenz stellten sich in Zeiten, da die Antworten vorgegeben waren, nicht. Und so ist es wahr, dass man – wie Ariès betont – im Mittelalter den Tod selbst nicht fürchtete. Doch auch hier will die Kehrseite bedacht sein. Die Angst, die heute angesichts eines Ganges ins Ungewisse aufkommen mag, knüpfte sich einst an die Ungewissheit des jenseitigen Ortes. Über Jahrhunderte hinweg fürchtete man zwar nicht den Tod, doch man fürchtete die Hölle.

Kurzum: Die Vergangenheit ist weniger ideal und somit die Gegenwart nicht gar so finster, wie es bisweilen dargestellt wird. Dies gilt umso mehr, wenn man sich die Entwicklungen der letzten Jahre vergegenwärtigt. Nicht zuletzt aufgrund der verdienstvollen Arbeit der Hospizbewegung ist die Bereitschaft in der Gesellschaft deutlich gewachsen, sich mit diesem Thema auseinander zu setzen. Nunmehr allerdings unter veränderten Vorzeichen, denn individuell wie die Auffassungen vom Leben sind mittlerweile auch die Auffassungen von Sterben und Tod.

Von hier aus betrachtet bedeutet die Vielfalt der vorgestellten Zeugnisse vor allem eines: Reichtum an Erfahrungen, die andere Menschen gemacht und bedacht haben, und somit Reichtum an Möglichkeiten zu einer eigenen Orientierung.

Doch nicht nur die Auffassungen vom Tod sind in dieser Textsammlung verschieden, sondern auch die Art und Weise, wie man ihm begegnet. Ergreifendes, aber auch schnöde Wirkendes, Bewundernswertes, aber auch fragwürdig Erscheinendes fanden Eingang, denn ehrlicher (und folglich auch menschlicher) schien es, der vielfältigen Wirklichkeit Raum zu geben, als diese auf Idealvorstellungen zu verkürzen. So sind die Menschen, die zu Wort kommen, bewegt und gefasst, verhärtet und gelöst, rebellisch und ergeben, verzagt und mutig, verzweifelt und voller Hoffnung. Sie verstummen oder sie sind beredt. Die einen fürchten den Tod, die anderen sehnen ihn herbei. Manche suchen sich mit ihm vertraut zu machen, andere nicht. Er wird bekämpft, beschimpft und bekniet; man zeigt ihm die kalte Schulter, ja bisweilen wird er sogar verlacht. Weit mehr, als ich zu Beginn dachte, ist das Lesebuch zu Tod und Sterben ein Buch über das Leben und über Lebendigkeit in all ihren Erscheinungsformen geworden.

Des Menschen Tage sind wie Gras

Auch eine Hälfte des Lebens

Erst sind es die wenigsten, die daran glauben.
Einer wird überfahren, der Schwätzer aus der 6 b,
oder die dicke Cousine mit ihren Zöpfen,
die so komisch gerochen hat, ist weg,
plötzlich weg. Andere sind verbrannt,
oder sie wurden abgeholt, nachts. Später
kamen Briefe mit Rändern. Schattenhaft
nahm der Trupp der Abwesenden zu,
so daß du dich nicht mehr erinnern kannst
an die Mütze des einen, den Mund der andern.
Und dann, eines Tages, ist der Augenblick da,
unbemerkt, und vergeht, an dem von denen,
die dich gefüttert haben, gehaßt, belehrt
und geküßt, die Hälfte verschwunden ist.[2]

Hans Magnus Enzensberger

Der ewige Gott – der vergängliche Mensch

Herr, du warst unsere Zuflucht/von Geschlecht zu Geschlecht.

Ehe die Berge geboren wurden,/die Erde entstand und das Weltall,/bist du, o Gott, von Ewigkeit zu Ewigkeit.

Du lässt die Menschen zurückkehren zum Staub/und sprichst: »Kommt wieder, ihr Menschen!«

Denn tausend Jahre sind für dich/wie der Tag, der gestern vergangen ist,/wie eine Wache in der Nacht.

Von Jahr zu Jahr säst du die Menschen aus;/sie gleichen dem sprossenden Gras.

Am Morgen grünt es und blüht,/am Abend wird es geschnitten und welkt. [...]

Denn all unsre Tage gehn hin unter deinem Zorn,/wir beenden unsere Jahre wie einen Seufzer.

Unser Leben währt siebzig Jahre,/und wenn es hoch kommt, sind es achtzig. Das Beste daran ist nur Mühsal und Beschwer,/rasch geht es vorbei, wir fliegen dahin.

Wer kennt die Gewalt deines Zornes/und fürchtet sich vor deinem Grimm?

Unsre Tage zu zählen, lehre uns!/Dann gewinnen wir ein weises Herz.[3]

Psalm 90, 1–12

Der Mensch

Empfangen und genähret
Vom Weibe wunderbar,
Kömmt er und sieht und höret
Und nimmt des Trugs nicht wahr;
Gelüstet und begehret,
Und bringt sein Tränlein dar;
Verachtet und verehret,
Hat Freude und Gefahr;
Glaubt, zweifelt, wähnt und lehret,
Hält nichts und alles wahr;
Erbauet und zerstöret
Und quält sich immerdar;
Schläft, wachet, wächst und zehret,
Trägt braun und graues Haar.
Und alles dieses währet,
Wenn's hoch kommt, achtzig Jahr.
Dann legt er sich zu seinen Vätern nieder,
Und er kömmt nimmer wieder.[4]

Matthias Claudius

Für den, den wahre Philosophie erfüllt, ist die Erinnerung an jene Verse:

»Blätter verweht zur Erde der Wind nun, andere treibt dann
Wieder der knospende Wald, wenn neu auflebet der Frühling –
So der Menschen Geschlecht.« –

hinreichend, um Traurigkeit und Furcht ihm zu verscheuchen. Blätter sind auch deine Kindlein. Blätter alles, was so laut schreit, um sich Glauben zu verschaffen, was so hohes Lob zu spenden oder so zu verfluchen oder nur so insgeheim zu tadeln oder zu spotten liebt; Blätter auch, die deinen Ruhm verkünden sollen. Denn um die Frühlingszeit keimt alles hervor. Dann kommt der Herbstwind und wirft wieder alles zu Boden, damit anderes an seine Stelle trete. Das Momentane ist der Charakter aller Dinge. Du aber fliehst und verfolgst alles, als sollte es ewig dauern.[5]

Mark Aurel

O weh! wohin verschwanden alle meine Jahr?
Ist mein Leben mir geträumet oder ist es wahr?
Das ich stets wähnte, dass es wäre, war das nicht?
Danach hab ich geschlafen, und so weiß ich's nicht.
Nun bin ich erwachet, und ist mir unbekannt,
Was mir hievor war kundig wie mein andre Hand.[6]

Walther von der Vogelweide

Die Heiterkeit und der Lebensmut unserer Jugend beruhen zum Teil darauf, dass wir, bergauf gehend, den Tod nicht sehn; weil er am Fuß der andern Seite des Berges liegt. Haben wir aber den Gipfel überschritten, dann werden wir des Todes, welchen wir bis dahin nur vom Hörensagen kannten, wirklich ansichtig, wodurch, da zu derselben Zeit die Lebenskraft zu ebben beginnt, auch der Lebensmut sinkt; so dass jetzt ein trüber Ernst den jugendlichen Übermut verdrängt und auch dem Gesichte sich aufdrückt. Solange wir jung sind, man mag uns sagen, was man will, halten wir das Leben für endlos und gehn danach mit der Zeit um. Je älter wir werden, desto mehr ökonomisieren wir unsere Zeit. Denn im späteren Alter erregt jeder verlebte Tag eine Empfindung, welche der verwandt ist, die bei jedem Schritt ein zum Hochgericht geführter Delinquent hat.

Vom Standpunkte der Jugend aus gesehn, ist das Leben eine unendlich lange Zukunft; vom Standpunkte des Alters aus, eine sehr kurze Vergangenheit; so dass es anfangs sich uns darstellt wie die Dinge, wann wir das Objektivglas des Opernkuckers ans Auge legen, zuletzt aber wie wann das Okular. Man muss alt geworden sein, also lange gelebt haben, um zu erkennen, wie kurz das Leben ist. – Je älter man wird, desto kleiner erscheinen die menschlichen Dinge samt und sonders: das Leben, welches in der Jugend als fest und stabil vor uns stand, zeigt sich uns jetzt als die rasche Flucht ephemerer Erscheinungen: Die Nichtigkeit des Ganzen tritt hervor. – Die Zeit selbst hat in unserer Jugend einen viel langsameren Schritt; daher das erste Viertel unseres Lebens nicht nur das glücklichste, sondern auch das längste ist, so dass es viel mehr Erinnerungen zurücklässt, und jeder, wenn es darauf ankäme, aus demselben mehr zu erzählen wissen würde als aus zweien der folgenden. Sogar werden, wie im Frühling des Jahres, so auch in dem des Lebens, die Tage zuletzt von einer lästigen Länge. Im Herbste beider werden sie kurz, aber heiterer und beständiger.[7]

Arthur Schopenhauer

Das war das Leben?

Das war das Leben? – Dies glitzernde Ding
das schaukelnd hoch oben am Christbaum hing
ewig unerreichbares Schweben
ewige Lockung – Das war das Leben.

Das war das Leben? – Die rasche Sekunde
dir aber schien sie wie Stunde um Stunde
endlose Zeit, zur Vergeudung gegeben
plötzlich zu Ende – Das war das Leben.[8]

Ernst Ginsberg

Sein Geld wird gewiss niemand austeilen; sein Leben teilt jeder aus, und an wie viele! Mit dem Zusammenhalten des Vermögens ist man genau, mit der Zeit dagegen sehr verschwenderisch, während doch Zeitgeiz eine Tugend wäre. Greifen wir einen heraus, aus der Schar der Greise. »Du bist, wie wir sehen, zur höchsten Stufe menschlichen Daseins gelangt, hundert Jahre oder mehr noch lasten auf deinem Rücken; wohlan, lege einmal Rechnung ab von deinem Alter. Sage uns, wie viel dir von deiner Zeit der Gläubiger weggenommen hat, wie viel die Geliebte, wie viel der König, wie viel der Klient, wie viel häuslicher Zwist, wie viel das Geschäft mit den Sklaven, wie viel geschäftiges Umherrennen in der Stadt? Rechne die selbst verschuldeten Krankheiten dazu und was unbenützt brach lag, so wirst du finden, dass du in Wirklichkeit nicht so alt bist, als du sagst. Erinnere dich, wann du fest in deinen Entschlüssen wurdest, wie viele Tage du so zubrachtest, wie du es dir vornahmst, welchen Genuss du von dir selber hattest, wann deine Miene rechtbeschaffen, dein Gemüt frei von Furcht war, was du in einem so langen Leben geleistet hast, wie viele dein Leben plünderten, ohne dass du den Verlust merktest; wie viel vergeblicher Schmerz, törichte Freude, blinde Begierde, schmeichlerischer Umgang dir geraubt hat, wie wenig dir von deinem Eigentum geblieben ist: So wirst du zu der Erkenntnis kommen, du seiest, wenn der Tod dich holt, noch nicht ganz zur Reife gelangt.«

Was ist schuld daran? Ihr lebet, als wäret ihr ewig da; nie fällt euch eure Hinfälligkeit ein. Ihr bemerket nicht, wie viel Zeit schon verstrichen ist; ihr tut, als dürftet ihr immer aus dem Vollen schöpfen, während doch vielleicht gerade der Tag, den ihr an irgendjemand oder irgendetwas wegschenket, euer letzter ist. Alles haltet ihr fest und doch müsst ihr sterben; alles begehret ihr, als solltet ihr ewig leben. Da hört man viele sagen: »Mit fünfzig ziehe ich mich ins Privatleben zurück« oder: »im sechzigsten Jahr lasse ich mich pensionieren«. Und was für einen Bürgen hat man, dass man älter wird? Wer soll das gerade so kommen lassen, wie du es im Plane hast?[9]

Seneca

Was wird geschehen? Du bist beschäftigt, das Leben eilt, indes kommt der Tod heran, für den musst du dann Zeit haben, du magst wollen oder nicht.[10]

Seneca

Keiner der weisen Männer seit dem Altertum
Hat uns ewiges Leben demonstriert
Was auch ins Leben kam geht wieder in den Tod
Muss ganz und gar in Staub und Asche fallen
Gebeine häufen sich zu einem riesigen Berg
Ein Ozean aus Abschiedstränen
Was bleibt sind nichts als leere Namen
Wer entflieht dem Kreislauf von Geburt und Tod?[11]

Han Shan

Ein Bekannter von mir ist plötzlich gestorben, und ich habe wieder einmal mit dem Tode Bekanntschaft gemacht, dem alltäglichsten aller Gemeinplätze in dieser Welt.

Der Moralist will uns durch die Betrachtung des Todes zu der Erkenntnis führen, dass die Welt eine Täuschung ist. Aber sich den Verzicht auf die Welt leicht machen, indem man sie herabsetzt, heißt weder wahr noch tapfer sein. Denn ein Verzicht auf Dinge, die ihren Wert verloren haben, ist überhaupt kein Verzicht.

Im Gegenteil, die Welt ist so wirklich, dass die Räder des Todes keine Spur auf ihr zurücklassen. Die Täuschung liegt in dem Glauben, dass dieses unser Ich der Welt auch nur das Geringste zu seinem eigenen dauernden Gebrauch rauben könne. Der Tod hat es nur mit unserem Ich und nicht mit der Welt zu tun. Die Welt verliert auch nicht ein Atom, unser Ich ist es, das vom Tode getroffen wird.[12]

Rabindranath Tagore

»Verzicht heißt nicht, die Dinge dieser Welt aufzugeben, sondern zu akzeptieren, dass sie dahingehen«, sagte Suzuki Roshi. Nichts ist dauerhaft; früher oder später schwindet alles dahin. Verzicht bedeutet, sich an nichts zu binden, bedeutet, dieses Dahinschwinden anzunehmen. Vergänglichkeit ist im Grunde nur ein anderes Wort für Vollkommenheit. Die Blätter fallen, Schutt und Abfall häufen sich auf, doch aus all dem Weggeworfenen sprießen Blumen und grüne Pflanzen, die wir schön finden. Zerstörung ist notwendig. [...] All diese Veränderungen sind aber nicht das, was wir uns vorgestellt haben. Es drängt uns nicht, die Vollkommenheit des Universums zu schätzen. Unser persönliches Bedürfnis ist es, eine Möglichkeit zu finden, wie wir in unserer unveränderlichen Wunderbarkeit für immer bestehen bleiben können. Das scheint lächerlich, aber genau das streben wir an. Unser Widerstand gegen Veränderung steht nicht im Einklang mit der Vollkommenheit des Lebens, die in seiner Vergänglichkeit begründet ist. Wäre das Leben nicht vergänglich, könnte es nicht das Wunder sein, das es ist.[13]

Charlotte Joko Beck

(D)er Mensch [hat] keinen *moralischen* Anspruch auf die Gabe ewigen Lebens und kein Recht zur Beschwerde über sein Sterblichsein. Im Genuss der Selbstheit, den er immer neu bejaht, hat er die Bedingungen anerkannt, unter denen sie dargeboten wird, ja, unter denen allein sie möglich ist; und anstatt ihren Besitz als Rechtstitel für »Mehr davon« anzusehen, schuldet er vielmehr Dank für die Gewährung der Existenz als solcher – und für das, was sie möglich machte. Denn es *gibt keine Notwendigkeit, dass überhaupt eine Welt sei.* Warum Etwas ist anstatt Nichts – diese unbeantwortbare Frage der Metaphysik sollte davor schützen, Dasein schlechthin als Axiom zu unterstellen und dann seine Endlichkeit als angefallenen Makel oder als Kürzung seines Rechts. Vielmehr ist die Tatsache von Dasein überhaupt das Mysterium der Mysterien – [14]

Hans Jonas

Wo auch immer ihr seid, der Tod ereilt euch doch, und wäret ihr in hohen Burgen. Wenn sie etwas Gutes trifft, sagen sie: »Das ist von Allah.« Und wenn sie etwas Schlechtes trifft, sagen sie: »Das ist von dir.« Sprich: Alles ist von Allah. Was ist mit diesen Leuten los, dass sie kaum eine Aussage begreifen?

Koran, Sure 4:78

Wie ein Mann den Tod überlisten wollte

Eines Tages kam ein Mann zum Propheten Salomon und bat ihn flehentlich: »Heute habe ich den Todesengel gesehen, der mich mit einem seltsamen Blick angesehen hat. Bitte, hilf mir!«

Der Prophet erwiderte darauf: »Wie soll ich dir helfen?«

Der Mann sagte: »Bitte, erteile dem Wind den Befehl, mich nach Indien zu bringen. Nur auf diese Weise kann ich mich vor ihm retten.«

Der Prophet Salomon erfüllte ihm diesen Wunsch und befahl dem Wind, ihn nach Indien zu tragen. Am nächsten Tag kam der Todesengel zum Propheten, um ihm eine Botschaft zu überbringen. Danach sprach Salomon zum Todesengel: »Gestern kam ein Mann zu mir und berichtete mir, dass er dich gesehen habe, und du habest ihn mit einem seltsamen Blick angesehen. Warum hast du das getan? Was wolltest du von ihm?«

Der Todesengel erwiderte ihm: »Ach, diesen Mann meinst du, o Prophet. Ich habe ihn nicht seltsam angesehen. Nur habe ich mich gewundert, weil mein Herr mir befahl, seine Seele in Indien zu nehmen. Als ich ihn aber gestern hier sah, dachte ich, dass ich vielleicht den Befehl Gottes falsch verstanden hätte. Wenig später befand ich mich kurz vor der Todesstunde dieses Mannes in Indien, wo ich ihn wiedertraf und ihm sein Leben nahm. Daher habe ich ihn vorher verwundert angeblickt.«[15]

Derwischgeschichte

Weinend hatt' bei einem Kranken einer eine Nacht verweilt,
Als der Morgen kam, starb dieser, und der Kranke ward geheilt.
So viele Pferde schnellen Laufes bleiben liegen,
Indes der lahme Esel doch das Ziel erreicht.
So mancher Kräft'ge wird im Erdenstaub begraben,
Indes vom Kranken nicht der Lebensodem weicht.[16]

Sa'dî

Zuvor litt der Riese Nasenstüber, der seine Nahrung nebst Kessel, Pfannen und Töpfen verschlungen hatte, an einer Magenverstimmung. Er sollte sich nicht mehr erholen …

Und so war denn der edle Nasenstüber an diesem Morgen eines so seltsamen Todes gestorben, daß man sich wirklich über den Tod des Aischylos künftig nicht mehr groß zu wundern braucht, dem von Wahrsagern vorausgesagt worden war, er werde an einem bestimmten Tag durch irgendeinen Gegenstand, der auf ihn fiele, sterben, weshalb er diesen Tag außerhalb der Stadt, fern von allen Häusern, Bäumen, Felsen und dergleichen hohen Gegenständen, die fallen und ihm durch ihren Sturz verderblich werden könnten, zubrachte und sich mitten auf eine große Wiese setzte, fest überzeugt, daß er so unter dem freien, gnädigen Himmelsgewölbe vollkommen sicher sei, da dies doch nicht herabfallen würde. […] Was nun aber Aischylos anbetrifft, so wurde er, aller Vorsicht ungeachtet, von einer niederfallenden Schildkröte erschlagen, die den Fängen eines hoch in der Luft schwebenden Adlers entglitt und ihm den Schädel zerschmetterte.

Noch über den Tod des Dichters Anakreon, der an einem Weinkern, oder den des römischen Prätors Fabius, der an einem Ziegenhaar erstickte, als er eine Satte dicker Milch aß; noch über den jenes Verschämten, der sich in Gegenwart des römischen Kaisers Claudius seinen Wind verkniff, statt ihn ruhig fahrenzulassen, und dadurch eines jähen Todes starb; noch über den jenes Mannes, der zu Rom am Flaminischen Weg begraben liegt und der sich in seiner Grabschrift darüber beklagt, daß er am Biß einer Katze in seinen kleinen Finger gestorben sei; noch über den des Q. Lecanius Bassus, der unerwartet an einem unbedeutenden Nadelstich in den Daumen seiner rechten Hand – so unbedeutend, daß man's kaum sehen konnte – verstarb; noch über den Quenelaults, eines Arztes aus der Normandie, der plötzlich zu Montpellier verschied, weil er sich ein Tierchen mit dem Federmesser aus der Hand gezogen hatte; noch über den des Philomenes, dem sein Diener frische Feigen zum Imbiß auf den Mittagstisch gestellt hatte, bevor er weggegangen war, um den Wein zu holen. Doch indessen kam ein verlaufener Esel ins Haus und fraß die Feigen ganz gravitätisch auf. Philomenes, der dazukam, sah den graziösen Bewegungen des feigenfressenden Esels mit großem Interesse zu, und als der Diener zurückkehrte, rief er diesem zu: »Billigerweise mußt du dem würdigen Esel hier, dem du die Feigen hingestellt hast, nun auch noch von dem guten Wein, den du da bringst, vorsetzen.« Und nachdem er das gesagt hatte, verfiel er in eine solche Lustigkeit und brach in ein so gewaltiges, unaufhörliches Gelächter aus, daß ihm durch die Erschütterung des Zwerchfells die Luft ausging und er plötzlich tot zu Boden fiel. – Noch über den des Spurius Saufejus, der starb, als er ein weiches Ei genoß, sobald er aus dem Bade kam; noch über den jenes Mannes, von dem Boccaccio erzählt, daß er plötzlich gestorben sei, als er sich gerade mit einem Salbeiblatt die Zähne putzte;

noch über den von Jean Placut,
der – eben noch ganz wohlgemut –
mit einem Male war kaputt,

ohne alle vorhergegangene Krankheit, als er grade eine alte Schuld bezahlen wollte; noch über den des Malers Zeuxis, der über das fratzenhafte Gesicht einer alten Frau, das er selbst gemalt hatte, so unbändig lachte, daß er plötzlich starb; noch über den tausend anderer, die man noch anführen könnte, wie etwa des Verrius, Plinius, Valerius, Baptista Fulgoso, Bacabery des Älteren usw. – Der brave Nasenstüber aber starb – ach! – den Erstickungstod, als er, wie die Ärzte ihm verordnet hatten, vor einem geheizten Backofen ein Stück frischer Butter hinunterschlingen wollte.[17]

François Rabelais

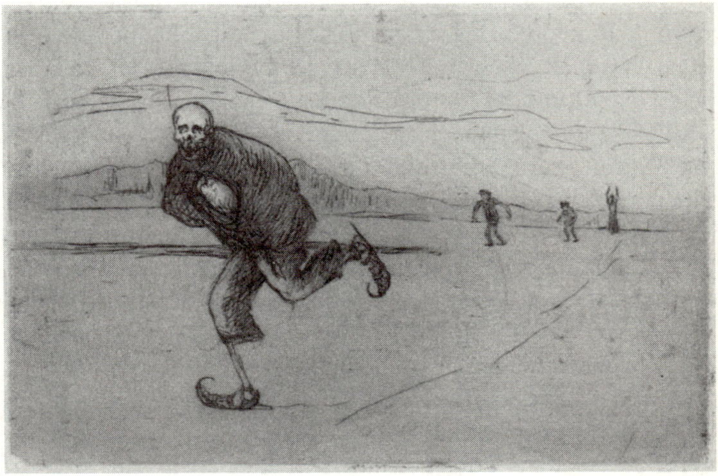

Hugo Simberg: Tod auf Schlittschuhen (Death on Skates)

Ja, der Tod hat lange Beine.
Will er wen, dem hilft kein Flitzen![18]

Henrik Ibsen

Der Tod ist ...

Der Tod der Tod der Tod
Dreimal gesagt und es gilt nichts.
Tausendmal gesagt ist keinmal erlebt.[19]
Günter Kunert

Zustand der Seele nach dem Tode

Der Tod ist, wie mich dünkt, nichts anderes als zweier Dinge Trennung voneinander, der Seele und des Leibes. Nachdem sie nun voneinander getrennt sind, hat nichtsdestoweniger noch jedes von beiden fast dieselbe Beschaffenheit, die es auch hatte, als noch der Mensch lebte. Sowohl der Leib hat seine eigentümliche Natur und alles, was er sich angeübt hat und was ihm zugestoßen ist, ganz deutlich. Wie wenn jemand von Natur oder durch seine Lebensweise oder durch beides einen großen Leib hatte, so ist auch sein Leichnam noch groß, wenn er tot ist; war er fett, ist auch der Leichnam fett, und alles andere ebenso; und mochte einer gern langes Haar tragen, so ist auch der Leichnam langhaarig. Und wiederum, wenn einer ein Zuchthäusler war und bei seinen Lebzeiten Spuren von Schlägen an seinem Leibe trug oder von Hieben und andern Wunden, so wird man auch an dem Leichnam des Toten dieses selbige finden können. Und hatte einer irgend zerbrochene oder verrenkte Glieder im Leben, so zeigt sich dies auch bei dem Toten; mit einem Worte, wie der Leib beim Leben behandelt und was ihm zugefügt wurde, das zeigt sich alles oder doch größtenteils auch nach dem Tode noch einige Zeit. Dasselbe nun dünkt mich auch mit der Seele sich zu begeben, o Kallikles. Sichtbar ist alles an der Seele, wenn sie vom Leibe entkleidet ist, sowohl was ihr von Natur eignete, als auch die Veränderungen, welche der Mensch durch sein Bestreben um dies und jenes in der Seele bewirkt hat. Kommen sie nun vor den Richter, und zwar die aus Asien vor den Rhadamanthys: So stellt Rhadamanthys sie vor sich hin und beschaut eines jeden Seele, ohne zu wissen, wessen sie ist, sondern oft, wenn er den Großkönig vor sich hat oder andere Könige oder Fürsten, findet er nichts Gesundes an der Seele, sondern durchgepeitscht findet er sie und voller Schwielen von Meineid und Ungerechtigkeit und wie eben jedem seine Handlungsweise sich in der Seele ausgeprägt hat, und findet alles verrenkt von Lügen und Hochmut und nichts Gerades daran, weil sie ohne Wahrheit aufgewachsen ist, sondern von aller Gewalttätigkeit und Weichlichkeit, Übermut und Unmäßigkeit im Handeln zeigt sich auch die Seele voll Missverhältnis und Hässlichkeit. Hat er nun eine solche erblickt: So schickt er sie ehrlos gerade ins Gefängnis, wo sie, was ihr zukommt, erdulden wird.[20]

Platon

Der Tod ist eine Selbstbesiegung, die, wie alle Selbstüberwindung, eine neue leichtere Existenz verschafft.[21]

Novalis

Der Tod

Was ist der Tod der Frommen?
Ein Schlüssel zu dem Leben,
Ein Grenzstein böser Zeit,
Ein Schlaftrunk alter Reben,
Ein Fried auf Krieg und Streit.
Ein Führer zu der Sonne,
Ein Steg ins Vaterland,
Ein Aufgang aller Wonne,
Ein Trieb von großer Hand.

Ein Zunder zu dem Lichte,
Ein Flug in jene Welt,
Ein Paradiesgerichte,
ein Schlag, der alles fällt.
Ein Abtritt aller Plagen,
Ein Baum für alle Not;
Was soll ich ferner sagen?
Dies alles ist der Tod.[22]
Christian Hofmann von Hofmannswaldau

Der Stein und die Banane: ein indonesischer Mythos

Die Eingeborenen von Poso, einem Distrikt in Zentral-Celebes, sagen, dass am Anfang der Himmel der Erde sehr nahe war und dass der Schöpfer, der in ihm lebte, seine Gaben den Menschen am Ende eines Seiles hinabzulassen pflegte. Eines Tages ließ er auf diese Weise einen Stein hinab; aber unser erster Vater und unsere erste Mutter wollten keinen haben, und sie riefen zu ihrem Schöpfer hinauf: »Was haben wir mit diesem Stein zu tun? Gib uns irgendetwas anderes.« Dem entsprach der Schöpfer und zog ihn mit dem Seil hinweg; der Stein stieg immer mehr in die Höhe, bis er außer Sicht kam. Alsbald sah man das Seil wieder vom Himmel herabkommen, und diesmal war eine Banane an seinem Ende anstelle des Steines. Unsere Ureltern rannten zu der Banane und ergriffen sie. Dann kam eine Stimme vom Himmel und sagte: »Weil ihr die Banane gewählt habt, soll euer Leben wie ihr Leben sein. Wenn der Bananenbaum Nachkommen hat, stirbt der elterliche Stamm; so sollt ihr sterben, und eure Kinder sollen an eure Stelle treten. Hättet ihr den Stein gewählt, würde euer Leben wie das Leben des Steines gewesen sein, beständig und unsterblich.« Der Mann und sein Weib beklagten ihre verhängnisvolle Wahl, aber es war zu spät. So ist durch das Essen einer Banane der Tod in die Welt gekommen.[23]
James G. Frazer

Augustinus zur Frage, wieso sich der über Adam und Eva als Sündenstrafe verhängte Tod auf das ganze Menschengeschlecht bezieht

Die ersten Menschen hätten sich ja den Tod nicht zugezogen, wenn sie nicht gesündigt hätten. Wie kann also der Tod, der nur Böse treffen konnte, für die Guten etwas Gutes sein? Er sollte vielmehr, wenn er nur Böse treffen konnte, für die Guten nicht gut, sondern überhaupt nicht vorhanden sein. Warum eine Strafe, wo nichts Strafbares! Man muss also annehmen und zugeben, es seien zwar die ersten Menschen als solche erschaffen worden, dass sie keine Art von Tod erfahren hätten, wenn sie nicht gesündigt hätten; als erste Sünder aber seien sie mit dem Tod in der Weise bestraft worden, dass auch all das, was aus ihrem Stamm hervorsprossen würde, derselben Strafe verfallen sein sollte. Denn nur Wesensgleiches sollte aus ihnen hervorgehen. Ihre Natur eben ward gemäß der Größe der Schuld durch das Strafurteil verschlechtert, und so sollte bei ihrer Nachkommenschaft schon von Natur aus erfolgen, was bei ihnen zuerst eingetreten war als Strafe. [...] Das ganze Menschengeschlecht, das durch das Weib hervorgebracht werden sollte, war im ersten Menschen vorhanden, als jenes Ehepaar von dem Strafurteil Gottes getroffen wurde; und was der Mensch geworden ist, nicht bei der Schöpfung, sondern infolge von Sünde und Strafe, das ist auch seine Nachkommenschaft. [...] Dahin wurde in ihm die menschliche Natur verschlechtert und verändert, dass er in seinen Gliedern einen widerspenstigen Ungehorsam des Begehrens zu erdulden hatte und dem Zwang des Todes anheim fiel; und so sollte er das auch zeugen, was er durch Fehl und Strafe geworden war, nämlich Wesen, die der Sünde und dem Tod unterworfen sind. Werden Kinder von dieser Sündenfessel durch Christi des Mittlers Gnade befreit, so können sie nur den einen Tod erdulden, der die Seele vom Leib trennt; in den zweiten Tod mit seiner endlosen Pein [der Verdammung in die Hölle] verfallen sie nicht, da sie befreit sind von der Schuld der Sünde.[24]

Aurelius Augustinus

Gleichwohl ist es gewiss, dass diejenige Religion, welche dem Menschen zuerst entdeckte, dass auch der natürliche Tod die Frucht und der Sold der Sünde sei, die Schrecken des Todes unendlich vermehren musste. Es hat Weltweise gegeben, welche das Leben für eine Strafe hielten; aber den Tod für eine Strafe zu halten, das konnte, ohne Offenbarung, schlechterdings in keines Menschen Gedanken kommen, der nur seine Vernunft brauchte.[25]

Gotthold Ephraim Lessing

Aus der Lehrrede des in Gestalt Krishnas erscheinenden hinduistischen Hochgottes Vishnu:

Nicht Tote noch auch Lebende beklagt jemals der Weisen Schar.
Nie war die Zeit, da ich nicht war, und du und diese Fürsten all,
Noch werden jemals wir nicht sein, wir alle, in zukünftger Zeit!
Denn wie der Mensch in diesem Leib Kindheit, Jugend und Alter hat,
So kommt er auch zu neuem Leib, – der Weise wird da nicht verwirrt.
Der Atome Berührung nur ist kalt und warm, bringt Lust und Leid,
Sie kommen, gehen, ohn' Bestand, – ertrage sie, o Bhârata!
Der weise Mann, den diese nicht erregen, o du starker Held,
Der Leid und Lust gleichmütig trägt, der reift für die Unsterblichkeit.
Es gibt kein Werden aus dem Nichts, noch wird zu Nichts das Seiende!
Die Grenze beider ist erschaut von denen, die die Wahrheit schaun.
Doch wisse, unvergänglich ist die Macht, durch die das All gewirkt!
Des Ewigen Vernichtung kann bewirken niemand, wer's auch sei.

Vergänglich sind die Leiber nur, – in ihnen weilt der ew'ge Geist, [...]
Gleichwie ein Mann die altgewordnen Kleider
Ablegt und andre, neue Kleider anlegt,
So auch ablegend seine alten Leiber
Geht ein der Geist in immer andre, neue. [...]
Er ist beständig, überall, fest, ewig, unerschütterlich.
Unsichtbar und unvorstellbar und unveränderlich heißt er,
Darum, sobald du ihn erkannt, darfst du nicht mehr beklagen ihn.
Und wenn für stets geboren auch, für stets gestorben du ihn hältst,
Doch darfst du, Held mit starkem Arm, um diesen trauern nimmermehr.
Denn dem Gebornen ist der Tod, dem Toten die Geburt bestimmt, –
Da unvermeidlich dies Geschick, darfst nicht darüber trauern du.
Unsichtbar sind die Anfänge der Wesen und ihr Ende auch,
Die Mitte nur ist sichtbar uns – was gibt's für Grund zur Klage da?[26]

Bhagavadgita

Der Tod ist die große Zurechtweisung, welche der Wille zum Leben, und näher der diesem wesentliche Egoismus, durch den Lauf der Natur erhält; [...] Der Egoismus besteht eigentlich darin, dass der Mensch alle Realität auf seine eigene Person beschränkt, indem er in dieser allein zu existieren wähnt, nicht in den andern. Der Tod belehrt ihn eines Bessern [...]. Sein ganzes Ich lebt also von jetzt an nur in dem, was er bisher als Nicht-Ich angesehn hatte: Denn der Unterschied zwischen Äußerem und Innerem hört auf. Wir erinnern uns hier, dass der bessere Mensch der ist, welcher zwischen sich und den andern den wenigsten Unterschied macht, sie nicht als absolut Nicht-Ich betrachtet, während dem Schlechten dieser Unterschied groß, ja absolut ist; – wie ich dies in der Preisschrift über das Fundament der Moral ausgeführt habe. Diesem Unterschiede gemäß fällt, dem Obigen zufolge, der Grad aus, in welchem der Tod als die Vernichtung des Menschen angesehn werden kann. – Gehn wir aber davon aus, dass der Unterschied von Außer mir und In mir, als ein räumlicher, nur in der Erscheinung, nicht im Dinge an sich gegründet, also kein absolut realer ist; so werden wir in dem Verlieren der eigenen Individualität nur den Verlust einer Erscheinung sehn, also nur scheinbaren Verlust. So viel Realität jener Unterschied auch im empirischen Bewusstsein hat; so sind doch, vom metaphysischen Standpunkt aus, die Sätze: »Ich gehe unter, aber die Welt dauert fort« und »Die Welt geht unter, aber ich dauere fort« im Grunde nicht eigentlich verschieden.

Über dies alles nun aber ist der Tod die große Gelegenheit, nicht mehr Ich zu sein: wohl dem, der sie benutzt. [...] Das Sterben ist der Augenblick jener Befreiung von der Einseitigkeit einer Individualität, welche nicht den innersten Kern unsers Wesens ausmacht, vielmehr als eine Art Verirrung desselben zu denken ist: Die wahre, ursprüngliche Freiheit tritt wieder ein, in diesem Augenblick, welcher, im angegebenen Sinn, als eine restitutio in integrum betrachtet werden kann. Der Friede und die Beruhigung auf dem Gesichte der meisten Toten scheint daher zu stammen.[27]

Arthur Schopenhauer

Doch ich will dir ein anderes verkünden. Geburt gibt es [eigentlich] bei keinem einzigen von allen sterblichen Dingen und kein Ende in verderblichem Tode. Nur Mischung gibt es vielmehr und Austausch des Gemischten: Geburt ist nur ein dafür bei den Menschen üblicher Name.[28]

Empedokles

Aus den wechselnden Lebenserfahrungen tritt dem auf das Ganze gerichtete Auffassen das Antlitz des Lebens hervor, widerspruchsvoll, Lebendigkeit zugleich und Gesetz, Ver-

Sorglos

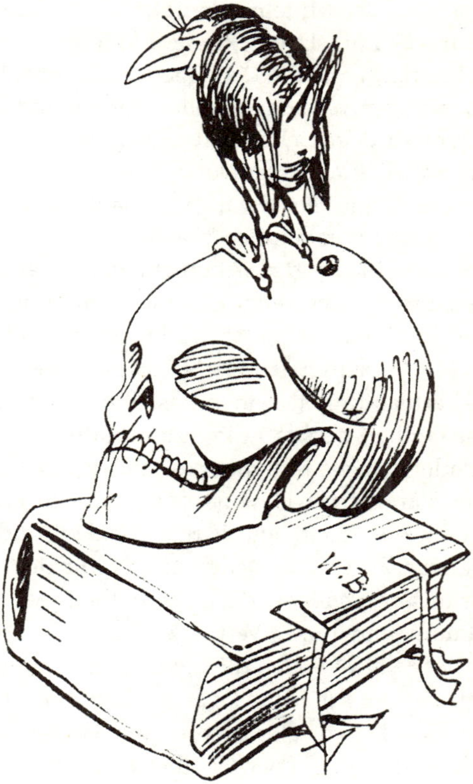

Selbst mancher Weise
Besieht ein leeres Denkgehäuse
Mit Ernst und Bangen. –
Der Rabe ist ganz unbefangen.
Wilhelm Busch

nunft und Willkür, immer neue Seiten darbietend und so im Einzelnen vielleicht klar, im Ganzen vollkommen rätselhaft. Die Lebensbezüge und die in ihnen gegründeten Erfahrungen sucht die Seele zu einem Ganzen zusammenzunehmen und vermag es nicht. Der Mittelpunkt aller Unverständlichkeiten sind Zeugung, Geburt, Entwicklung und Tod. Der Lebendige weiß vom Tod und kann ihn doch nicht verstehen. Vom ersten Blick auf einen Toten ab ist dem Leben der Tod unfasslich, und hierauf beruht zu allernächst unsere Stellung zur Welt als zu etwas anderem, Fremdartigem und Furchtbarem. So liegt in der Tatsache des Todes ein Zwang zu Phantasievorstellungen, die diese Tatsache verständlich machen sollen; Totenglaube, Ahnenverehrung, Kult der Abgeschiedenen erzeugen die Grundvorstellungen des religiösen Glaubens und der Metaphysik. Und die Fremdartigkeit des Lebens nimmt zu, indem der Mensch in Gesellschaft und Natur permanenten Kampf, beständige Vernichtung des einen Geschöpfes durch das andere, die Grausamkeit dessen, was in der Natur waltet, erfährt. Seltsame Widersprüche treten hervor, die in der Lebenserfahrung immer stärker zum Bewusstsein kommen und nie aufgelöst werden: die allgemeine Vergänglichkeit und der Wille in uns zu einem Festen, die Macht der Natur und die Selbstständigkeit unseres Willens, die Begrenztheit jedes Dinges in Zeit und Raum und unser Vermögen, jede Grenze zu überschreiten. Diese Rätsel haben die ägyptischen und die babylonischen Priester so gut beschäftigt als heute die Predigt der christlichen Geistlichen, Herakleitos und Hegel, den Prometheus des Aischylos so gut wie Goethes Faust.[29]

Wilhelm Dilthey

Der Tod ist doch etwas so Seltsames, dass man ihn, unerachtet aller Erfahrung, bei einem uns teuren Gegenstande nicht für möglich hält und er immer als etwas Unglaubliches und Unerwartetes eintritt. Er ist gewissermaßen eine Unmöglichkeit, die plötzlich zur Wirklichkeit wird. Und dieser Übergang aus einer uns bekannten Existenz in eine andere, von der wir auch gar

nichts wissen, ist etwas so Gewaltsames, dass es für die Zurückbleibenden nicht ohne die tiefste Erschütterung abgeht.[30]
Johann Wolfgang von Goethe

Todes-Erfahrung

Wir wissen nichts von diesem Hingehn, das
nicht mit uns teilt. Wir haben keinen Grund,
Bewunderung und Liebe oder Hass
dem Tod zu zeigen, den ein Maskenmund

tragischer Klage wunderlich entstellt.
Noch ist die Welt voll Rollen, die wir spielen.
Solang wir sorgen, ob wir auch gefielen,
spielt auch der Tod, obwohl er nicht gefällt.

Doch als du gingst, da brach in diese Bühne
ein Streifen Wirklichkeit durch jenen Spalt
durch den du hingingst: Grün wirklicher Grüne,
wirklicher Sonnenschein, wirklicher Wald.

Wir spielen weiter. Bang und schwer Erlerntes
hersagend und Gebärden dann und wann
aufhebend; aber dein von uns entferntes,
aus unserm Stück entrücktes Dasein kann

uns manchmal überkommen, wie ein Wissen
von jener Wirklichkeit sich niedersenkend,
so dass wir eine Weile hingerissen
das Leben spielen, nicht an Beifall denkend.[31]
Rainer Maria Rilke

Die Situation des Menschen gegenüber dem Wissen vom eigenen Tod ist paradox. Der manifeste Träger des menschlichen Wissens ist das Ich. Das Ich ist die Selbstwahrnehmung des

Individuums *als* Individuum. Unreflektiert ist das Ich das steuernde Zentrum der selbst erhaltenden Triebe, in der Reflexion umfasst es alle Wahrnehmungen und Wissensentscheidungen, die der Selbsterhaltung dienen und ist so das eigentliche Instrument der Selbsterhaltung, ihr erster Diener. Der Mensch ist das Tier, das Ich sagen kann. Eben das Individuum aber ist das eigentliche Opfer des Todes. Indem das Ich zum reflektierenden Wissen gelangt, gelangt es zum Wissen seines notwendigen Untergangs.[32]

Carl Friedrich von Weizsäcker

Gewöhne dich auch an den Gedanken, dass es mit dem Tode für uns nichts auf sich hat. Denn alles Gute und Schlimme beruht auf Empfindung; der Tod aber ist die Aufhebung der Empfindung. Daher macht die rechte Erkenntnis von der Bedeutungslosigkeit des Todes für uns die Sterblichkeit des Lebens erst zu einer Quelle der Lust, indem sie uns nicht eine endlose Zeit als künftige Fortsetzung in Aussicht stellt, sondern dem Verlangen nach Unsterblichkeit ein Ende macht.

Denn das Leben hat für den nichts Schreckliches, der sich wirklich klargemacht hat, dass in dem Nichtleben nichts Schreckliches liegt. Wer also sagt, er fürchte den Tod, nicht etwa weil er uns Schmerz bereiten wird, wenn er sich einstellt, sondern weil er uns jetzt schon Schmerz bereitet durch sein dereinstiges Kommen, der redet ins Blaue hinein. Denn was uns, wenn es sich wirklich einstellt, nicht stört, das kann uns, wenn man es erst erwartet, keinen anderen als nur einen eingebildeten Schmerz bereiten. Das angeblich schaurigste aller Übel also, der Tod, hat für uns keine Bedeutung; denn solange wir noch da sind, ist der Tod nicht da; stellt sich aber der Tod ein, so sind wir nicht mehr da. Er hat also weder für die Lebenden Bedeutung noch für die Abgeschiedenen, denn auf jene bezieht er sich nicht, diese aber sind nicht mehr da. Die große Menge indes scheut bald den Tod als das größte aller Übel, bald sieht sie in ihm eine Erholung von den Mühseligkeiten des Lebens. Der Weise dagegen weist weder das

Leben von sich noch hat er Angst davor, nicht zu leben. Denn weder ist ihm das Leben zuwider, noch hält er es für ein Übel, nicht zu leben. Wie er sich aber bei der Wahl der Speise nicht für die größere Masse, sondern für den Wohlgeschmack entscheidet, so kommt es ihm auch nicht darauf an, die Zeit in möglichster Länge, sondern in möglichst erfreulicher Fruchtbarkeit zu genießen.[33]

Epikur

»Sein oder Nichtsein?« Eh' zur Wahl ich schreite,
Möcht' ich doch erst, was »Sein« denn ist, verstehn.
Wahr ist's, wir spekulieren gern ins Weite
Und wähnen uns allwissend, weil wir sehn;
Ich aber schlage mich zu keiner Seite,
Eh' beide Seiten nicht zusammengehn.
Mir scheint es oft, als ob das Leben mehr
Ein Tod als bloßes Atemholen wär'.[34]

Lord Byron

Wir wissen nicht, wann unser persönliches Leben beginnt, denn die allbereite Formel »im Moment der Befruchtung der mütterlichen Eizelle« ist nur die zeitgemäße biologische Form, in die wir unsere Unwissenheit über den exakten Zeitpunkt kleiden. Die elterlichen Chromosomen, Träger der Erbinformation, die nach heutiger Ansicht in ihrer Struktur alle Artmerkmale des Menschen, in ihrer Kombination alle Individualmerkmale enthalten, »verschmelzen« nicht etwa im »Moment« der Befruchtung, sondern ihre biochemischen Wirkungen addieren sich in einem allmählich in Gang kommenden Prozess, den wir heute trotz aller Nobelpreise für die Entzifferung des genetischen Codes so wenig begreifen, wie man etwa die Tätigkeit eines Dichters begriffen hat, wenn man versteht, wie seine Schreibmaschine funktioniert. Wenn aber wirklich alle spätere Persönlichkeit eines jeden Menschen in der Kombination der ihn konstituierenden Chromosomen angelegt und vorgegeben ist, so bleibt die Frage, wieso eigentlich die Addition der Enzymwirkungen zweier im Prinzip absolut gleichartiger (nämlich menschlicher) Chromosomensätze jeweils einmalige Wirkungen hervorbringen und wie quantitative Nuancierung eines Gemisches von Substanzen und Prozessen in die Qualität einer unverwechselbaren Individualität umschlagen soll. Der Vorgang bleibt so rätselhaft, wie sein exakter Beginn unbestimmbar ist. Jede Geburt eines Menschen konfrontiert uns mit einer neuen Auflage dieses bis in die Struktur der individuellen Gesichtszüge sich auswirkenden Rätsels der Qualität, die wir aus ihren Quantitäten nicht erklären können und die uns doch zur Anerkennung ihrer Wirklichkeit zwingt.

Aber woher auch immer und wie auch immer: Jedenfalls besitzt der Körper des lebenden Menschen schon bald nach seiner Erzeugung diese messbaren und nachprüfbaren, zweckgerichteten Funktionen seiner Physiologie, deren Gesamtheit wir als sein »Leben« bezeichnen, ohne bisher in der Lage zu sein, auch nur ungefähr die Anzahl aller dieser Einzelprozesse oder gar ihren exakten Verlauf zu kennen. Leben ist also: eine unbekannte Summe von zumeist unbekannten Einzelprozessen, gebündelt und begrenzt in Raum und Zeit individueller Körper, die ihrerseits in nicht klar durchschaubarer Weise aus dem zeitlichen Kontinuum des Evolutionsprozesses herausragen. Eine kläglich unexakte Definition, doch ist sie immerhin noch konkreter als die des Zustandes, in dem sich dieses Prozessbündel lockert, auflöst und in desintegrierte Einzelprozesse zerfällt, die schließlich ganz versiegen.

Der »Moment des Todes« ist biologisch eine noch unbefriedigendere Formulierung als es der »Moment der Zeugung« war. [...] Die durch Herztransplantationen neu entfachte Diskussion über diesen juristisch so notwendigen und biologisch so wenig greifbaren Zeitpunkt [hat] gezeigt, wie wenig wir wissen oder in welch ausweglose Situation die Medizin durch Anfragen gebracht wird, denen sie nicht gewachsen ist. Weder Herzstillstand noch Ende der Atmung, weder Erkaltung und Starre noch Nullstand der Hirnstrom-Linie sind eindeutige Kennzeichen dieses Todes, denn immer wieder zeigt sich, dass auch von solchen äußersten Grenzen des Lebens mit ärztlicher Hilfe vereinzelte Rückkehr noch möglich ist. Warum überhaupt einzelne Funktionen in dem Prozessbündel »Leben« mit der Zeit nachlassen und schließlich ausfallen, in welcher Reihenfolge und mit welcher Notwendigkeit dieser Ausfall geschieht, der bei jedem Individuum letztlich zum Tode führt, versucht gerade jetzt erst eine eilig aus dem Boden gestampfte neue medizinische Disziplin, die Gerontologie, zu ergründen. Welchen Grad gesetzlicher Notwendigkeit der Tod als dramatisches Ende jeder individuellen Krankengeschichte hat, bleibt weiterhin offen, was man freilich der Medizin nicht vorwerfen sollte. Ihre selbst gestellte Aufgabe lautet nicht, den Tod zu erklären, sondern ihn so lange wie möglich zu verhindern. Was aber eigentlich hier verhindert werden soll und doch nicht zu verhindern ist, was dieser Tod selbst exakt naturwissenschaftlich ist, muss schon deshalb unklar bleiben, weil es – wie wir sahen – das Ende des in sich unklaren Prozesses »Leben« ist. Darüber hinaus ist offenbar unsere Denkkategorie Zeit nicht hinreichend, um hier überhaupt eine exakte Bestimmung zu geben: Nur im Rückblick, nach Stunden, nach Tagen, wird eine Aussage möglich. Der Tod ist eingetreten, heißt immer: Der Tod war eingetreten. Sterben ist ein Verbum, das nur im Perfekt und im Futur sinnvolle Aussagen gestattet: »Er stirbt« ist stets gänzlich unexakt und nur ein Synonym für »er lebt« – media in vita in morte sumus.[35]

Joachim Illies

»Darf ich wagen, nach dem (Wesen) des Todes zu fragen?« (Der Meister) sprach: »Wenn man noch nicht das Leben kennt, wie sollte man den Tod kennen?«[36]

Konfuzius

So ist der Tod unbestimmbar: das einzige Gewisse, und das Einzige, worüber nichts gewiss ist. Diese Vorstellung lockt den Gedanken hinaus in den Wechsel des Unbestimmbaren, um sich in diesem Schaudern zu versuchen wie in einem Spiel, um dieses wunderliche Rätsel zu erraten, um sich in der Plötzlichkeit unerklärlichen Verschwindens und unerklärlichen Hervorbrechens zu versenken. Es soll lindernd sein, über diesen Treff nachzudenken, dieses Gleich und Ungleich, dieses geahnte Gesetz im Gesetzlosen, das ist und das nicht ist, sich zu allem Lebenden verhält, aber unbestimmbar ist in jedem seinem Verhältnis. Wenn die Seele müde wird des Zwangs und der Gebundenheit, des bestimmbaren und wieder bestimmbaren, knappen, täglichen Maßes, und des Bewußtseins davon, dass mehr und mehr versäumt wird; wenn die Willenskraft ausgedient hat und der Marklose wie Zunder wird; wenn die Neugierde, des Lebens müde, eine reichere Aufgabe sucht für die Neugierde: Da soll es unterhaltend sein, die Unbestimmbarkeit des Todes zu bedenken, und lindernd, sich mit diesem Gedanken vertraut zu machen. Nun verwundert man sich über einen Todesfall, nun über einen andern, nun redet man sich wirr in allgemeinen Ausdrücken von dem, was sich der allgemeinen Bestimmung entzieht, nun ist man in einer Stimmung, nun in einer andern, nun wehmütig, nun unerschrocken, nun spottend, nun knüpft man den Tod an den glücklichsten Augenblick als das größte Glück, nun als das größte Unglück, nun wünscht man sich einen raschen Tod, nun einen langsamen, nun zankt man sich müde, welcher Tod doch der wünschenswerteste sei, nun wird man überdrüssig der ganzen Überlegung, vergisst den Tod, bis das Rad der Betrachtung wieder in Bewegung gesetzt wird und man der Betrachtung Einzelheiten zusammenschart in neuen Verbindungen zu neuem Staunen – ach ja, bis der Gedanke an den eigenen Tod im Nebel verdunstet vor den Augen und das Gedenken des eigenen Todes für das Ohr zum unbestimmten Brausen wird. Dies ist die Linderung der Vertrautheit in der Betrachtung des Abgestumpften, dass es nun einmal so ist, in der erhebenden unpersönlichen Vergesslichkeit, die sich selbst vergisst über dem Ganzen, oder besser sich selber in Gedankenlosigkeit, wodurch der eigene Tod ein schnurriger Zufall wird unter den mannigfachen unberechenbaren Zufällen, und die Langeweile eine Vorbereitung, die des eigenen Todes Übergang milde macht.

Aber selbst wenn ein solches Leben das Wunder des Todes bedenkend alle möglichen Stimmungen durchliefe, ist die Betrachtung deshalb Ernst? Endet der Stimmungen Weitläufigkeit immer im Ernst, sollte der Beginn des Ernstes nicht eher sein, jene Weitläufigkeit zu verhindern, in welcher der Betrachtende sein Leben versäumt und dem gleich wird, der dem Spiel verfällt, wenn er grübelt und grübelt und von den Zahlen träumt in der Nacht, anstatt zu arbeiten am Tag![37]

Sören Kierkegaard

Philosophische Auslassungen im Kreis der Familie

Die Philosophie hat über alles einen treffenden Ausspruch. Über den Tod hat sie eine ganze Unzahl; es war nur schade, dass meinem Vater zu viele einfielen, so dass es schwer war, sie aneinander zu reihen und etwas daraus zu machen, was sich als ein Ganzes konnte sehen lassen. – Er nahm sie also, wie sie kamen.

Es ist ein unvermeidliches Los, das Grundgesetz der magna charta, eine unabänderliche Parlamentsakte, lieber Bruder: Alle Menschen müssen sterben. [...] Herrscher und Fürsten tanzen mit uns denselben Reigen.

Sterben ist die große Schuld, die wir der Natur zahlen müssen; selbst die Grabmäher und Monumente, die unser Gedächtnis erhalten sollen, zahlen sie, und das stolzeste von allen, die Pyramide, sie, die Macht und Wissenschaft türmte, hat ihre Spitze verloren und ragt verstümmelt am Horizont des Wanderers. [...] Königreiche und Provinzen, Herrschersitze und Städte, haben sie nicht ihre Zeit gehabt? Und wenn die Kräfte und Gewalten, welche sie verbanden und zusammenfügten, ihre verschiedenen Evolutionen durchgemacht haben, so sinken sie dahin. – Bruder Shandy, sagte mein Onkel Toby und legte bei dem Worte »Evolutionen« seine Pfeife hin. –

Revolutionen, meine ich, sagte mein Vater, – bei Gott! Ich meinte Revolutionen, Bruder Toby; Evolutionen ist Unsinn. – Unsinn ist's nicht, sagte mein Onkel Toby. – Aber ist's nicht Unsinn, mir den Faden meiner Rede so zu zerreißen?, rief mein Vater; ich bitte dich, Bruder Toby, fuhr er fort und ergriff seine Hand, – ich bitte dich, ich beschwöre dich, unterbrich mich jetzt, in solchem Augenblicke, nicht. – Mein Onkel Toby steckte die Pfeife wieder in den Mund.

Wo ist Troja und Mykene und Theben und Delos und Persepolis und Agrigent?, fuhr mein Vater fort und nahm dabei das Posthandbuch wieder auf, das er vorher hingelegt hatte. Was, Bruder Toby, ist aus Niniveh und Babylon und Cyzicus und Mitylene geworden? Die herrlichsten Städte, die je die Sonne beschien, sind nicht mehr! Ihre Namen nur sind geblieben und auch die (denn viele werden schon ganz falsch buchstabiert) fallen nach und nach in Trümmer, bis sie endlich vergessen und mit der ewigen Nacht bedeckt werden, die alles einhüllt. Die Welt selbst, Bruder Toby, muss vergehen. [...] Gut und Übel sind sich einander nicht so ungleich, als die Welt meint. [...] Arbeit, Sorge, Kummer, Krankheit, Mangel und Elend sind Würzen des Lebens. – Wünsche guten Appetit, sagte mein Onkel Toby zu sich. –

Die Thraker weinten, wenn ein Kind geboren ward (Wir waren auch sehr nah daran, sagte mein Onkel Toby), und feierten Freudenfeste, wenn einer starb. Sie taten recht. Der Tod öffnet das Tor des Ruhmes und schließt hinter sich das Tor des Neides; er nimmt dem Gefangenen die Kette ab und übergibt die Arbeit des Sklaven einem andern.

Zeige mir den Mann, der das Leben kennt und ihn fürchtet, so will ich dir einen Gefangenen zeigen, dem es vor seiner Freiheit graut.

Ist es, lieber Bruder Toby, nicht besser, gar nicht zu hungern (denn jeder Hunger ist ein Unwohlsein), als zu essen – gar nicht zu dursten, als seinen Durst mit Arznei zu löschen?

Ist es nicht besser, frei zu sein von allen Sorgen und Plagen – von Liebe und Schwermut –, von all den Fieberparoxysmen des Lebens, als, gleich dem fußmüden Wanderer, der erschöpft zur Herberge kommt, gezwungen zu sein, seine Wanderschaft von neuem zu beginnen?

[Der Tod] ist nicht schrecklich – Bruder Toby – all sein Schrecken entlehnt er dem Stöhnen und den Krämpfen, dem Nasenschnauben und Tränenabwischen in die Zipfel der Bettvorhänge, diesen unerlässlichen Zugaben jedes Sterbezimmers. – Nimm das hinweg – Was ist er? – Er ist besser in der Schlacht als im Bette, sagte mein Onkel Toby. – Nimm ihm das Leichengepränge, die Träger, das Trauergefolge – die Federn – die Wappen und alle die andern Äußerlichkeiten hinweg – was ist er? – Besser in der Schlacht!, fuhr mein Vater lächelnd fort, [...] – er ist nirgends schrecklich – denn sieh, Bruder Toby, – sind wir, so ist der Tod nicht, und ist der Tod, so sind wir nicht. – Mein Onkel Toby legte seine Pfeife hin, um sich den Satz etwas näher anzusehen; aber meines Vaters Beredsamkeit war zu eilfertig, um auf jemanden zu warten, – sie stürmte weiter und riss meines Onkel Tobys Gedanken mit sich.[38]

Lawrence Sterne

Deshalb soll sich die Rede jeder Erklärung enthalten; wie der Tod das Letzte ist von allem, so soll dies das Letzte sein, was über ihn gesagt wird: Er ist unerklärlich. Die Unerklärlichkeit ist die Grenze und die Bedeutung der Aussage nur die, dem Gedanken des Todes rückwirkende Kraft zu geben, ihn zur vorwärts treibenden Kraft im Leben zu machen, weil es mit der Entscheidung des Todes vorbei ist und weil die Ungewissheit des Todes in jedem Augenblick nachsieht. Die Unerklärlichkeit ist deshalb nicht eine Aufforderung, Rätsel zu raten, eine Einladung sinnreich zu sein, sondern des Todes ernste Mahnung an den Lebenden: Ich brauche keine Erklärung, bedenke du, dass es mit dieser Entscheidung vorbei ist und dass sie jeden Augenblick da sein kann; sieh, das zu bedenken ist wohl der Mühe wert für dich.[39]

Sören Kierkegaard

Vom Nutzen des Todes

Die weggeworfene Haut: ein melanesischer Mythos

Zunächst starben die Menschen niemals. Wenn sie vielmehr fortgeschrittenen Alters waren, warfen sie ihre Häute ab wie Schlangen und Krebse, und sie kamen mit erneuter Jugend heraus. Nach einer Zeit ging eine alt gewordene Frau zu einem Fluss, um ihre Haut zu wechseln. Sie warf ihre alte Haut in das Wasser und beobachtete, wie sie hinunterschwamm und an einem Zweig hängen blieb. Dann ging sie nach Hause, wo sie ihr Kind zurückgelassen hatte. Das Kind aber weigerte sich, sie wiederzuerkennen. Es rief, seine Mutter sei eine alte Frau und nicht diese junge Fremde. Um ihr Kind zu beruhigen, ging sie ihrer alten Hülle nach und zog sie wieder an. Seit jener Zeit hörten die Menschen auf, ihre Häute wegzuwerfen, und sie starben seitdem.[40]

R. H. Codrington

Es ist keineswegs nur von Nachteil, sterblich zu sein. Wenn ich mich dabei ertappe, die Sterblichkeit zu beklagen, bringt mich die Frage schnell wieder zur Raison, ob die Aussicht, noch unzählige Jahre lang jahraus, jahrein meine Einkommenssteuererklärung machen zu müssen, wirklich so erfreulich wäre. Und ebenso, würde ich beglückt sein, ad infinitum dem Druck der endlosen Schraube der Inflation ausgesetzt zu sein?

Der Tod befreit schließlich jeden von uns in seiner Weise von den Bürden und Ungerechtigkeiten dieses Lebens. Er ist in der Tat unser Erlöser von der Tyrannei der menschlichen Gesellschaft in dieser Welt – einer Tyrannei, die, wenn überhaupt, nur ertragen werden kann, weil ihr zeitlich unausweichlich eine Grenze gesetzt ist. Im Augenblick meines Todes verlieren plötzlich Einkommenssteuerbehörden wie Inflationen die Macht, mich weiterhin zu plagen. Schon im Voraus strecke ich ihnen im Namen meines Leichnams die Zunge heraus. Es grämt mich natürlich, dass diese Unterdrücker des Menschen weiterhin in der Lage sein werden, Menschen, die mir lieb sind und die mich überleben, zu bedrängen. Doch eines Tages kommt der Tod dem Opfer zu Hilfe – und auch seinen Unterdrückern. Der Tod beendet die Abhängigkeit des Lebens. Diese Wohltat des Todes ist von höchstem Wert und sollte daher unendlich tröstlich sein – worauf Lukrez mannhaft und Housman wehmutsvoll hinwies.

Hält man sich diesen Liebesdienst des Todes – und er ist evident – vor Augen, so lehnt man sich angesichts des Todes doch immer noch gegen jene Ungereimtheiten in der *condition humaine* auf, die es so schmerzlich machen, ein Mensch zu sein. Dem Menschen ist eine Reihe von göttlichen, geistigen und intellektuellen Fähigkeiten verliehen. Er vermag mit der geistigen Wesenheit, die sich in den Phänomenen des Universums offenbart, zu kommunizieren und zu kooperieren sowie das Universum selbst intellektuell über eine Entfernung von beliebig vielen Lichtjahren hinweg zu erforschen. Dabei ist er so kurzlebig und physikalisch so unbedeutend wie eine Mücke; und der Planet, seine Wohnstatt für nur einen Augenblick, ist selbst nichts als ein winziges Stäubchen in diesem gigantischen Kosmos, ein flüchtiges Partikel in einem Universum, das vielleicht selbst einmal einen Anfang nahm und einmal ein Ende haben wird. Verglichen mit unserer physischen Kraft sind unsere geistigen und intellektuellen Kräfte enorm. Warum aber besteht ein solches Missverhältnis in der Beschaffenheit dieser Leib-Seele-Verbindung, die sich Mensch nennt? Diese Frage stellt uns der Tod, aber die Antwort gibt er uns nicht.[41]

Arnold J. Toynbee

Und Tod, der Fürst der Fürsten und desgleichen
Der Gracchus allen Fleisches, nivelliert
Durch sein agrarisch Recht das Gut des Reichen,

Der schwelgt und schwärmt und tanzt und triumphiert,
Zu einem Rasenplätzchen, das erst Leichen
Zum Dünger braucht, wo auch der Strolch logiert,
Der nie ein Fleckchen Erde sein genannt, –
Der Tod ist als Reformer weltbekannt.[42]
Lord Byron

Aus der Rede des Todes an den Kaiser

Kaiser, ich hatt ein schlechtes Jahr
Mein Geschäft ist nit mehr, was es war
Hab schon keine Lust mehr an meiner Arbeit
Fühl mich (kränklich und) gealtert vor der Zeit
Werd ich doch überall geprellt
Geschnitten, verfolgt und kaltgestellt.
Was soll, frag ich, aus mir werden:
Ich leid schon an solchen Atembeschwerden.
Treten auf bei bestimmten Gerüchen und Geräuschen
Kann mir da länger nix vortäuschen.
Ist schon soweit, daß ich gleich einpack
Wenn ich zwei Taler klingeln hör in ei'm Hosensack
Oder Geldscheine riech und Kassenbücher
Da brauch ich gleich um den Kopf nasse Tücher
Denn nix vertreibt mich aus meinem Feld
So grausam wie dies verdammte Geld.
Als mich dereinst der Herr bestellt
Daß ich ein Wechsel bring in die Welt
Sollten sein vor mir alle Menschen gleich
Da war nit die Red von Arm und Reich
Und daß mir einer, der mir gefällt
Vor die Nas' einen Beutel mit Talern hält
So daß ich nit mehr an ihn kann
Und wär er gleich ein alter Mann.
Was sollen die Leut von mir denken, ach
Wenn sie sehn, wie ich solche Unterschied mach
Und vor einem rechten Vieh

Mit Gut und Geld meinen Schwanz einzieh
Und hol ein paar Häuser weiter anstatt
Einen guten Menschen, der nix hat?
Als daß ich parteiisch mit Stiel und Stump
Und bin ein ganz korrupter Lump.[43]
Bertolt Brecht

Wenn einer sich vornähme, das Wort Tod nicht mehr zu benützen, auch kein anderes, das mit dem Tod zusammenhängt, mit dem Menschentod oder mit dem Sterben der Natur. Ein ganzes Buch würde er schreiben, ein Buch ohne Tod, ohne Angst vor dem Sterben, ohne Vermissen der Toten, die natürlich auch nicht vorkommen dürften, ebensowenig wie Friedhöfe, sterbende Häuser, tödliche Waffen, Autounfälle, Mord. Er hätte es nicht leicht, dieser Schreibende, jeden Augenblick müßte er sich zur Ordnung rufen, etwas, das sich eingeschlichen hat, wieder austilgen, schon der Sonnenuntergang wäre gefährlich, schon ein Abschied, und das braune Blatt, das herabweht, erschrocken streicht er das braune Blatt. Nur wachsende Tage, nur Kinder und junge Leute, nur rasche Schritte, Hoffnung und Zukunft, ein schönes Buch, ein paradiesisches Buch.[44]
Marie Luise Kaschnitz

Was ist das physische Übel? Das größte aller Übel ist unstreitig der Tod. Wir wollen jetzt sehen, ob der Mensch möglicherweise unsterblich hätte sein können.

Sollte ein Körper, wie der unsrige, unauflöslich und unvergänglich sein, so dürfte er nicht aus Teilen bestehen; er dürfte nicht geboren werden, dürfte keine Nahrung zu sich nehmen können, dürfte keines Wachstums und keiner Veränderung fähig sein. Man prüfe alle diese Fragen, die jeder Leser willkürlich ausdehnen kann, und man wird innewerden, dass der Satz, der Mensch könne unsterblich sein, einen Widerspruch enthält.

Wäre unser organischer Körper unsterblich, so würde der der Tiere es auch sein. Nun liegt aber am Tage, dass alsdann der

Erdball so viele Geschöpfe gar bald nicht mehr würde ernähren können. Diese unsterblichen Wesen, die nur vermittelst der Erneuerung ihres Körpers durch die Nahrung fortleben, würden also aus Mangel an Stoff zu dieser Erneuerung umkommen. Das alles ist ein Gewebe von Widersprüchen. Es ließe sich noch weit mehr hierüber sagen; allein jeder richtig denkende Leser sieht ein, dass der Tod für alles Geborne unerlässlich war, dass er weder ein Irrtum Gottes, noch ein Übel, noch eine Ungerechtigkeit, noch eine Züchtigung des Menschen sein kann.

Geboren um zu sterben, kann der Mensch so wenig den Schmerzen als dem Tode entgehen. Sollte eine organische, mit Gefühl begabte Substanz nie Schmerz empfinden, so müssten sich erst alle Naturgesetze ändern; so dürfte die Materie nicht mehr teilbar sein, es dürfte weder Schwere, noch Bewegung, noch Kraft mehr geben, ein Felsblock müsste auf ein Tier fallen können, ohne es zu zerschmettern, es dürfte weder durch das Wasser erstickt, noch durchs Feuer verbrannt werden können. Ein für den Schmerz fühlloser Mensch wäre also ein ebenso kontradiktorischer Begriff als ein unsterblicher Mensch. [...]

Jedes gefühlbegabte Tier muss dem Schmerz unterworfen sein, wenn die Materie teilbar ist. Der Schmerz war demnach so notwendig wie der Tod. Er kann also weder ein Irrtum der Vorsehung noch eine Bosheit noch eine Strafe sein. Hätten wir nur die Tiere leiden sehen, so würden wir die Natur nicht anklagen. Wären wir, selbst gefühllos, Zeugen des langsamen und schmerzhaften Todes der Tauben, auf die ein Sperber herabschießt, um nach seiner Bequemlichkeit ihre Eingeweide zu verzehren und damit nichts andres zu tun, als was wir selbst tun, so würde es uns nicht einfallen, darüber zu murren. Mit welchem Rechte aber sollen unsere Körper vor dem der Tiere etwas voraushaben und nicht wie diese zerrissen werden können? Etwa weil wir ihnen an Einsicht überlegen sind? Was hat aber hier die Einsicht mit einer teilbaren Materie zu schaffen? Müssen oder können einige Begriffe mehr oder weniger in einem Hirnschädel hindern, dass das Feuer uns verbrennt und dass ein Felsen uns zerschmettert?[45]

Voltaire

Der Begriff »Evolution« selber enthüllt bereits die schöpferische Rolle individueller Endlichkeit, welche verfügt, daß alles, was lebt, auch sterben *muß*. Denn was sonst ist die natürliche Auslese mit ihrer Überlebensprämie, dies Haupttriebwerk der Evolution, als die Benutzung des Todes für die Beförderung von Neuheit, für die Begünstigung von Verschiedenheit und für die Aussiebung höherer Lebensformen mit dem Erblühen der Subjektivität? Wir sahen, daß hierbei eine Mischung am Werke ist aus Tötung durch äußere Ursachen (meist das gnadenlose Fressen und Gefressenwerden von Lebendigem untereinander) und aus dem organisch programmierten Sterben von Elterngenerationen, die ihrem Nachwuchs Platz machen. Mit Ankunft und Aufstieg des Menschen wird die zweite Art von Sterblichkeit, die mitgeborene Gezähltheit unserer Tage, immer wichtiger in Häufigkeit und Bedeutsamkeit, und von hier ab wird sich unsere Betrachtung auf den menschlichen Bereich allein beschränken und erörtern, in welchem Sinne Sterblichkeit ein Segen spezifisch für unsere Art sein mag.

Ein reifes, hohes Alter zu erreichen und am bloßen Verschleiß des Körpers zu sterben, ist, als verbreitetes Phänomen, weitgehend ein gesellschaftliches Kunstprodukt. Im Naturzustand, so Hobbes, ist das menschliche Leben roh, widerlich und kurz. Das staatliche Gemeinwesen ist nach ihm vor allem zum Schutz gegen gewaltsamen – und das heißt vorzeitigen – Tod gegründet worden. Das ist nun gewiß eine zu enge Ansicht von den Motiven zur Zivilisation, diesem umfassenden Kunstwerk menschlicher Intelligenz, aber eine ihrer Wirkungen ist unbezweifelbar die fortschreitende Zähmung äußerer Todesursachen für die Menschen Sie hat freilich auch die Kräfte ihrer wechselseitigen Vernichtung gewaltig gesteigert. Aber das Reinergebnis ist doch, wenigstens in technisch fortgeschrittenen Gesellschaften, daß immer mehr Menschen die natürliche Lebensgrenze erreichen.

Die wissenschaftliche Medizin hat großen Anteil an diesem Ergebnis, und sie ist dabei zu versuchen, diese Grenze selber zurückzudrängen. Die theoretische Aussicht darauf scheint jedenfalls nicht mehr verschlossen. Das verlockt dazu, die weitere Verfolgung unseres Themas an die Frage zu knüpfen, ob es richtig ist, nicht nur den vorzeitigen, sondern den Tod überhaupt zu bekämpfen, und das heißt: ob beliebige Lebensverlängerung ein legitimes Ziel der Medizin ist. Wir wollen dies auf zwei Ebenen diskutieren: derjenigen des Gemeinwohls der Menschheit und derjenigen des individuellen Eigenwohls.

Das Allgemeinwohl der Menschheit ist engstens verknüpft mit der Zivilisation, und diese mit all ihren Stärken und Schwächen würde weder entstanden sein noch in Bewegung bleiben ohne die immer wiederholte Ablösung von Generationen durch Generationen. An dieser Stelle läßt es sich nun nicht länger hinausschieben, die Betrachtung des Todes zu ergänzen durch diejenige der Geburt, seines wesentlichen Gegenstücks, dem wir noch keine Aufmerksamkeit geschenkt haben. Natürlich war es stillschweigend in die Betrachtung individueller Sterblichkeit als Vorbedingung biologischer Entwicklung eingeschlossen. In der unvergleichlich schnelleren, nicht-biologischen Art der Evolution, die sich innerhalb der biologischen Identität der menschlichen Art abspielt durch die Generationen übergreifende Weitergabe und Ansammlung erlernten Wissens und Könnens, gewinnt das Zusammenspiel von Tod und Geburt eine ganz neue und vertiefte Relevanz. »Gebürtigkeit« (»natality«, um eine Begriffsprägung meiner lang verschiedenen Freundin Hannah Arendt zu verwenden) ist ein ebenso wesentliches Attribut der *conditio humana* wie es die Sterblichkeit ist. Sie benennt die Tatsache, daß wir alle geboren wurden, und das bedeutet, daß jeder von uns irgendwann anfing, hier zu sein, als andere schon lange da waren, und das stellt sicher, daß es immer solche geben wird, die die Welt zum ersten Male sehen, Dinge mit neuen Augen anschauen, staunen, wo andere durch Gewohnheit abgestumpft sind, starten, wo andere angekommen sind. Jugend mit all ihrer Tollpatschigkeit und Torheit, ihrem Eifer und ihrem Fragen ist die ewige Hoffnung der Menschheit. Ohne ihre immerwährende Ankunft würde die Quelle von Neuheit versiegen, denn die Alt- und Älterwerdenden haben ihre Antworten gefunden und bewegen sich auf eingefahrener Bahn. Das immer neue Anfangen, das nur um den Preis immer wiederholten Endens zu haben ist, ist der Schutz der Menschheit gegen das Versinken in Langeweile und Routine, ihre Chance, die Spontaneität des Lebens beizubehalten. Ein weiterer Gewinn der »Gebürtigkeit« ist, daß jeder der Neuankömmlinge verschieden und einmalig ist. Es liegt in der Natur geschlechtlicher Fortpflanzung, daß keiner der durch sie Erzeugten genetisch die Wiederholung eines Vorgängers ist oder selber eine Wiederholung erfahren wird. (Das ist einer der Gründe, warum Menschen niemals gentechnisch »kloniert« werden dürfen.)

Nun ist es offenkundig, daß ebenso, wie die Sterblichkeit durch Gebürtigkeit kompensiert wird, die Gebürtigkeit ihren Spielraum durch die Sterblichkeit erhält. Das Sterben der Alten schafft Platz für die Jungen. [...] Wer immer also sich an der kulturellen Ernte aller Zeitalter in irgendeiner ihrer vielen Facetten erfreut und nicht ohne sie sein möchte, und ganz gewiß der Lobpreiser und Fürsprecher des Fortschritts, sollte in der Sterblichkeit einen Segen sehen und nicht einen Fluch.

Nun sind aber das Wohl der Menschheit und das des einzelnen nicht notwendig identisch, und manch einer möchte wohl sagen: Zugegeben, daß Sterblichkeit gut für die Menschheit als ganze ist, und auch zugegeben, daß ich dankbar ihren Ertrag annehme, für den andere bezahlt haben – was mich selber anlangt, so wünsche ich gleichwohl brennend, daß ich von dieser Regel ausgenommen sein möge und unbegrenzt fortfahre, ihre Früchte zu genießen, vergangene, gegenwärtige und zukünftige. Natürlich (so stellen wir uns ihn hinzufügend vor) müsste das eine Ausnahme bleiben, aber warum nicht ein paar ausgewählte Gleichbegünstigte als Gefährten in der Unsterblichkeit dazuhaben? Für »unbegrenzt« kann man auch »zwei- oder dreimal das normale Maximum« setzen und dementsprechend »Unsterblichkeit« abändern. Würde dieser Wunsch wenigstens die Probe vorgestellter Erfüllung bestehen? Mir ist ein Versuch bekannt, diese Frage anzugehen: Jonathan Swifts grausliche Beschreibung der »Struldbrugs« in ›Gullivers Reisen‹, jener »Unsterblichen«, welche »manchmal, wenn auch sehr selten«, im Königreich Luggnagg geboren werden. Als Gulliver zum ersten Mal von ihnen hört, ist er entzückt vom Gedanken an ihr Glück und das einer Gesellschaft, welche solche Quellen der Erfahrung und Weisheit besitzt. Aber er muß hören, daß ihr Los erbärmlich ist, allgemein bedauert und verabscheut; ihr nicht enden wollendes Leben wird ihnen und den Sterblichen um sie herum zu immer wertloserer Last; sogar die Gesellschaft ihrer eigenen Artgenossen wird unerträglich, so daß z. B. Ehen bei einem bestimmten Alter geschieden werden, »weil das Gesetz dafür hält ..., daß diejenigen, die ohne eigene Schuld zu dauerndem Verbleib in der Welt verdammt sind, nicht ihr Elend verdoppelt haben sollen durch die Last eines Weibes« – oder eines Mannes, füge ich eilends hinzu. Und so weiter – es lohnt sich, Gullivers lebhafte Beschreibung zu lesen. Für den Zweck unserer Frage hat Swifts Phantasie einen Haken: Seinen Unsterblichen ist das Sterben versagt, nicht aber Altersschwäche und Senilität erspart – und damit ist natürlich der Ausgang seines Gedankenexperiments stark vorentschieden. Unsere Prüfung einer gedachten Erfüllung muß annehmen, daß diese nicht das Geschenk eines unerklärlichen Zufalls ist, sondern der wissenschaftlichen Kontrolle über die natürlichen Todesursachen und daher schon über die Altersprozesse entspringt, die dazu führen, so daß ein derart verlängertes Leben auch die Körperkräfte beibehält: Wäre *dann* die indefinite Verlängerung für die Subjekte selber erstrebenswert? Laßt uns verzichten auf solche Einwände wie den Hinweis auf das Ressentiment der Vielen gegen die Ausnahme für die Wenigen, wie immer sie erlangt sein möge, oder auf das Unedle schon des Wunsches danach, den Bruch der Solidarität mit dem gemeinsamen sterblichen Los. Urteilen wir nach rein egoistischen Gründen. Eine von Gullivers Beschreibungen gibt uns einen wertvollen Fingerzeig. »Sie erinnern sich an nichts als an das, was sie in ihrer Jugend und ihren mittleren Jahren gelernt und beobachtet haben.« Das rührt an einen Punkt, der von seniler Altersschwäche unabhängig ist: Wir sind endliche Wesen, und selbst wenn unsere Vitalfunktionen unbeeinträchtigt weiterliefen, so gibt es doch Kapazitätsgrenzen unseres

Gehirns für das, was es speichern und dem noch hinzufügen kann. Es ist die geistige Seite unserer Existenz, die früher oder später Halt gebieten muß, auch wenn die Hexenmeister der Biotechnologie eines Tages die Tricks entdeckt haben sollten, die Leibesmaschine unbegrenzt weiterlaufen zu lassen. Hohes Alter bedeutet beim Menschen eine lange Vergangenheit, die der Geist in seine Gegenwart mit einbegreifen muß als das Substrat seiner persönlichen Identität. Die Vergangenheit in uns wächst allezeit mit ihrer Last von Wissen und Meinungen und Gefühlen und Entscheidungen und erworbenem Können und angenommenen Gewohnheiten und, natürlich, von Dingen über Dingen, die entweder erinnert oder, selbst wenn vergessen, doch irgendwie verzeichnet sind. Der Platz für all das ist finit, und die genannten Hexenmeister müßten auch periodisch die alten Inhalte von Bewußtsein und Gedächtnis löschen können (wie bei Computern), um für neue Raum zu schaffen. Dies sind etwas ausschweifende Phantasien; wir bedienen uns ihrer nur, um die Bewußtseinsseite bei der Frage nach der Sterblichkeit und dem individuellen Wohl ins Licht zu stellen. Die schlichte Wahrheit unserer Endlichkeit ist die, daß uns endloses Fortexistieren (durch welche Mittel auch immer) nur möglich wäre um den Preis, entweder die Vergangenheit und damit unsere wahre Identität zu verlieren, oder nur in der Vergangenheit und damit ohne wirkliche Gegenwart zu leben. Ernsthaft können wir weder das eine noch das andere wollen und daher auch nicht ein physisches Fortleben um diesen Preis. Es würde uns in einer Welt gestrandet lassen, die wir nicht einmal als Zuschauer mehr verstünden – wandelnde Anachronismen, die sich selbst überlebt haben. Es ist eine sich ändernde Welt infolge der Neuankömmlinge, die fortwährend eintreffen und uns hinter sich lassen. Mit ihnen Schritt halten zu wollen, ist zu unrühmlichem Scheitern verurteilt, um so mehr, als der »Schritt« sich derartig beschleunigt hat. Wenn wir älter werden, erhalten wir unsere Warnungen, unabhängig von unserem physischen Zustand. Um ein einziges Mal mich selbst als Beispiel zu nehmen: Es hält sich bis in mein Alter, nur wenig gedämpft, eine angeborene Sensibilität für visuelle und poetische Kunst durch; nach wie vor bewegen mich die Werke, die ich zu lieben gelernt habe und mit denen ich alt geworden bin. Aber die Kunst unserer Zeit ist mir fremd, ich verstehe ihre Sprache nicht, und in dieser Hinsicht fühle ich mich schon als Fremdling in der Welt. Die Aussicht, endlos immer mehr und in jeder Hinsicht ein solcher zu werden, wäre erschreckend, und die Gewißheit, die dies ausschließt, ist beruhigend. So brauchen wir also nicht die Horror-Fiktion der jammervollen Struldbrugs, uns den Wunsch nach irdischer Unsterblichkeit zurückweisen zu lassen: Nicht einmal die Jungbrunnen, die uns die Biotechnologie vielleicht eines Tages anzubieten vermag, um die physischen Strafen für sie zu umgehen, können das Ziel rechtfertigen, der Natur mehr abzuzwingen, als sie unserer Spezies ursprünglich für die Länge unserer Tage zugedacht hat. An diesem Punkt also fallen Privatwohl und öffentliches Wohl zusammen. Und damit beschließe ich mein Plädoyer für die »Sterblichkeit als Segen«.

Es sei gesagt, daß diese Seite der Sterblichkeit, die nur im Denken erkannt, doch in keiner Erfahrung gefühlt wird, nichts von der Last hinwegnimmt, die allem Fleisch durch die immergegenwärtige Möglichkeit des Todes auferlegt ist. Betont sei auch, daß das, was wir hier über einen »Segen« für die Einzelperson gesagt haben, nur auf ein vollständiges Leben, satt an Jahren, zutrifft. Diese Voraussetzung ist weit davon entfernt, als Regel erfüllt zu sein, und in allzu vielen Gesellschaften mit niedriger Lebenserwartung ist sie die seltene Ausnahme. Es ist eine Pflicht der Zivilisation, vorzeitigen Tod unter Menschen weltweit und in allen seinen Ursachen zu bekämpfen – Hunger, Krankheit, Krieg und so fort. Was unsere Sterblichkeit als solche angeht, so kann unser Verstand keinen Streit darüber mit der Schöpfung haben, es sei denn, er verneint das Leben selbst. Was jeden von uns betrifft, so könnte das Wissen, daß wir hier nur kurz weilen und daß unserer zu erwartenden Zeit eine unverhandelbare Grenze gesetzt ist, sogar nötig sein als Antrieb dafür, unsere Tage zu zählen und sie so zu leben, daß sie durch sich selber zählen.[46]

Hans Jonas

er wurde alt
und vergaß
was ist

er wurde alt
und wußte
nur noch
was früher gewesen

er wurde alt
und vergaß
was früher gewesen

er wurde alt
und vergaß
vorgestern
sich selbst

er wurde jung
jetzt da er
auch das vergessen
vergaß[47]
Kurt Marti

Während nun Salomo die Welt beherrschte, brachte ihm eines Tages Gabriel der Getreue von Seiten des Weltenherrschers einen Becher mit Lebenswasser, welchen er mit folgenden Worten überreichte: »O Salomo, der allgnädige König grüßt dich und sendet dir, um dich zu ehren und dir seine Gunst zu beweisen, dies Lebenswasser. Du hast also die Wahl: Willst du, so trinke, und du bist des ewigen Lebens teilhaftig; willst du aber nicht, so enthalte dich des Trunkes, dann wirst du, wenn die Zeit kommt, zur Gnade des Allgnädigen eingehen.«

Salomo glaubte sich nun in einer so wichtigen Angelegenheit nicht übereilen zu dürfen, sondern eingedenk des Spruches »Sicher geht, wer sich berät« versammelte er seine Weisen zu einer Ratsversammlung. Alle aber, die dieser beiwohnten, suchten ihn zu bewegen, das Wasser zu trinken und so zum ewigen Leben zu gelangen. Er beriet sich dann auch mit den Tieren und dem ganzen Geschlecht der Vögel; aber auch da war niemand, der ihn nicht zu trinken ermutigt hätte, mit einziger Ausnahme des Chârpuscht, das ist das Tier, welches wir Igel nennen. Dieser trat vor und sprach, seine Stirn auf den Boden legend, nachdem er durch Lob- und Segenssprüche den Pflichten der Etikette genügt hatte: »O Salomo, freilich sagt man, dass der Widerspruch mit allen aus der Macht des Irrtums stamme; indessen ist mir in aller Demut in Betreff der vorliegenden Frage ein Gedanke gekommen, den ich, wenn du gnädig erlaubst, dir vortragen möchte.« Ihm antwortete Salomo: »O Chârpuscht, dies hier ist eine Ratsversammlung, vornehm und gemein/groß und klein/arm und reich/ist hier alles gleich!/Von Widerspruch ist aber nicht die Rede, denn alles, was man über die Sache sagen kann, ist heilbringend und segenvoll. Drum lass hören.«/»Mein König«, sprach darauf der Igel, »ist das durch die Gnade des Allerbarmenden dir zuteil gewordene Lebenswasser außer dir auch für deine Kinder, deine Verwandten und deine weisen Genossen bestimmt? Oder darfst du, großer Prophet, dich allein seiner bedienen? Wenn das Wasser dir in Gemeinschaft mit deiner Familie und deinem heiligen Gefolge verliehen ist, so dass alle mit dir leben bleiben, solange Gott will, dann ist es etwas Vortreffliches, dann trinke und gewinne die Seligkeit des Lebens. Ist es dagegen nur für dich bestimmt, dann halte ich's nicht für klug, davon zu trinken. Denn ich zweifle nicht, wenn du sähest, wie von deinem Hause und deiner Verwandtschaft/deiner Sippschaft und Bekanntschaft/und von deinen Genossen/den edlen, großen/bei diesem Festmahl heut dieses und morgen jener Lebensbecher vollgegossen/und übergeflossen/und die Frist seines Daseins würde abgeschlossen/so dass sie, einer nach dem andern/in das Reich des Jenseits würden hinüberwandern/da würde dir jede neue Trennung eine herbe Pein/ein Anlass zu tiefer Betrübnis sein!/Dieser

Brand/würde durch langen Lebens Lust nicht abgewandt/ und wäre einmal verflogen/dieses Weines Rausch, und verzogen/da würde durch des Genusses Süßigkeit/die leere Nüchternheit/nicht aufgewogen.«

Also beschloss der Igel seine Rede; Salomo aber antwortete ihm: »O Chârpuscht, dieses Lebenswasser zu trinken ward nur mir verstattet, keinem andern. Deine Rede ist wahr – alle deine Worte sind wohlratend, lauter und klar – deiner Einsicht und Klugheit sei Heil! – Der Vorzug der Weisheit ward dir hier zuteil. – Wie du geraten, so werde ich tun.«

Also sprach Salomo und trank das Lebenswasser *nicht*.[48]

Tuti-Nameh

Herr von Ribbeck auf Ribbeck im Havelland

Herr von Ribbeck auf Ribbeck im Havelland,
Ein Birnbaum in seinem Garten stand,
Und kam die goldene Herbsteszeit,
Und die Birnen leuchteten weit und breit,
Da stopfte, wenn's Mittag vom Turme scholl,
Der von Ribbeck sich beide Taschen voll,
Und kam in Pantinen ein Junge daher,
So rief er: »Junge, wiste 'ne Beer?«
Und kam ein Mädel, so rief er: »Lütt Dirn,
Kumm man röwer, ick hebb 'ne Birn.«

So ging es viel Jahre, bis lobesam
Der von Ribbeck auf Ribbeck zu sterben kam.
Er fühlte sein Ende. 's war Herbsteszeit,
Wieder lachten die Birnen weit und breit,
Da sagte von Ribbeck: »Ich scheide nun ab.
Legt mir eine Birne mit ins Grab.«
Und drei Tage drauf, aus dem Doppeldachhaus,
Trugen von Ribbeck sie hinaus,
Alle Bauern und Büdner mit Feiergesicht

Sangen ›Jesus meine Zuversicht‹,
Und die Kinder klagten, das Herze schwer:
»He is dod nu. Wer giwt uns nu 'ne Beer?«

So klagten die Kinder. Das war nicht recht,
Ach, sie kannten den alten Ribbeck schlecht,
Der *neue* freilich, der knausert und spart,
Hält Park und Birnbaum strenge verwahrt.
Aber der *alte*, vorahnend schon
Und voll Misstrauen gegen den eigenen Sohn,
Der wusste genau, was damals er tat,
Als um eine Birn' ins Grab er bat,
Und im dritten Jahr, aus dem stillen Haus
Ein Birnbaumsprössling sprosst heraus.

Und die Jahre gehen wohl auf und ab,
Längst wölbt sich ein Birnbaum über dem Grab,
Und in der goldenen Herbsteszeit
Leuchtet's wieder weit und breit.
Und kommt ein Jung' übern Kirchhof her,
So flüstert's im Baume: »Wist 'ne Beer?«
Und kommt ein Mädel, so flüstert's: »Lütt Dirn,
Kumm man röwer, ich gew di 'ne Birn.«

So spendet Segen noch immer die Hand
Des von Ribbeck auf Ribbeck im Havelland.[49]
Theodor Fontane

Vom Nutzen des Todes

Herzog Ging von Tsi wanderte auf dem Kuhberg. Als er von Norden der Hauptstadt seines Landes nahte, da vergoss er Tränen und rief aus: »Wie schön bist du, o Land! So üppig, so prächtig, glitzernd im Tau! Muss ich dies Land verlassen und sterben? O, gäbe es doch keinen Tod in der Welt! Wenn ich von hier scheide, wohin werde ich dann kommen?« Der Geschichtsschreiber Kung und Liang Kiu Gü taten es ihm beide nach und sprachen schluchzend: »Wir hängen von des Fürsten Gnade ab, und unsere Speise ist einfaches Gemüse und geringes Fleisch. Wir fahren mit alten Mähren und Rumpelwagen und möchten dennoch nicht sterben. Wie viel mehr (Grund zur Klage) hat da erst unser Fürst!«

Nur Meister Yän lächelte für sich. Der Herzog wischte seine Tränen ab, wandte sich an Meister Yän und sprach: »Der Spaziergang hat Uns traurig gemacht, und Kung und Gü haben es Uns beide nachgetan und auch geweint. Warum lachst du allein?« Meister Yän erwiderte und sprach: »Wenn die Würdigen ewig dauerten, so wären der Große Herzog und der Herzog Huan ewig am Leben geblieben. Wenn die Mutigen ewig dauerten, so wären die Herzöge Dschuang und Ling ewig am Leben geblieben. Wenn nun alle diese Fürsten heute noch lebten, so könnten Eure Hoheit im Schilfmantel und Strohhut auf den Feldern stehen. In diesem bemitleidenswerten Zustand hättet Ihr keine Muße gehabt, ans Sterben zu denken, und wie wäre es dann überhaupt möglich geworden, dass Eure Hoheit auf den Thron gekommen wären? Dadurch, dass in beständigem Wechsel jeder weilte und dann wieder ging, kam die Reihe an Eure Hoheit. Darüber nun aber Tränen zu vergießen, ist nicht wahre Seelengröße. Ich habe einen Fürsten gesehen ohne wahre Seelengröße und habe Diener gesehen, die ihm schmeichelnd nach dem Munde redeten. Als ich dies beides sah, da habe ich mir erlaubt, heimlich für mich zu lächeln.« Herzog Ging schämte sich. Er erhob den Becher sich selbst zur Strafe, und er bestrafte seine beiden Diener, jeden mit zwei Bechern Weins.[50]

Liä Dsï

Tode im Leben

Stufen

Wie jede Blüte welkt und jede Jugend
Dem Alter weicht, blüht jede Lebensstufe,
Blüht jede Weisheit auch und jede Tugend
Zu ihrer Zeit und darf nicht ewig dauern.
Es muß das Herz bei jedem Lebensrufe
Bereit zum Abschied sein und Neubeginne,
Um sich in Tapferkeit und ohne Trauern
In andre, neue Bindungen zu geben.
Und jedem Anfang wohnt ein Zauber inne,
Der uns beschützt und der uns hilft, zu leben.

Wir sollen heiter Raum um Raum durchschreiten,
An keinem wie an einer Heimat hängen,
Der Weltgeist will nicht fesseln uns und engen,
Er will uns Stuf' um Stufe heben, weiten.
Kaum sind wir heimisch einem Lebenskreise
Und traulich eingewohnt, so droht Erschlaffen,
Nur wer bereit zu Aufbruch ist und Reise,
Mag lähmender Gewöhnung sich entraffen.

Es wird vielleicht auch noch die Todesstunde
Uns neuen Räumen jung entgegensenden,
Des Lebens Ruf an uns wird niemals enden …
Wohlan, denn, Herz, nimm Abschied und gesunde![51]
Hermann Hesse

Gewiss stirbt der Mensch mehr wie einmal, mit dem Freund, der ihn verlässt, muss er sterben, und wenn ich mit jenem Kind leiden und sterben musste, weil ich sein Geschick als das meine in ihm empfand und weil ich es zu sehr liebte und konnte es nicht allein in den Tod gehen lassen.[52]

Bettine von Arnim

In allem gibt es mindestens ein Achtel
Tod. Es wiegt nicht viel.
In verborgener, friedlicher Anmut
tragen wir es mit uns,
überall hin.
Beim lieblichen Erwachen,
auf unseren Reisen,
in unseren Flirts,
unbewusst,
vergessen
in allen Ecken unseres Seins –
stets mit uns,
und niemals schwer.[53]

Leah Goldberg

Die Einsicht in die Bedeutung des Todes hängt durchaus daran, daß man sich von der »Parzen«-Vorstellung befreie, in der sein [des Todes, M. D.] gewöhnlicher Aspekt sich ausdrückt: als würde in einem bestimmten Zeitmoment der Lebensfaden, der sich bis dahin als Leben und ausschließlich als Leben fortgesponnen, mit einem Male »abgeschnitten«; als setzte der Tod dem Leben seine Grenze in demselben Sinn, in dem der unorganische Körper dadurch räumlich zu Ende ist, daß ein anderer, mit dem er von sich aus garnichts zu tun hat, sich gegen ihn schiebt und ihm seine Form – als »Aufhören« seines Seins bestimmt. Den meisten Menschen erscheint so der Tod als eine dunkle Prophezeiung, die über ihrem Leben schwebt, aber doch erst in dem Augenblick ihrer Verwirklichung irgend etwas mit dem Leben zu tun haben wird, wie über dem Leben des Ödipus die, daß er irgendwann einmal seinen Vater erschlagen wird. In Wirklichkeit aber ist der Tod von vornherein und von innen her dem Leben verbunden. [...] Ebensowenig wird das Abgestimmtsein unseres Lebens auf den Tod und seine durchgängige Bestimmtheit durch ihn von der Tatsache widerlegt, daß das normale Leben eine Zeitlang aufwärtsschreitet, immer mehr und sozusagen immer lebendigeres Leben wird; erst nach einem höchsten Punkt seiner Entwicklung, – der gewissermaßen dem Tode ferner zu sein scheint als jeder frühere – beginnen die ersten Zeichen des Abwärtsgehens. Allein jenes volle und stärker werdende Leben steht doch in einem Gesamtzusammenhang, der auf den Tod angelegt ist. Auch ohne daß, wie seit dem beginnenden Härterwerden der Gefäße, der Tod gleichsam pro rata in ihm feststellbar wäre, würde es doch ein anderes sein, wenn es nicht in jener eindeutig auf den Tod zugehenden Reihe stünde. Wie die Ursache eines Erfolges in diesem doch nicht substantiell, in ihrem Eigenbestand und Eigenform fortzubestehen braucht, ein erstes Gebilde vielmehr die qualitativ völlig andere Bestimmtheit eines zweiten zur Wirkung haben kann, so kann, in anderer Richtung gesehen, der Tod dem Leben von vornherein einwohnen, ohne daß er, oder gleichsam ein Partikelchen von ihm, in jedem einzelnen Momente schon als Wirklichkeit feststellbar wäre. Aber in jedem einzelnen Momente des Lebens *sind* wir solche, die sterben werden, und er wäre anders, wenn dies nicht unsere mitgegebene, in ihm irgendwie wirksame Bestimmung wäre. Sowenig wir in dem Augenblick unserer Geburt schon da sind, fortwährend vielmehr irgend etwas von uns geboren wird, sowenig sterben wir erst in unserem letzten Augenblicke. Dies erst macht die formgebende Bedeutung des Todes klar. Er begrenzt, das heißt er formt unser Leben nicht erst in der Todesstunde, sondern er ist ein formales Moment unseres Lebens, das alle seine Inhalte färbt; die Begrenztheit des Lebensganzen durch den Tod wirkt auf jeden seiner Inhalte und Augenblicke vor; die Qualität und Form eines jeden wäre eine an-

dere, wenn er sich über diese immanente Grenze hinauserstrecken könnte.[54]
Georg Simmel

»Unglücklich lebt, wer immer erst zu leben beginnt.« »Inwiefern?«, fragst du, denn dieses Wort will erläutert sein. Weil für diese Art von Menschen das Leben immer unfertig bleibt. Wer eben erst zu leben beginnt, wie kann der zum Tode gerüstet sein? Unser Streben muss darauf gerichtet sein, genug gelebt zu haben. Dieses Glaubens ist niemand, der eben gerade erst jetzt zu leben beginnt. Glaube nicht, dass deren nur wenige seien: Es sind nahezu alle. Manche fangen erst dann damit an, wenn sie aufhören müssen. Wenn dir das wunderlich vorkommt, so will ich noch etwas Wunderlicheres hinzufügen: Manche haben zu leben schon aufgehört, ehe sie anfingen.[55]
Seneca

»So musst du nicht reden, das darfst du nicht, deine Genesung schreitet ja fort, von Tag zu Tag wirst du kräftiger, liebe Mutter, nicht wahr?«

»Ich möchte so ungern sterben«, seufzte sie leise. »Weißt du, woran ich in den langen, schlaflosen Nächten denken musste, als mir der Tod so schrecklich nahe schien? Was mir damals am schwersten wurde, war der Gedanke, dass es da draußen in der Welt so viel Großes und Schönes gibt und dass ich nun sterben sollte, ohne es gesehen zu haben. Ich dachte an die tausend und abertausend Seelen, die es mit Wonne erfüllt, zu deren Entfaltung es beigetragen, für mich aber war es gar nicht da gewesen, und wenn nun meine Seele arm und auf matten Schwingen dahinflog, dann nahm sie nicht in reichen Erinnerungen einen goldenen Abglanz von den Herrlichkeiten ihres Heimatlandes mit sich, sie hatte ja nur im Ofenwinkel gesessen und dem Märchen von der wunderbaren Erde gelauscht. O Niels, kein Mensch kann verstehen, welch unsagbares Elend es war, so gefesselt in der Dämmerung des dumpfen Krankenzimmers zu liegen und in der fieberumfangenen Phantasie sich die Schönheit nie gesehener Gegenden vor die Seele zu rufen, schneebedeckte Alpengipfel über blauschwarzen Seen, blanke Flüsse inmitten lang gestreckter Berge, auf denen Ruinen zwischen den Wäldern hervorblicken, oder auch hohe Säle und Marmorgötter. Ach Niels, sich so mit ganzer Seele danach zu sehnen, während man fühlt, dass man sich langsam der Schwelle nähert, die zu einer anderen Welt führt, auf der Schwelle zu stehen und sich langsam umzusehen, während man unerbittlich vorwärts gedrängt wird, durch die Tür, dahin, wohin auch nicht ein einziger von unseren Sehnsuchtsseufzern strebt! Niels, mein Sohn, nimm mich, wenn auch nur in einem Gedanken, mit, wenn du einmal all der Herrlichkeit teilhaftig wirst, die ich niemals schauen soll!«

Sie weinte bitterlich. Niels versuchte, sie zu trösten, er machte kühne Pläne, wie sie zusammen reisen wollten, sobald sie ganz gesund wäre.[56]

Jens Peter Jacobsen

Kleines Beispiel

Auch ungelebtes Leben
geht zu Ende
zwar vielleicht langsamer
wie eine Batterie
in einer Taschenlampe
die keiner benutzt

Aber das hilft nicht viel:
Wenn man
(sagen wir einmal)
diese Taschenlampe
nach so- und sovielen Jahren
anknipsen will
kommt kein Atemzug Licht mehr heraus

und wenn du sie aufmachst
findest du nur deine Knochen
und falls du Pech hast
auch diese
schon ganz zerfressen

Da hättest du
genauso gut
leuchten können[57]
Erich Fried

Erzähl mir von Oma

»Weißt du«, sagt Maslief, »ich find es schade, dass Oma tot ist.«

»Ich auch«, sagt Opa. Er legt einen Arm um Masliefs Schulter.

»Ich hätte sie eine Menge fragen können.«

»Was denn zum Beispiel?«, fragt Opa.

»Na ja, eh ...«, sagt Maslief zögernd. »Warum und so. Und eh, wenn man groß ist, was man dann tun muss und eh ... « Sie weiß nicht weiter.

Opa nickt. »Jaja«, sagt er. »Das sind gute Fragen. Aber ich weiß nicht, ob Oma eine Antwort gewusst hätte. Opas und Omas, das sind ganz alte Kinder. Mehr nicht. Die wissen auch nicht so viel, verstehst du?«

»Oh«, sagt Maslief. Sie denkt angestrengt nach.

»Warum werden die Menschen denn überhaupt so alt?«, fragt sie.

»Um klug zu werden, vielleicht«, sagt Opa.

»Klug?«, fragt Maslief. »Was ist klug?«

»Tja«, sagt Opa. »Klug ist, eh, klug ist, glaub ich, wenn man weiß, dass man ein altes Kind ist.«

»Hahaha«, lacht Maslief. »Dafür muss man alt werden?«

»Jahaha.« Opa grinst. »Es klingt ja ziemlich komisch, aber du musst den Witz verstehen, der da drin sitzt.«

»Versteh ich nicht«, sagt Maslief.

»Das kann ich mir denken«, sagt Opa. »Dafür muss man eben erst richtig alt werden.«

Maslief nickt. »Ich bleib noch 'n bisschen Kind«, sagt sie.

»Da hast du Recht«, sagt Opa.

Still

Am Abend darf Maslief lange aufbleiben. Sie spielen ein paar Spiele, und sie trinken ein Glas Wein.

Als die Lampen angemacht werden, bleiben sie noch am Tisch sitzen.

»Gut, dass ihr da seid«, sagt Opa. »Das hilft mir, wenn ich von Marie spreche. Vielleicht komm ich dann besser dagegen an, morgen, wenn ihr weg seid.«

Onkel Wimm seufzt. »Ich weiß nicht«, sagt er. »Du solltest dich lieber etwas ablenken. Fang irgendwas Nettes an.«

»Das tu ich schon«, sagt Opa. »Da brauchst du keine Bange haben. Jaja. Ich werd noch allerhand anfangen.«

Aber was, das sagt Opa nicht. Er sieht abwesend vor sich hin, als ob er träumt.

»Du könntest zum Beispiel mal nach Brüssel fahren«, sagt Maslief.

»Jaja«, murmelt Opa. »Das ist eine gute Idee, Mädchen.« Er schaut auf seine Hände, die zittern ein bisschen. »Guck mal, wie ich alt werde«, sagt er erstaunt. Er sieht lächelnd in die Runde. Aber so richtig fröhlich ist er nicht.

»Wisst ihr«, sagt er. »Ich möchte so gern noch was erzählen, denn das geht mir die ganze Zeit im Kopf rum. Manches kann der Mensch nicht mit sich allein abmachen. Dann muss er's an jemand andern loswerden, versteht ihr?« Er sieht die Tischrunde fragend an.

»Erzähl nur«, sagt Onkel Wimm.

Opa kratzt sich am Hals. Er findet den Anfang nicht so richtig. Das kann man sehen.

»Seht mal, Kinder, für mich war das ja alles ganz einfach.

Ich hab mir gedacht, wenn du dein Brot verdienst, wenn du ein Dach über dem Kopf hast und du hast eine gute Frau geheiratet, dann ist alles in Ordnung. So denkt der Mensch.

Na ja, ich konnte kein Bauer werden wie mein Vater, aber das hat mir nicht mehr viel ausgemacht. Ich ging also in die Fabrik. Auch gut. Und in meiner freien Zeit in den Garten. Der Baumhof. Die Hühner. Schweine hab ich auch gehalten. Was will der Mensch noch mehr? Marie und ich, wir sind uns erst ziemlich spät begegnet. Vielleicht hat's auch daran gelegen, wer will das sagen? Sie war dreißig und ich vierunddreißig, als wir heirateten. Sie hatte zwölf Jahre lang ihre kranke Mutter versorgt. Und als die tot war, da hat sie mich geheiratet.

Sie hat mir allerhand Geschichten erzählt. Was wir alles miteinander unternehmen könnten. Schöne Geschichten. Ach ja.«

Opa schweigt. Er sieht müde aus. Vielleicht muss er sich zwischendurch ein bisschen erholen.

»Ich hab das alles nie so richtig begriffen. Aber das hab ich erst gegen Ende gemerkt. Als sie im Sterben lag.

Wir haben nie viel miteinander geredet. Vor allem in den letzten Jahren nicht mehr. Rheumatismus, wisst ihr, das sind Schmerzen. Das hat sie alles ganz für sich allein durchgestanden. Ohne einen Ton.

Als sie starb, hab ich euch nicht kommen lassen. Ich fand, es war mehr eine Sache zwischen mir und Marie.

Sie war ziemlich ruhig. Sie lag bleich im Bett und starrte zur Decke.

Ich saß neben ihr. Den ganzen Tag. Ich sah sie an, und ich wusste kaum was zu sagen.

Aber am allerletzten Tag konnte ich es nicht mehr aushalten. Ich sagte: ›Marie, es tut mir so Leid.‹

Sie sah mich an. Ganz lange. Ich dachte schon, es käme keine Antwort mehr.

Dann sagte sie: ›Still, mein Junge.‹ Sie schob ihre steife Hand auf meine. Danach haben wir nichts mehr gesagt.«[58]

Guus Kuijer

als sie mit zwanzig
ein kind erwartete
wurde ihr heirat
befohlen

als sie geheiratet hatte
wurde ihr verzicht
auf alle studienpläne
befohlen

als sie mit dreißig
noch unternehmungslust zeigte
wurde ihr dienst im hause
befohlen

als sie mit vierzig
noch einmal zu leben versuchte
wurde ihr anstand und tugend
befohlen

als sie mit fünfzig
verbraucht und enttäuscht war
zog ihr mann
zu einer jüngeren Frau

liebe gemeinde
wir befehlen zu viel
wir gehorchen zu viel
wir leben zu wenig[59]
Kurt Marti

Leben und Tod

Aus den »Diktaten« Peter Nolls, der sich gegen die Behandlung seiner fortgeschrittenen Krebserkrankung entschieden hatte

Die Frage ist, wie nahe und ob überhaupt das Leben sich an den Tod herandenken kann. Sicher lässt sich weder durch Denken noch durch andere Anstrengungen wie Meditation und dergleichen erfassen, was nach dem Tod sein wird. Auch das Nichts ist ja nicht fassbar. Man kann sich darunter höchstens einen Schlaf oder eine Bewusstlosigkeit vorstellen. Oder die totale Sinnlosigkeit, ohne Sinnoasen. Die ganze Welt als schwarzes Loch; doch sagen dann sogar die Physiker und Astronomen, dass auf der anderen Seite des schwarzen Loches eine Negativwelt oder eine Unwelt herauskäme. Gedanklich und sprachlich ist das alles überhaupt nicht zu bewältigen. Es bleibt höchstens das *totaliter aliter.* Doch damit kann man gar nichts anfangen.

Alle die Versuche, über die Grenze zu schauen, mögen anregend sein, doch muss man zugeben, dass man wirklich nichts sieht. Ich meine daher, dass dies auch nicht die Beschäftigung ist, die der Tod von uns verlangt. Vielmehr geht es ausschließlich um das Leben, um das Leben mit dem Tod, um das Leben aus der Todesperspektive. Da wird alles sehr viel einfacher und klarer. Die zeitliche Begrenzung – dass die Uhr abläuft: Das ist erfahrbar. Der Tod bleibt sich gleich, aber das Leben wird anders.[60]

Peter Noll

Über das bewusste Leben angesichts des Todes

Welche Torheit, über seine Lebensdauer zu verfügen, wenn man nicht einmal des morgenden Tages Herr ist! Welche Verschwendung, sich auf weit greifende Hoffnungen einzulassen:

Kaufen will ich, bauen, ausleihen, eintreiben, Ehrenstellen bekleiden; dann erst will ich mein müdes und keiner weiteren Füllung bedürftiges Alter der Ruhe überlassen. Alles, glaube mir, ist zweifelhaft, auch für die Glückskinder. Niemand soll sich etwas von der Zukunft versprechen: Auch das, was wir in der Hand haben, entgleitet ihr, und selbst die Stunde, die wir ängstlich hüten, schneidet ein Zufall uns ab. Die Zeit rollt dahin nach unverbrüchlichem Gesetz, aber im Dunkel. Was kümmert es mich, ob es für die Natur keine Ungewissheit gibt, wenn es für mich nichts Gewisses gibt? Was nehmen wir uns nicht alles vor: lange Seefahrten, Umherirren an fernen Küsten und späte Heimkehr ins Vaterland, Kriegsdienst und den Lohn für die Dienste im Felde, der lange auf sich warten lässt, Verwaltung von Provinzen und die ganze Stufenleiter der staatlichen Ämter, während bei alledem der Tod uns zur Seite steht. Da wir uns aber immer nur bei anderen an ihn erinnert fühlen, so werden uns von Zeit zu Zeit Beispiele der Sterblichkeit vor Augen gerückt, deren Eindruck aber mit unserer Verwunderung darüber wieder erlischt. Was aber ist törichter als sich zu verwundern, dass an irgendeinem Tage geschieht, was an jedem geschehen kann? Zwar ist der Endpunkt für uns fest bestimmt an der Stelle, wo die unerbittliche Notwendigkeit des Schicksals ihn festgelegt hat, allein niemand von uns weiß, wie nahe bei diesem Endziel er sich befindet. Sorgen wir also für eine Seelenstimmung, die uns das Ende als unmittelbar bevorstehend erscheinen lässt. Dulden wir keinen Aufschub! Rechnen wir täglich mit dem Leben ab! Der größte Fehler des Lebens ist der, dass es immer unvollendet ist, dass es immer etwas zu verschieben gibt. Wer täglich die letzte Hand an sein Lebenswerk legt, der *bedarf* der Zeit nicht. Aus diesem Bedürfen entspringt die Furcht vor dem Zukünftigen sowie die Begierde nach demselben, die an der Seele nagt. Nichts ist unseliger als die Angst, wie das Kommende ablaufen werde. Solange die Seele sich noch abquält mit dem Gedanken, wie groß oder von welcher Art das Bevorstehende sei, wird sie von unentwirrbarer Angst heimgesucht. Wie entgehen wir dieser Folter? Nur *ein* Mittel gibt es: Unser Leben darf nicht an der Zukunft hängen, es muss innerlich gesammelt sein; denn der hängt von der Zukunft ab, der mit der Gegenwart nichts anzufangen weiß. Wenn ich aber, was ich mir schuldig bin, pünktlich abgezahlt habe, wenn der seiner selbst gewisse Geist weiß, dass kein Unterschied sei zwischen einem Tag und einem Jahrhundert, dann schaut er von seiner Höhe ruhig hinaus auf alles, was weiter noch von Tagen und Begegnissen kommen wird, und überschaut in Gedanken heiter lächelnd die Folge der Zeiten. Denn was kann der bunte Wechsel zufälliger Begebenheiten dir anhaben, wenn du in dir sicher bist gegen alles Unsichere? Darum eile, mein Lucilius, zu leben, und sieh jeden einzelnen Tag so an, als wäre er ein einzelnes Leben. Wer sich so gewappnet hat, wem sein Leben an jedem Tage so gut wie abgeschlossen ist, der ist frei von Sorgen: Wer sein Leben von der Hoffnung abhängig macht, dem entschlüpft immer die ihm zunächst liegende Zeit, und es tritt eine Art Heißhunger ein und die unseligste Furcht, die alles zur Hölle macht, die Todesfurcht.[61]

Seneca

Frage nach dem Sinn des Lebens und Frage nach dem Tod. Ich behandle sie zusammen, weil sie für mich jetzt zusammengehören. [...] Jetzt interessiert mich der Gegensatz zwischen denjenigen, die sagen, der Tod interessiere sie nicht, sei unwesentlich usw. (zum Beispiel Elias Canetti, zitiert in den Tagebüchern von Frisch), und denjenigen, die behaupten, erst der Gedanke an den Tod vermittle dem Leben einen richtigen Sinn (Montaigne und Psalm 90, 12).

Der Psalmist sagt, dass man durch das Denken an das Sterben ein weiseres Herz gewinne.

Welche Weisheit soll das Denken an den Tod vermitteln? Weder Montaigne, der wie der Psalmist denkt, noch der Psalmist sagen es. Irgendwie wissen wir, dass es stimmt, aber wir können das Gefühl und sein Objekt nicht definieren. Ich versuche es mit den folgenden Überlegungen:

1. Die Zeit wird wertvoller, viel wertvoller als Geld, um auf

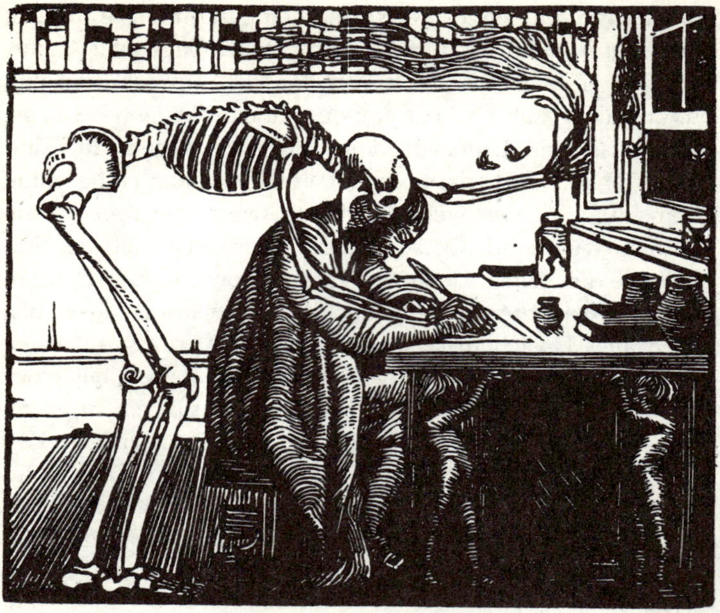

Gwen Raverat: Holzschnitt für den Chirurgen Sir Geoffrey Keynes

den dummen Vergleich anzuspielen (Zeit ist Geld). Zeit ist alles, Geld ist nichts. Geld ist alles für denjenigen, der nichts hat, z. B. einen Arbeitslosen. Für alle, die genug Geld haben, ist Geld nur Symbol und Fetisch. Dafür wird die Zeit umso wichtiger, je klarer das Wissen um ihre Grenze. Wie oft verfluchen wir doch Stunden, z. B. das Warten auf einem Flughafen, und meinen: Wenn diese Zeit nur endlich vorüber wäre! Genau genommen heißt dies: Ich wäre für diese Zeitspanne lieber tot. Denn diese Zeit geht vom Leben ab. Wenn wir es genau durchzählten, würden wir wahrscheinlich erkennen, dass es ganz lange Lebensspannen gibt, in denen wir schon im Leben lieber tot wären.

Du wirst gegenüber den zahllosen Möglichkeiten des Lebens selektiver sein und nicht einfach diejenigen akzeptieren, die konventionell z. B. zur steileren Karriere führen, oder, wenn du schon ziemlich weit oben bist, nicht Amt auf Amt häufen, nur um überall dabei zu sein. Dies ist die vertane, verlorene Zeit, nicht diejenige, die jemand bei einer Frau verbringt oder in Gesprächen mit Freunden. Auf der anderen Seite wirst du weniger Aufgaben auf später verschieben, du wirst nicht ins System passen, nicht übereinstimmen mit dem, was von dir erwartet wird von denjenigen, die das System am Funktionieren erhalten. Zugleich wirst du fragen: Was habe ich vernachlässigt? Was sollte ich mehr pflegen? Was gäbe mehr Sinn? Welche Momente habe ich zu wenig genützt, welche sollte ich mehr nützen?

Das tönt alles sehr abstrakt. Doch gibt es konkrete Beispiele. Warum bin ich damals abends früher heimgegangen, nur weil ich am nächsten Morgen eine Sitzung hatte? Warum nicht einfach mit einem dummen Kopf in die Sitzung gehen? [...]

Du wirst weniger fernsehen und mehr lesen, weniger Zeitungen und mehr Bücher. Du wirst den Büchern gegenüber vorsichtig sein, die flachen Stellen, wo dem Autor nichts einfiel, er aber dennoch schreiben musste, schneller verlassen. Mit Hilfe des Inhaltsverzeichnisses kannst du auch feststellen, was dich besonders interessiert. Warum haben eigentlich Romane – Literatur überhaupt – kein Inhaltsverzeichnis und kein Stichwortverzeichnis?

2. Sehen wir das Leben vom Tode her, werden wir freier, vieles wird leichter, manches intensiver. Etwas zum letzten Mal sehen ist fast so gut, wie es zum ersten Mal sehen. Als ich zum ersten Mal Meer sah, an der Atlantikküste in der Bretagne, sagte ich zu Nicole: Sag mir jetzt, dass das das Meer ist, der Ozean, sag es mir zwei Mal. Sie fand das komisch, war sie doch von klein auf – als reiche Pariserin – immer wieder am Meer.

Wenn ich jetzt wieder ans Meer ginge, würde ich ähnlich intensiv empfinden. Schau gut hin, es ist zum letzten Mal. Ich kenne zwar das Meer inzwischen vom Lande her sehr genau, vor allem von schmalen Landzungen aus, wo man wirklich die Rundung der Erde sieht, die Trennung von Wasser und Himmel als leicht gebogenen Strich.

3. Das Verhältnis zu den anderen wird anders. Daran kannst du so kurz vor dem Tode nicht viel ändern. Aber vorher.

Mehr diejenigen lieben, die dich lieben, weniger dich denjenigen widmen, die dich nicht lieben.

Geduldiger werden, wo du zu ungeduldig warst, ruhiger, wo du zu unruhig warst, offener und härter, wo du zu nachgiebig und anpassungswillig warst.

Leider finde ich nur banale Sätze: Man hört auf, den Dingen nachzurennen; man wird genügsamer, zugleich obstruktiver, man lässt sich nicht mehr einspannen, vermarkten, verterminieren, bis der Terminkalender voll ist. Dadurch wirst du isolierter, denn diejenigen mit den vollen Terminkalendern können frühestens auf 14 Tage etwas verabreden, du aber möchtest dich nicht verplanen, nicht auf so lange, weil du dann vielleicht keine Lust haben wirst. Niemand aber kann für heute Abend oder morgen Abend eine Verabredung eingehen.[62]

Peter Noll

Ist der Tod eine Handlung, deren Sinn, deren Zweck wir verstehen können? Eben nicht. Denn der Tod beendet mit dem Leben alles Handeln, ja alles Verhalten. Wer noch »stirbt«, noch »im Sterben liegt«, ohne schon das Bewusstsein eingebüßt zu haben, der »verhält sich« noch, so dass wir ihn vielleicht ein wenig, je nach unserer eigenen Lebens- und Sterbenserfahrung, verstehen können. Aber seinen Tod selbst als das Ende seines Lebens verstehen wir damit keineswegs. So wenig, wie wir verstehen, dass wir selbst sterben müssen [...] Der Tod als Ereignis ist keine Handlung, kein Sichverhalten, sondern pures Widerfahrnis.

»Widerfahrnis«, ist das nicht ein wenig glückliches, weil gar zu altertümliches Wort? Ich gestehe, dass mir an dieser eminent wichtigen Stelle der Anthropologie, der Lehre vom Menschen und vom menschlichen Leben, ein »glücklicheres«, modernes Wort nicht eingefallen ist, und das dürfte kein Zufall sein. Philosophen und Sozialwissenschaftler schwelgen heutzutage in »Handlungstheorien«, und gewiss ist die Handlung ein hoch bedeutsames Thema jeder Wissenschaft vom Menschen. Aber existieren wir wirklich nur, indem wir von früh bis spät handeln? Sind wir dabei nicht auf Lebensbedingungen angewiesen, die wir vorgefunden, die wir keineswegs durch eigenes Handeln hergestellt haben, wie z. B. unsere eigene mehr oder weniger vitale Konstitution, die Umwelt, in der wir leben? Existieren wir nicht von früh bis spät so, dass vielerlei »passiert«, Gutes und Schlimmes, das wir auch wieder nicht durch eigenes Handeln herbeiführen, sondern das uns »zustößt«, vielleicht durch das Handeln anderer bewirkt wie ein erfreulicher Besuch, eine üble Benachteiligung, vielleicht durch keinerlei menschliches Handeln bewirkt wie eine Erkrankung, ein grauer Novembertag? Seit der Entstehung der neuzeitlichen Wissenschaft, aus der allmählich die unser Leben heute durchherrschende Weltbemächtigung der industriellen Technik hervorgegangen ist, haben die Möglichkeiten menschlichen Herstellens und Bewirkens so unerhört zugenommen, dass sich im wissenschaftlichen Selbstverständnis des Menschen das Handeln jenen Vorrang erworben hat, der zuerst den amerikanischen »Pragmatismus« bestimmte, heute aber eine ganz allgemeine Vorherrschaft von Pragmatismus verursacht. Gewiss, der Glück und Unglück demütig, zuweilen gar zu demütig »aus Gottes Hand« empfangende Mensch gehört der Vergangenheit an. Jahrtausendelang hat der Mensch die Möglichkeit seines Handelns, Herstellens, Bewirkens, Veränderns noch nicht geahnt und damit unterschätzt, um aber heute eben diese Möglichkeiten zu überschätzen, so sehr zu überschätzen, dass er für den ihn täglich betreffenden Widerpart seiner Handlungen, für die Widerfahrnisse eben, gar kein Wort mehr hat und auf ein altes Wort zurückgreifen muss, wenn er sich wieder darauf besinnen will.

Nun gibt es zahlreiche Widerfahrnisse, die unserm Handeln gleichsam einverwoben sind, sofern es uns immerfort widerfährt, dass unser Handeln mehr oder weniger gelingt oder misslingt. Ein »pures Widerfahrnis« hingegen ist ein solches, das uns gänzlich ohne eigenes Zutun trifft, wie z. B. eine unerwartete beglückende Liebe oder ein Herzinfarkt oder nun wieder der Tod. Und was gibt es in solchen Fällen zu »verstehen«? Es gehört doch wohl zum Glück einer überwältigenden Liebe, dass sie die Grenzen unseres Verstehens überschreitet. Es ist ein schwerer, »sinnloser« Schicksalsschlag, wenn ein erfolgreicher Pianist durch einen Autounfall eine Hand verliert. So dass es gar nicht dem Tod vorbehalten ist, dass er den unverständlichen Widerfahrnissen zugehört. [...]

So viel also hat sich bisher ergeben: Die Frage »Können wir den Tod verstehen?« ist keineswegs sinnlos. Und ferner: Diese Frage findet keine positive Antwort. Wir können es, wenn wir uns nichts vormachen wollen, keineswegs verstehen, dass wir mit all unserem Handeln, aber auch mit all unserem Erleben guter und schlimmer Widerfahrnisse, mit unserem Leben also auf ein endgültiges Ende zugehen. Und diese Unverständlichkeit betrifft ja nicht allein den Tod, sondern auch schon unser ganzes Leben, sofern es gleichsam durch einige Jahrzehnte aufsteigt und dann wiederum durch einige Jahrzehnte verfällt, allmählich verfällt durch das so genannte »Altern« oder auch gleichsam stoßweise verfällt durch vorzeitige Widerfahrnisse, die uns wie der Unfall jenes Pianisten bedeutsamer Lebensbedingungen berauben. Heidegger hat einmal sehr treffend vom »Entzug« gesprochen. Der junge Mensch hat ein offenes Feld von Möglichkeiten vor Augen, bis ihm diese Möglichkeiten eingeengt werden durch schlimme Entzugswiderfahrnisse, aber auch durch seine eigenen Handlungen wie Berufswahl, Wahl des Ehepartners, durch die er sich selbst Entzugswiderfahrnisse auferlegt. [...]

Doch wenn wir Verfall und Tod nicht eigentlich »verstehen« können, wie sollen wir dann damit »fertig werden«, dem Untergang entgegenleben, ohne zu verzweifeln? Pure Widerfahrnisse, beglückende wie zerstörende, können wir nur annehmen, hinnehmen. Das Aufbegehren gegen Verfall und Tod ist normal und natürlich und führt doch zur Verzweiflung. Die *Hinnahme* hingegen kann schwer zu erringen, im Gelingen aber befreiend sein. Und die *ars vitae,* die mit Hilfe philosophischer Besinnung gelingende Kunst zu leben, besteht zu allererst nicht im Handeln-Können, sondern im Loslassen-Können. Die Einübung in die Hinnahme unabänderlicher Verluste durchzieht dann wiederum unser ganzes Leben und findet in der einwilligenden Hinnahme des eigenen Todes nur ihre Vollendung. Wer sich auf naturwissenschaftliches Erklären beschränkt und dann mit dem eigenen Tod konfrontiert wird, kann nicht umhin, im Tod nichts anderes als eine blinde Naturgewalt zu sehen. Jeder Mensch muss eines Tages sterben, so wie jedem Sommer der Winter folgt. Und wie, ohne Sinn und Verstand, der Winter einmal früh kommt und ein andermal spät, einmal mit Härte und bitterer Kälte, ein andermal mit Milde, so trifft auch der Tod ohne Sinn und Verstand den einen unzeitig früh, zu früh, den anderen zu guter Zeit, den dritten unzeitig spät. Zu verstehen gibt es da nichts, hinzunehmen umso mehr. Und hier kann auch der Philosoph einmal einen Bibeltext heranziehen, den Bericht nämlich von Jesus im Garten Gethsemane, der am Leben hängt wie jeder andere Mensch und doch um Hinnahme seines Todes ringt, indem er betet: »Mein Vater, ist's möglich, so gehe dieser Kelch von mir; doch nicht wie ich will, sondern wie du willst.« (Matth. 26,39)[63]

Wilhelm Kamlah

Angst vor dem Sterben – Bejahung des Lebens

Wenn das Gefühl der Sicherheit auf dem beruht, was man hat, dann ist Angst vor dem Verlust des Besitzes die unausbleibliche Folge. [...]

Es mag einem vielleicht möglich erscheinen, sich nicht an Besitztümer zu hängen und daher auch keine Angst vor ihrem Verlust zu haben. Aber gilt das auch in Bezug auf die Angst, das Leben zu verlieren, die Angst vor dem Sterben? Haben alle Menschen Angst vor dem Sterben? Oder nur Alte und Kranke? Oder belastet das Wissen, dass wir sterben müssen, unser ganzes Leben und wird die Angst vor dem Sterben nur intensiver und bewusster, je näher wir durch Alter oder Krankheit an die Grenzen des Lebens gelangen? [...]

Es gibt nur einen Weg, diese Angst wirklich zu überwinden – Buddha, Jesus, die Stoiker, Meister Eckehart haben ihn uns gelehrt: *sich nicht an das Leben zu klammern, es nicht als einen Besitz zu betrachten.*

Die Angst vor dem Tod und dem Sterben ist eigentlich nicht das, als was sie erscheint: Angst, nicht weiterzuleben. Wie Epikur sagte: Der Tod geht uns nichts an, denn solange wir sind, ist der Tod noch nicht da; aber wenn der Tod da ist, sind wir nicht mehr (nach Diogenes Laertius). Freilich kann man sich vor dem Leiden und den Schmerzen fürchten, die dem Sterben vorausgehen können – aber das ist etwas anderes als die Angst vor dem Sterben. Aber während es somit scheinen könnte, dass die Angst vor dem Sterben irrational sei, trifft das nicht zu, wenn das Leben als ein Besitz erlebt wird. Man hat dann nicht vor dem Sterben Angst, sondern davor, *zu verlieren, was ich habe,* meinen Körper, mein Ego, meine Besitztümer und meine Identität, die Angst, in den Abgrund der Nichtidentität zu blicken, »verloren« zu gehen.

In dem Maße, in dem wir im Habenmodus leben, müssen wir das Sterben fürchten, und keine rationale Erklärung wird uns von dieser Angst befreien. Aber sie kann selbst noch in der Stunde des Todes gemildert werden – durch Bekräftigung der Liebe zum Leben, durch Erwiderung der Liebe anderer, die unsere eigene Liebe entfachen kann. Aber die Bekämpfung der Angst vor dem Sterben sollte nicht als Vorbereitung auf den Tod beginnen, sondern ein Teil des ständigen Bemühens sein, *das Haben zu verringern und im Sein zu wachsen.* »Über den Tod denkt der freie Mensch am wenigsten nach; seine Weisheit ist nicht ein Nachsinnen über den Tod, sondern über das Leben«, sagt Spinoza.

Die Anleitung zum Sterben ist in der Tat dieselbe wie die Anleitung zum Leben. Je mehr man sich des Verlangens nach Besitz in allen seinen Formen und besonders seiner Ichgebundenheit entledigt, umso geringer ist die Angst vor dem Sterben, da man nichts zu verlieren hat.[64]

Erich Fromm

Wir sterben ständig unsere Abschiedstode. Das gilt schon für die Stunde der Geburt, aber erst recht für die Entwicklung danach. [...] Überall ist Abschiednehmenmüssen. Der Schmerz, den uns der Tod bereitet, begegnet nicht nur am Ende des Lebens, er begegnet mitten im Leben. Nimmt es da Wunder, dass das menschliche Bewusstsein im Niemandsland zwischen Werden und Vergehen und Werden auf »tausend« Verdrängungen verfällt, um sich selbst Dauer und Ewigkeit zu gewährleisten? Die Mystifizierung der Vergangenheit, trage sie nun biologistischen oder konservativen Charakter, die Haben-Mentalität und Raffgier der aus dem Augenblick lebenden Schwelger und Konsumenten, die gesellschaftlichen und technokratischen Utopien der Macher, die die Zukunft auf den Gegenwartsstand ihrer Verfügungsinteressen festlegen wollen, [...] sind dies nicht alles Kaschierungen des eigenen Unvollendetseins, Erschleichungen der Ewigkeit, die doch nur im unermüdlichen und besonnenen Unterwegssein erfahren werden kann? Das alles findet seinen Höhepunkt heute darin, dass der neuzeitliche Mensch aufgrund der hinter ihm liegenden Entwicklungen zum Subjekt seiner eigenen Geschichte geworden ist und für sein Überleben geradestehen können muss, es aber nicht kann, weil er am Unmaß und an der Einseitigkeit seiner Überlebensinteressen zu scheitern droht.

Das Kreuz dieser Zeit, wie es uns heute im ungezügelten Unmaß tödlichen Selbstvollendungswahns begegnet, mahnt uns, Leben und Sterben als Einheit zu sehen.[65]

Günter Altner

Endlich, der niedere Geiz und die blinde Begierde nach Ehren,
Sie, die über die Schranken des Rechts unglückliche Menschen
Treiben, und oft sie zwingen, als Mitgenossen und Diener
Schwarzer Taten, bei Nacht und Tag, mit rastloser Arbeit
Anzustreben zum Gipfel des Glücks auch diese, die Wunden
Unseres Lebens, sie nährt nicht wenig die Furcht vor dem Tode.

Nämlich Verachtung und Schmach und peinliche bittere
Notdurft,
Scheinen ihnen getrennt vom süßen befestigten Leben,
Gleichsam ihrer bereits an den Pforten des Todes zu warten.
Darum suchen die Menschen, von irrigen Schrecken getrieben,
Weit zu entfliehen von da, sich weit zu entfernen von diesen:
Treiben durch Bürgerblut Vermögen zusammen, verdoppeln
Gierig Güter und Gold, auf Mordtat häufend die Mordtat;
Grausamfroh im Herzen beim Leichenzuge des Bruders,
Hassen und scheuen sie noch bei Blutsverwandten
das Gastmahl.[66]

Lukrez

Es verkümmern die pathischen Begabungen der Menschen, also die Begabungen, die mit dem Leiden, dem Annehmen, dem Dulden, dem Ertragen zusammenhängen, ihre Fähigkeit, das Leben anzunehmen, Grenzen zuzugeben, das Leben auch im Fragment oder auch in der Gebrochenheit »zu loben«, wie die Tradition das nennt, also als sinnvoll zu betrachten. Wer nur gelernt hat, im Modus der Aktion zu leben, wer sich selber nur als Macher gerechtfertigt sieht, der kann nicht mit Situationen umgehen, in denen er nichts mehr machen kann und in denen er als Täter an seine Grenzen stößt. Kann denn ein Macher machtlos sein? Kann er seine Humanität in den Niederlagen des Lebens behalten, wenn sich Sein in der Aktivität und Herstellung des Lebens erschöpft? Kann er krank sein? Kann er sterben? Oder sind Krankheit und Tod nur noch die Orte dramatischer Sinnlosigkeit, an die man am besten nicht denkt, die man übersieht oder die man verleugnet. Die Verleugnung von Niederlagen und von Grenzen ist in der Warengesellschaft erwünscht. Der Tod gehört nicht in die Lebenslandschaft der Macher und Sieger. Darum stirbt es sich so schwer bei uns.

Solange wir der Welt und uns gegenüber keine anderen Gesten haben als die der Sieger und Macher, also die imperiale Deutung des Lebens, kann es keine Schwäche geben, die eine

Botschaft für uns enthielte, dann sind Krankheit und Tod ohne Fingerzeig, sinnlos, ohne jeden Segen. Sie bleiben Feinde, und wir lernen niemals, dass wir Fragment sind und unser Sinn nicht in unseren Aktivitäten liegt.[67]

Dorothee Sölle

Das bedrohte Ich

Da geschieht etwas mit mir. Und zwar etwas, zu dem ich mich nicht entschieden, das ich weder gewollt noch in den meisten Fällen verschuldet habe. *Wieso gerade ich?* Die entscheidende Frage in unseren Breitengraden.

Unsere Kultur betont nämlich das Ich. Unsere ganze Geschichte ist eine Geschichte hervorragender Persönlichkeiten. Als hätten einige wenige den Gang der Dinge lanciert. Europa sähe ohne Napoleon anders aus. Göttlich scheint uns das Genie Mozarts. Wir bewundern den Altruismus Florence Nightingales oder Armstrong auf dem Mond. Kinder sagen sich: Das mach' ich auch. [...]

Das Ich muss Zentripetalcharakter haben. Alles fliegt darauf zu – und falls nicht, schwirrt es an meinem Bewusstsein vorüber als förmlich gar nichts: als existiere es überhaupt nicht. Fragt sich nur, wohin diese Zentripetale führt? Und inwiefern es, was es aufnimmt, einfärbt? Was, wenn das Ich ein Loch ist, von dem wir nur »den Rand drumrum« wahrnehmen? Vielleicht sind wir nur als »Durchgang« gedacht? Statisch ist das Ich in keinem Fall. Es schillert, je nach Lichteinfall der Ereignisse, jedes Mal in anderen Farben.

Wir packen's nicht. Wir kriegen bei aller Grübelei nicht heraus, was das eigentlich sein soll, ich. An mir sehe ich nicht eine einzige Eigenschaft, die ich an anderen nicht ebenfalls kenne – vielleicht dies oder das besonders ausgeprägt, der eine jähzornig, der andere lammfromm, aber nichts, was nicht einen großen Anteil am Allgemein-Menschlichen hat und schon gar nichts, was nur an mir und an niemand anderem wäre. Die berühmte »Einzigartigkeit« ist eine Fiktion. Nur, dass ich ich zu mir sage und meine Freundin ich zu sich – also zu einem anderen Sammelsurium an Allgemein-Menschlichem, zu einem anderen Körper, einem anderen Aussehen, einer anderen Genese usw. Entweder sind wir alle »was ganz Besonderes« oder niemand ist es – was sich im Endeffekt gleich bleibt.

Da wir aufs Ich angewiesen sind – allein um zu erkennen –, will es schwer in den Schädel, dass just dieses Ich keine Rolle spielen soll. Wie es im ›Tod des Iwan Iljitsch‹ so bezeichnend heißt: »dass alle Menschen sterblich sind und Julius Cäsar ein Mensch, also sterblich ist, fand er nie sonderlich erschütternd. Aber dass er, Iwan Iljitsch, sterben sollte – daran glaubte er einfach nicht.«

Und das ist der Punkt. Die innere Abwehr muss eine Abwehr jener Mixtur an überindividuellen Eigenschaften sein, zu der wir Ich sagen und die als Mixtur tatsächlich zugrunde geht, während die Eigenschaften damit nichts zu schaffen haben und in jedem x-beliebigen anderen weiterleben werden.

Wenn ich heute Homer lese, kann ich das Denken, die Leidenschaften und Neurosen seiner Helden genauestens nachvollziehen. Antike Statuen haben Gesichter, die ebenso gut im Eck-Café Zeitung lesen könnten. Vermutlich wird mein Gesicht vor 500 oder 2000 Jahren schon so oder so ähnlich vorgekommen sein. Könnten wir im 18. Jahrhundert spazierengehen, sähen wir vermutlich Peter, Hans, Sibylle an jeder zweiten Ecke. Nur, wenn ich Peter, Hans, Sibylle aus dem 18. Jahrhundert kennen lernte, würden sie sich – dank anderer Genese und anderer Umwelt – von meinen jetzigen Bekannten wohl sehr unterscheiden.

Trotzdem: Ich könnte sie verstehen! Wir haben also ein großes Potenzial in uns, das als überindividuell, meinetwegen »allgemein-menschlich« betrachtet werden kann. Die entlegensten Regungen Villons kann ich nachempfinden – muss sie also als zwar nicht präsent, aber »an sich« vorhanden in mir annehmen. Das über-individuelle Potenzial ist weitaus größer als das individuelle. Als individuell kann also immer nur die

Mischung von Ingredienzien verstanden werden, die für sich genommen wieder allgemein sind.

Mit anderen Worten: Die Identität stirbt. Die über-individuellen Ingredienzien allerdings nicht – sonst könnte ich weder Homer noch Villon verstehen.

Von den Wiederholungen ganz zu schweigen: Nero, Hitler – in verschiedenem Ambiente das gleiche hässliche Spiel. Wir wiederholen Riten. Immerhin: eine Form von Unsterblichkeit. Die uns nicht unsterblich macht. Aber sie wirft doch ein Licht auf das bisschen Individuum, das wir darstellen und an dem die Natur so herzlich wenig Interesse hat. Seit eh und je hat sie weggerafft, was sich nicht zu behaupten wusste. Der Tod, der uns nur interessiert, nämlich der Tod des Ichs, scheint – nein *ist* – völlig ohne Belang.[68]

Heinz-Dieter Herbig

Der Tod ist ein tiefes Geheimnis; zwei Dinge können wir aber über ihn sagen: *Es ist absolut gewiss, dass wir sterben werden, und es ist unsicher, wann oder wie wir sterben werden.* Die einzige Sicherheit, die wir also haben, ist die Unsicherheit bezüglich unserer Todesstunde. Das ist unsere Ausrede, um die direkte Auseinandersetzung mit dem Tod aufzuschieben. Wir sind wie Kinder, die sich beim Versteckspielen die Augen zuhalten und glauben, niemand könne sie sehen.

Warum leben wir in solch panischer Angst vor dem Tod? Weil es unser instinktives Verlangen ist, zu leben und am Leben zu bleiben, und weil wir den Tod für das grausame Ende all dessen halten, was uns so vertraut ist. Wir ahnen, dass wir in etwas gänzlich Unbekanntes gestoßen werden und uns völlig verändern, wenn wir sterben. Wir stellen uns vor, dass wir uns verloren und verwirrt an erschreckend unbekannten Orten wieder finden. Wir malen uns aus, es sei wie das Aufwachen in einem völlig fremden Land, allein und gequält von Angst; wir kennen weder das Land noch die Sprache, wir haben kein Geld, keine Kontakte, keinen Ausweis und keine Freunde …

Vielleicht ist aber die eigentliche Ursache unserer Angst die Tatsache, dass wir nicht wissen, wer wir wirklich sind. Wir glauben an eine persönliche, einzigartige und unabhängige Identität. Wagen wir es aber, diese Identität zu untersuchen, dann finden wir heraus, dass sie völlig abhängig ist von einer endlosen Reihe von Dingen: von unserem Namen, unserer »Biografie«, von Partner, Familie, Heim, Beruf, Freunden, Kreditkarten ... Auf diese brüchigen und vergänglichen Stützen bauen wir unsere Sicherheit. Wenn uns all das genommen würde, wüssten wir dann noch, wer wir wirklich sind?

Ohne diese vertrauten Requisiten sind wir nur noch wir selbst: eine Person, die wir nicht kennen, ein verdächtiger Fremdling, mit dem wir zwar schon die ganze Zeit zusammenleben, dem wir aber nie zu begegnen wagten. Haben wir nicht aus eben diesem Grund versucht, jeden Augenblick unserer Zeit mit Lärm und Aktivität zu füllen – egal wie trivial oder öde –, um sicherzustellen, dass wir nur ja niemals mit diesem Fremden in der Stille allein sein müssen?[69]

Sogyal Rinpoche

Laax, 28. Mai 1982

Wenn die Sonne nicht scheint, sind die Wiesen des Hanges von Falera gelb statt, wie gestern, grün und leicht gelb getönt. Das Seelein ist jetzt dunkelgrün, fast schwarz.

Der *Lebenslauf!* Ich muss noch den Lebenslauf schreiben, den der Pfarrer in der Kirche verlesen wird.

Wodurch hängt man mit sich selbst zusammen im Laufe der Zeit? Außer dem Biologischen habe ich sicher nichts mit dem Täufling zu tun, der ich vor 56 Jahren war. Lebenslauf gleich Ablauf eines genetischen Programmes unter verschiedenen Umwelteinflüssen? Jeder Schlaf ist ein Tod und jedes Erwachen eine Auferstehung. Nur alles überbrückt durch das Gedächtnis, das die Ereignisse sammelt und speichert und dem Ich zuschreibt. Die Zuschreibungen, dazwischen die zahllosen Lücken des Vergessens, des Verdrängens, machen, bezogen auf die Zeit, den Lebenslauf aus. Schreibst du ihn nieder, dann kommen dazu noch die ganz saftigen Lügen und Auslassungen, auch die von der Eitelkeit diktierte Auswahl.[70]

Peter Noll

Wer etwas entreißt, der wird etwas festhalten. Und wem etwas entrissen wird, der wird es auch festhalten. Und wer etwas festhält, dem wird etwas entrissen.

Welcher von uns stirbt, was gibt der auf? Der gibt doch nicht nur seinen Tisch oder sein Bett auf! Wer von uns stirbt, der weiß auch, ich gebe auf, was da vorhanden ist, mehr als ich habe, schenke ich weg. Wer von uns stirbt, der gibt die Straße auf, die er kennt, und auch, die er nicht kennt. Die Reichtümer, die er hat, und auch, die er nicht hat. Die Armut selbst. Seine eigene Hand.

Wie nun wird der einen Stein heben, der nicht geübt ist? Wie wird der einen großen Stein heben? Wie wird, der das Aufgeben nicht geübt hat, seinen Tisch aufgeben oder: alles aufgeben, was er hat und was er nicht hat? Die Straße, die er kennt, und auch, die er nicht kennt? Die Reichtümer, die er hat, und auch, die er nicht hat? Die Armut selbst? Seine eigene Hand?[71]

Bertolt Brecht

Nöte

21. Februar 1944

Meine liebe Méline!
Meine geliebteste kleine Waise!

In einigen Stunden werde ich nicht mehr auf dieser Erde weilen. Wir werden diesen Nachmittag füsiliert, um 15 Uhr. Das trifft mich wie ein Unfall in meinem Leben: Ich glaube nicht daran, aber ich weiß doch, dass ich dich nie mehr sehen werde. Was soll ich dir da schreiben? Alles ist in mir wirr und sehr klar zu gleicher Zeit.

Ich hatte mich als freiwilliger Soldat der Befreiungsarmee angeschlossen, und ich sterbe, während der Sieg und das Ziel nur noch um zwei Fingerbreiten entfernt sind.

Glücklich jene, die uns überleben und die Süßigkeit der Freiheit, des Friedens von morgen kosten werden! Ich bin sicher, dass das französische Volk und alle Kämpfer für die Freiheit unser Andenken würdig ehren werden. Im Augenblick des Todes erkläre ich, dass ich keinen Hass gegen das deutsche Volk empfinde … […]

Ich empfinde ein tiefes Bedauern, dass ich dich nicht glücklich machte. Ich hätte gerne ein Kind von dir gehabt, wie du es immer wolltest. Ich bitte dich daher, nach dem Krieg bestimmt wieder zu heiraten und ein Kind zu haben, um meinen letzten Willen zu erfüllen. Heirate jemand, der dich glücklich machen kann. Alles, was ich besitze, und meine Effekten vermache ich dir, dir, deiner Schwester und meinen Neffen. Nach dem Krieg wirst du dein Recht auf eine Kriegspension als meine Frau geltend machen können, denn ich sterbe als regulärer Soldat der französischen Befreiungsarmee. […]

Heute scheint die Sonne. Zur Sonne aufschauend und die schöne Natur betrachtend, habe ich dich immer so sehr geliebt, und so sage ich auch Lebewohl dem Leben und euch allen, meiner geliebtesten Frau und meinen geliebten Freunden ... Ich umarme dich sehr fest, ebenso deine Schwester und alle Freunde fern und nah, die mich kennen.

Ich drücke euch alle an mein Herz. Lebet wohl.

Dein Freund, dein Kamerad, dein Gatte[72]

Michel Manouchian, 38 Jahre, Journalist und Dichter. Teilnahme am französischen Widerstand, am 21. Februar in Paris füsiliert

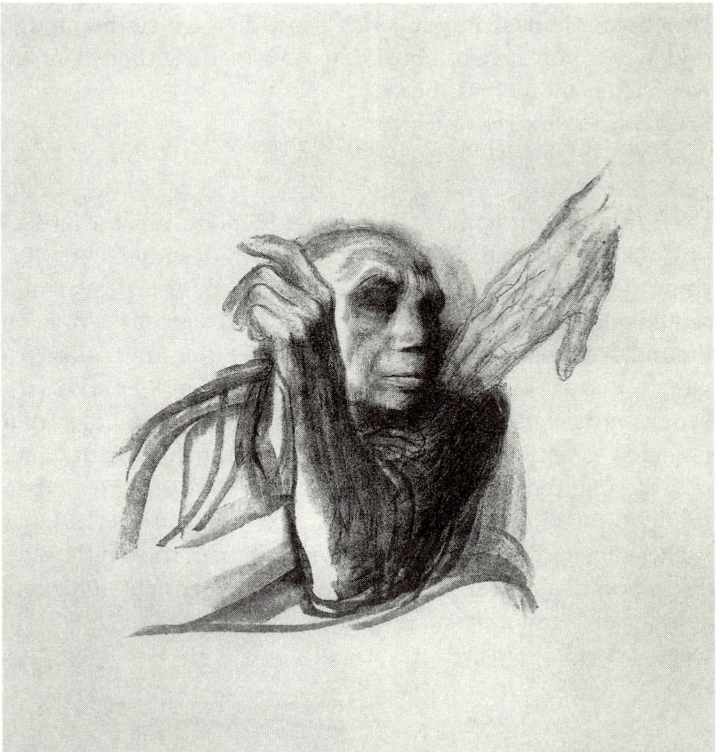

Käthe Kollwitz: Ruf des Todes, 1934/35

Ein 37-jähriger Mann kommt Ende September zur stationären Aufnahme wegen Bauchwassersucht. Diagnose: Bauchfellkrebs. Nach der Diagnose fragt er nicht. Die Behandlung beginnt. Sie bringt Besserung, aber nur vorübergehend. Die guten Tage werden seltener, die schweren häufen sich. Er wird dabei immer nachdenklicher.

Anfang Dezember fragt er, ob er vor Weihnachten »noch einmal« nach Hause dürfe – sein Signal! Nach den Feiertagen kommt er wieder und will nun bleiben. Auf die Frage, warum er »noch einmal« nach Hause wollte, zunächst die Verwunderung: »Ich hatte nicht gedacht, dass dies hier einer versteht.« Und dann die Begründung: »Ich weiß, dass ich sterben muss, und wollte nur sehen, ob die zu Hause auch leben können, wenn ich nicht mehr da bin.«[73]

Handbuch der Hospizbewegung

Der Korinther Eudamidas hatte zwei Freunde, einen Charixenus aus Sycion und einen andern namens Aretheus aus Korinth. Bei der Annäherung seines Todes, da er arm war und seine Freunde reich, machte er folgendes Testament: »Meinem Freund Aretheus vermache ich meine Mutter, um solche zu nähren und in ihrem Alter zu pflegen. Meinem Freund Charixenus vermache ich meine Tochter, um sie zu verheiraten und ihr einen so großen Brautschatz als nur möglich zur Aussteuer zu geben, und in dem Falle, da einer vor dem andern sterben sollte, so substituiere ich ihm den andern, der ihn überlebt.«

Diejenigen, die zuerst das Testament sahen, trieben darüber ihren Spott; als aber die Erben davon Nachricht erhielten, nahmen sie's mit großem Vergnügen an.[74]

Michel de Montaigne

Leib und Seele

Die arme Seele spricht zum Leibe:
»Ich lass nicht ab von dir, ich bleibe

Bei dir – ich will mit dir versinken
In Tod und Nacht, Vernichtung trinken!
Du warst ja stets mein zweites Ich,
Das liebevoll umschlungen mich,
Als wie ein Festkleid von Satin,
Gefüttert weich mit Hermelin –
Weh mir! Jetzt soll ich gleichsam nackt,
Ganz ohne Körper, ganz abstrakt,
Hinlungern als ein sel'ges Nichts
Dort oben in dem Reich des Lichts,
In jenen kalten Himmelshallen,
Wo schweigend die Ewigkeiten wallen
Und mich angähnen – sie klappern dabei
Langweilig mit ihren Pantoffeln von Blei.
Oh, das ist grauenhaft; o bleib,
Bleib bei mir, du geliebter Leib!«[75]

Heinrich Heine

Konstantin Ljewin trifft seinen tödlich erkrankten Bruder Nikolai Ljewin

Wie schrecklich Nikolai auch schon früher infolge seiner Abmagerung und Krankheit ausgesehen hatte, jetzt war er noch magerer und kraftloser geworden. Er war nur noch ein mit Haut überzogenes Gerippe.

Er stand in der Vorhalle, riss sich unter heftigen, zuckenden Bewegungen des langen, hageren Halses seinen Schal ab und lächelte in einer seltsam kläglichen Art. Als Konstantin dieses stille, ergebungsvolle Lächeln sah, da fühlte er, dass ihm ein Krampf die Kehle zusammenpresste.

»Siehst du wohl, da bin ich zu dir gekommen«, sagte Nikolai mit hohler Stimme, ohne die Augen auch nur eine Sekunde von dem Gesicht seines Bruders wegzuwenden. »Ich hatte es schon längst tun wollen, war aber immer kränklich. Aber jetzt habe ich mich recht erholt«, sagte er und wischte sich mit den großen, mageren Händen die Nässe aus dem Barte.

»Ja, ja!«, antwortete Konstantin, und sein Entsetzen steigerte sich noch, als er seinen Bruder küsste und dabei mit den Lippen die Trockenheit seines Körpers fühlte und diese großen, seltsam glänzenden Augen ganz nahe vor sich sah. [...]

Er befand sich in der freundlichsten, heitersten Stimmung, wie Konstantin ihn in ihrer Kinderzeit oft gesehen zu haben sich erinnerte. Selbst von Sergei Iwanowitsch sprach er ohne Bitterkeit. Als er Agafja Michailowna sah, scherzte er mit ihr und erkundigte sich nach den alten Dienern. Die Nachricht von Parfen Denisütschs Tode erweckte bei ihm eine unangenehme Empfindung; eine Art von Schrecken malte sich auf seinem Gesichte; aber er nahm sich sofort wieder zusammen.

»Er war ja auch schon alt«, sagte er und begann dann von etwas anderem zu sprechen. »Ja, ich möchte also etwa zwei Monate bei dir bleiben und dann nach Moskau fahren. Weißt du, Mjachkow hat mir eine Stelle versprochen; ich will in den Staatsdienst treten. Jetzt werde ich mir mein Leben ganz anders einrichten«, fuhr er fort. »Weißt du, diesem Frauenzimmer habe ich den Laufpass gegeben.«

»Wem? Marja Nikolajewna? Wie ist das zugegangen? Warum denn?«

»Ach, sie war ein grässliches Frauenzimmer! Sie hat mir eine Menge Unannehmlichkeiten gemacht.« Aber er erzählte nicht, von welcher Art diese Unannehmlichkeiten gewesen seien. Er konnte doch auch nicht sagen, dass er Marja Nikolajewna deshalb weggejagt hatte, weil sie ihm den Tee nicht so stark gekocht hatte, wie er ihn hatte haben wollen, und hauptsächlich deshalb, weil sie ihn wie einen Kranken gepflegt hatte. »Und dann will ich jetzt überhaupt mein Leben vollständig umgestalten. Ich habe ja natürlich Dummheiten gemacht, wie alle Menschen; aber mein Vermögen, das ist das Letzte, worum es mir Leid tut. Die Hauptsache ist doch immer, dass man gesund ist; nun, und meine Gesundheit hat sich, Gott sei Dank, gebessert.«

Konstantin Ljewin hörte zu und überlegte, was er nun seinerseits sagen könnte, vermochte aber keine passende Erwiderung zu finden. Wahrscheinlich fühlte Nikolai ihm das nach;

er begann den Bruder nach dem Gange seiner Wirtschaftsangelegenheiten zu fragen, und Konstantin freute sich, von sich selbst sprechen zu können, weil er da reden konnte, ohne sich zu verstellen. Er erzählte dem Bruder von seinen Plänen und Unternehmungen.

Der Bruder hörte zu, interessierte sich aber augenscheinlich nicht dafür.

Diese beiden Menschen waren miteinander so eng verwandt und standen sich so nahe, dass die geringste Bewegung, der bloße Ton der Stimme für sie mehr besagte als alles, was man mit Worten sagen kann. Jetzt hatten sie beide nur einen Gedanken, der alles Übrige erstickte: den an Nikolais Krankheit und nahen Tod. Aber weder der eine noch der andere wagte davon zu sprechen, und daher trug alles, was sie nur reden konnten, den Charakter der Unwahrhaftigkeit an sich, weil es nicht das zum Ausdruck brachte, was sie ausschließlich beschäftigte. Noch nie hatte sich Konstantin so sehr darüber gefreut, dass der Abend vorbei war und man schlafen gehen musste, wie heute.[76]

Leo Tolstoi

Konstantin Ljewin am Sterbebett seines Bruders Nikolai

Er wusste auch, dass viele Männer von scharfem Verstande, deren Gedanken über den Tod er gelesen hatte, viel über diesen nachgedacht und dennoch über ihn nicht den hundertsten Teil von dem gewusst hatten, was seine Frau [Kitty] und Agafja Michailowna über ihn wussten. [...] Konstantin Ljewin aber und andere Leute konnten zwar vieles vom Tode sagen, kannten ihn aber offenbar nicht, da sie ihn fürchteten und schlechterdings nicht wussten, wie sie sich Sterbenden gegenüber zu verhalten hätten. Wäre Konstantin jetzt allein bei seinem Bruder Nikolai gewesen, so würde er ihn nur mit Entsetzen angesehen und mit noch größerem Entsetzen auf den Tod gewartet haben; weiter aber hätte er nichts zu tun gewusst.

Ja, noch mehr: er wusste nicht einmal, was er sagen, wie er den Sterbenden ansehen, wie er im Zimmer gehen sollte. Von Gegenständen, die dem andern fern lagen, zu reden, das erschien ihm verletzend, das ging unmöglich; und vom Tode und solchen düsteren Dingen zu sprechen, das ging ebenso wenig. Zu schweigen war gleichfalls unmöglich. ›Sehe ich ihn an, so wird er, fürchte ich, denken, dass ich sein Aussehen studieren will; sehe ich ihn nicht an, so wird er denken, dass ich andere Gedanken im Kopfe habe; gehe ich auf den Fußspitzen, so wird ihm das nicht recht sein; und mit dem ganzen Fuße aufzutreten scheue ich mich auch.‹ Kitty dagegen dachte offenbar gar nicht an sich selbst und hatte auch keine Zeit dazu; sie dachte an den Kranken …[77]

Leo Tolstoi

Telefonseelsorge

»Du mußt unters Messer?«
»Ich bin nicht der erste.«
»Du Armer, wie schrecklich!«
»Ach, Unkraut vergeht nicht!«
»Mir geht das sehr nah, du!«
»Kopf hoch! Wird schon nicht schiefgehn!«
So getröstet empfiehlt sich der Anrufer.[78]

Robert Gernhardt

Bericht über einen Krankenbesuch

Wir zogen Streichhölzer, wer zu ihm gehen sollte.
Es fiel auf mich. Ich erhob mich vom Stammtisch.
Die Besuchszeit im Krankenhaus nahte.

Auf den Gruß antwortete er nichts.
Ich wollte seine Hand fassen – er zog sie zurück
wie ein hungriger Hund, der seinen Knochen nicht hergibt.

Er sah aus, als schämte er sich zu sterben.
Ich weiß nicht, was man einem wie ihm sagt.
Unsere Blicke mieden sich wie auf einem montierten Foto.

Er bat mich weder zu bleiben noch zu gehn.
Er fragte nach keinem von unserem Stammtisch.
Auch nicht nach dir, Bolek. Nicht nach dir, Tolek. Nicht
nach dir, Lolek.

Langsam bekam ich Kopfweh. Wer stirbt hier wem?
Ich lobte die Medizin und die drei Veilchen im Glas.
Sprach von der Sonne und brannte selbst nieder.

Wie gut, daß es Treppen gibt, die man hinunterläuft.
Wie gut, daß es Tore gibt, die sich öffnen.
Wie gut, daß ihr auf mich wartet am Stammtisch.

Der Krankenhausgeruch macht mich benommen.[79]
Wisława Szymborska

Da, eines Tages, als er vom Felde heimkehrte, fand er seinen kleinen Knaben schwer erkrankt vor. Der Kleine hatte in den letzten Tagen ein wenig gekränkelt und war in der vorhergehenden Nacht unruhig gewesen, niemand hatte jedoch geglaubt, dass es etwas zu bedeuten habe; jetzt lag er fieberheiß und fieberkalt in seinem kleinen Bette und stöhnte vor Schmerz.

Der Wagen wurde sofort nach Varde geschickt, um den Arzt zu holen, aber keiner von den Ärzten war zu Hause, und er musste viele Stunden warten. Zur Schlafenszeit war er noch nicht zurück.

Niels saß am Lager des Knaben; jede halbe Stunde wenigstens sandte er jemand hinaus, um zu lauschen und zu spähen, ob der Wagen noch nicht käme. Ein reitender Bote wurde dem Wagen entgegengeschickt. Aber er begegnete keinem Wagen und ritt bis nach Varde.

Dies Warten auf eine Hilfe, die nicht kommen wollte, machte es noch unerträglicher, Zeuge der Leiden des kranken Kindes zu sein. Und die Krankheit machte reißende Fortschritte.

Bald nach ein Uhr kam der reitende Bote mit dem Bescheid zurück, dass der Wagen fürs Erste nicht zu erwarten sei, da noch keiner der Ärzte nach Hause gekommen war, als er die Stadt verlassen hatte.

Da brach Niels zusammen. Er hatte, solange noch ein Hoffnungsfunke vorhanden gewesen war, mutig gegen die Verzweiflung angekämpft, jetzt konnte er nicht länger. Er ging in die dunkle Stube, die neben dem Krankenzimmer lag, und starrte durch die dunkeln Fensterscheiben, während seine Nägel sich in das Holz des Fensterrahmens gruben; seine Augen fraßen sich gleichsam durch das Dunkel hindurch nach Hoffnung, sein Hirn krümmte sich zum Sprunge, einem Wunder entgegen, dann ward es einen Augenblick klar und still, und in dieser Klarheit trat er vom Fenster und warf sich über einen Tisch, der dort stand, und brach in Schluchzen aus, ohne jedoch eine einzige Träne hervorzubringen.

Als er wieder in das Krankenzimmer kam, hatte das Kind Krämpfe. Er sah es an, als wollte er sich damit töten. Es war entsetzlich, und doch war es noch nicht das Schlimmste. Als der Krampf nachließ und der Körper wieder weich und biegsam wurde und sich dem Glücke, weniger Schmerzen zu empfinden, hingab, da die Angst zu sehen, die der Blick des Kindes annahm, als es in der Ferne bemerkte, dass der Krampf wiederkehrte, dies steigende Flehen um Hilfe, je näher die Pein kam, nein, das ansehen zu müssen und nicht helfen zu können, nicht mit dem eigenen Herzblute, nicht mit allem, was er besaß, was er hatte – er erhob seine geballten Hände drohend gen Himmel, er griff in dem wahnsinnigen Gedanken an eine Flucht nach dem Kinde, und dann warf er sich auf die Erde, auf seine Knie, und betete zu dem Gott da droben im Himmel, der das Erdreich durch Prüfungen und Züchtigungen in Angst erhält, der Not und Krankheit, Leiden und Tod sendet, der da will, dass sich alle Knie zitternd vor ihm beugen sollen, und vor dem kein Entfliehen möglich ist, weder ans äußerste Meer noch in die tiefsten Tiefen hinab, der, wenn es ihm gefällt, den, den du am heißesten auf der ganzen Welt liebst, mit Füßen treten und ihn zu dem Staube zermalmen wird, woraus er selber ihn geschaffen hat.

Mit solchen Gedanken betete Niels Lyhne zu Gott, warf sich in seiner Ohnmacht vor dem Himmelsthrone nieder und bekannte, dass die Macht sein sei, sein alleiniges Eigentum.

Aber das Kind litt nach wie vor.[80]

Jens Peter Jacobsen

Gabriele Wohmann über die Krankenhausbesuche bei ihrer sterbenden Schwester

(U)nd bis auf die Schwestern, Pfleger, Ärzte müssten wir alle vor Nr. 302 kehrtmachen: aus Respekt. Auch ich: raus mit mir. Mich hättest du bestimmt als Erste weggejagt. Es wäre dir nicht um Würdeverlust, Stolzschwelle, nicht um all diese Indiskretionen gegangen. Aus Sorge und zu meiner Schonung hättest du mich vertrieben. Schon meinen ersten Klinikbesuch vor vielen Monaten wolltest du, du konntest noch telefonieren, abwimmeln: Es passt schlecht, ist ungünstig ... du hast, als wären die ein Argument und könnten dir helfen, die Termine meines Schwagers aufgezählt, du wusstest, es wäre vergeblich und ich würde doch kommen, und von mir abgekehrt in deinem Rollstuhl am der Nr. 302 entgegengesetzten Ende des breiten Stationsgangs hofftest du vielleicht noch, ich könnte dich nicht erkennen. Da sitzt Ihre Schwester. Die Stationsschwester deutete auf den Rollstuhl dort am Ende des Gangs, auf deinen Hinterkopf, nicht mehr vom Kopftuch geschützt, fadenscheinig-undefinierbare Überreste deiner wunderbaren dichten und festen Haare. Dann sah ich dein Gesicht, und sekundenlang brauchte ich wahrhaftig, um dich zu erkennen. Mimisch konntest du dich kaum mehr ausdrücken, und dein Versuch eines Hättest-du-das-je-gedacht-Lächelns war das Traurigste, das ich jemals gesehen hatte. So siehts jetzt aus, so ist jetzt die Lage, hat dieses Schattenlächeln mir sagen müssen. Auch während der übrigen Besuchszeit in 302 fiel dir immer wieder ein, dass deine Cortison-Aufschwemmung mich nicht schockieren sollte, und du drehtest im Rollstuhl immer ab, kehrtest mir den Rücken zu, und bis ich überhaupt begriff, warum, rief ich: He, du sitzt ja schon wieder falsch rum, und positionierte mich frontal zu dir.

Während doch lang schon alles gegen eine Fortsetzung dieses Elendsrest-Sterbenslebens sprach, funktionierten meine schönen Todestheorien extrem schlecht. Ich war mir bei ihr des Himmelreichs nicht so sicher wie im Winter beim Tod meiner Mutter, die ich dorthin ganz ohne Mühsal transportieren konnte; sie träfe den Vater, wie sie es sich gewünscht hat, vom sehr langen Leben war sie müde geworden, und nach ihrem Tod endlich ich wieder das Kind, das der Mutter vertraut und nichts besser weiß als sie und alles von ihr lernt. Der Tod hat dich aus der angstbesetzten, sinn- und hoffnungsentleerten Wartezimmerzeit gerettet, endlich, endlich kamst du dran, du wurdest *bei deinem Namen gerufen* – aber wohin genau? Wie geht es dir, wie genau? Und da sind diese fünf versauten Lebensjahre, und ich werde nie aufhören können mit meinem empörten, zornigen Widerstand. Deine Ärzte lobten deine Selbstdisziplin, nannten dich tapfer. Aber du hattest Angst. Es war tapfer, sie keinem aufzuladen. [...] Jemand, der uns kannte, als wir Kinder waren, hat mir in der vielen Mitleidstrauerpost nach deinem Tod das Beste über uns geschrieben, es hat mich, in seiner Einfachheit, in die Kindheitsspiele mit gelegentlichen Notlagen zurückversetzt: »... und du musstest ihr zusehen und du konntest sie nicht retten.« Retten! Ein Kinderszenenwort, das einzig wahrlich passende. Wir haben uns immer gerettet, eine die andere, und nur aus Erwachsenensicht handelte es sich um Bagatellrettungsaktionen.

Etwas Ähnliches wie Verrat (ich konnte dich nicht retten) empfand ich am heißen 302-Nachmittag des 24.9., als du nicht wusstest, was um dich herum vorging und dass man dir Morphium gab, während doch ich es wusste, ich die Umstellung auf Morphium ja angezettelt hatte. Morphium, das hieß: Geben wirs auf. Das entschieden wir, während du gelebt hast, im Sauerstoffgeriesel atmend, und es könne noch tagelang so gehen, kürzer aber auch, sagen deine Ärzte. [...]

Nichts mehr kann sie machen. Mit ihr kann jetzt niemand mehr etwas machen. Es bleiben nur noch die kurzen, schnell scheiternden Schnabelbecher-Trinkversuche. Nun versteht auch keine Krankenschwester mehr, was sie ab und zu sagen will. (Ihr blieb anscheinend mehr, sie hat noch Wünsche!) Und ich – ich denke doch wahrhaftig weiter daran, wann ich rauchen möchte oder einen Kaffee und dass ich einen raschen längeren Fußweg brauche. Wenn auch aufgeregt, bin ich doch okay. Mit klarem Kopf weiß ich, wie traurig ich bin. Ich sterbe auch, sage ich zu ihr, und dass es, wie wir es uns und unseren Spielsachen versprochen haben (wenn eine Puppe zerfiel, nicht mehr zu *retten* war), nach dem Tod erst *richtig* schön wird; von Karl Barths Vorhang, der dann erst *richtig* aufgeht, wussten wir noch nichts. Dass nur Sterben Mist ist, aber Morphium segensreich, und hinter dem Tod das Ziel. Meine Schwester gibt mir auch diesen Unterricht: Sterben. Doch wie früher vergebens, ich will nichts lernen, ich bin trotzdem in die GIs, unsere Befreier auf leisen Stiefelsohlen im Garten, verliebt gewesen. Mich zog es hinaus, dich erst als es Zeit dafür war und du zur Fortsetzung des Geigenstudiums in die Schweiz gingst, als I. Bratsche im Zürcher Kammerorchester dort bliebst, und *Meine Schwester ist Schweizerin,* sie weiß jetzt genug über Wilhelm Tell, und ihr Haus war sauber geputzt, sie bestand das Einbürgerungsexamen, erzählte ich, stolz auf dich. Sie *war* Schweizerin, werde ich bald sagen. Noch immer stolz auf dich, und mich. Wenigstens meine Egomanie, während du still stirbst, sollte mir die Tränen in die Augen treiben. Aber ich weine ja nie. Vielleicht erst bei *meiner* Diagnose. Ich sterbe ja auch, Liebling, sagte ich, Ciao und bis bald, und ich habe meine Schwester leise in 302 verlassen. Ich bekam meinen schnellen Fußweg.[81]

Gabriele Wohmann

Und wie ein Sterbender sich stöhnend wälzt
Und seine Decken zuckend von sich stößt,
So hatte *der* rings um uns, in uns selbst
Verhüllte Qual, betäubte Qual entblößt. [...]

Und wär der Blick, mit dem wir es erschaun,
Nur unser, unser der erträumte Schein!
Er ist es nicht, und was ich denke, ist,
Ja, dieser Schrei ist Nachhall, ist nicht mein!

Nur eins ist mein, wie's auch dem Tier gehört,
Ist nicht gespenstisch, keinem nachgefühlt;
dass mich bei deiner trostverschlossnen Angst
Ein seltsam dumpfes Mitleid hat durchwühlt.

Und dass ich, selber ohne Trost und Rat,
Dich trösten wollte, wie ein Kind ein Kind,
Das nichts von unverstandnem Kummer weiß,
Von Dingen, die unfassbar in uns sind.

Das ist vielleicht das Letzte was uns bleibt,
Wenn der Gedanke ungedacht schon lügt:
dass auf ein zitternd Herz das andre lauscht
Und leisen Drucks zur Hand die Hand sich fügt.[82]

Hugo von Hofmannsthal

Wenn ich von Freunden Abschied nehme, so bringt mir das mehr Kummer als Trost. Das ist eine gesellschaftliche Verpflichtung, die ich leicht vergesse; es ist für mich der einzige unangenehme Freundschaftsdienst.

So würde ich am liebsten auch das große und ewige Abschiednehmen vergessen. Der Beistand beim Sterben mag ja allerlei Gutes haben, sicher bringt er viel Beschwer. Ich habe viele recht elend sterben sehen, belagert von dem ganzen Gefolge; bei diesem Gedränge müssen sie ja ersticken. Einen in Ruhe sterben lassen, gilt als Pflichtverletzung, als Lieblosigkeit und Gleichgültigkeit; der eine hat es auf die Augen, der andere auf die Ohren, wieder einer auf den Mund abgesehen; keinen Sinn, kein Glied lassen sie ungeschoren. Vor Mitleid krampft sich einem das Herz zusammen, wenn man die Freunde jammern hört, und leicht auch vor Ärger, wenn man das geheuchelte und geschauspielerte Klagen mitanhören muß. Wer immer empfindlich gewesen ist, der ist es in der Todesschwäche noch mehr; er braucht in dieser großen Not eine liebe Hand, die mit ihm fühlt, die ihn streichelt, wo es ihm gerade weh tut; oder die ihn gar nicht anrührt … –

Ich denke, beim Sterben werde ich meine Standhaftigkeit nicht beweisen und damit prahlen wollen. Für wen? Da hört alles Recht auf meinen guten Ruf und alles Interesse daran auf. Ich begnüge mich mit einem innerlich gesammelten, stillen und einsamen Tod, der ganz mein Tod ist und zu meinem eingezogenen Leben paßt: im Gegensatz zu dem altrömischen Aberglauben, wo der für unglücklich galt, der starb, ohne zu sprechen, und der nicht seine nächsten Verwandten dabei hatte, ihm die Augen zuzudrücken. … Beim Sterben hat die Gemeinschaft nicht mitzuspielen; dieser Akt ist ein Monolog. Zum Leben und Lachen gehören die Unseren dazu; Sterben und ein saures Gesicht ziehen, dazu passen Unbekannte besser: Gegen Bezahlung können wir einen Pfleger haben, der uns den Kopf richtig legt, der uns die Füße warmreibt, der uns nur soviel drückt, wie wir wollen, und uns dabei eine gleichgültige Miene zeigt. Dabei können wir uns aufführen und jammern, wie es uns ums Herz ist.[83]

Michel de Montaigne

Ein Gesunder, wie groß auch seine Vorzüge sein mögen, enttäuscht immer. Unmöglich, seinen Reden das geringste Vertrauen zu schenken, anderes darin zu sehen als Vorwände oder Kunststücke. Die Erfahrung des Schrecklichen, die unseren Worten allein eine gewisse Dichte geben kann, ist ihm nicht verliehen, ebensowenig eine konkrete Vorstellung vom Unglück […]

Die Krankheit ist die Abtrünnigkeit der Organe: Fleisch, das sich emanzipiert, sich auflehnt und nicht mehr dienen will; jedes einzelne Organ will zum einsamen Ritter werden, plötzlich oder stufenweise hört es auf mitzuspielen, mit den anderen zusammenzuarbeiten, und stürzt sich in Abenteuer und Willkür. [...] Wenn wir gesund sind, wissen wir nichts von [den Organen]; erst die Krankheit macht uns auf sie aufmerksam, läßt uns die Wichtigkeit und die Hinfälligkeit unseres Organismus begreifen, ebenso wie unsere Abhängigkeit von ihm. Der Nachdruck, mit dem sie uns an seine Realität erinnert, hat etwas Unerbittliches, wir hätten ihn gewiß lieber vergessen, aber das erlaubt sie uns nicht; diese Unmöglichkeit, zu vergessen, in der das Drama, einen Körper zu haben, zum Ausdruck kommt, erfüllt den Raum unserer schlaflosen Nächte. Während des Schlafes partizipieren wir an der universellen Namenlosigkeit, wir sind *alle Wesen;* wenn der Schmerz uns weckt und uns aufrüttelt, sind wir nur noch wir selbst, ganz allein mit unserem Kranksein, mit den tausend Qualen, die es in uns und gegen uns hervorruft. »Wehe über dieses Fleisch, das von der Seele abhängt, und wehe über diese Seele, die vom Fleische abhängt!« – In der Tiefe gewisser Nächte erfassen wir die ganze Tragweite dieses Wortes aus dem koptischen Thomas-Evangelium. Das Fleisch boykottiert die Seele, die Seele boykottiert das Fleisch; sie werden sich gegenseitig zum Verhängnis, sie sind unfähig zusammen zu wohnen, gemeinsam eine heilsame Lüge, eine tragende Fiktion auszuarbeiten.

Je mehr unser Bewußtsein kraft unserer Plagen gesteigert und erweitert wird, um so freier sollten wir uns eigentlich fühlen. Das Umgekehrte ist wahr. Je mehr unsere Gebrechen sich anhäufen, um so hilfloser verfallen wir unserem Körper, dessen Launen gleich Richtersprüchen sind. Er lenkt und beherrscht uns, er diktiert uns unsere Stimmungen; er überwacht uns, bespitzelt uns, bevormundet uns; indem wir uns seinem Willen beugen und eine so demütigende Knechtschaft erleiden, begreifen wir, warum wir als Gesunde der Idee des Fatums widerstreben: Dann macht sich nämlich unser Körper kaum bemerkbar, praktisch nehmen wir seine Existenz überhaupt nicht wahr. Im Zustande der Gesundheit benehmen sich die Organe zurückhaltend, während der Krankheit machen sie sich voller Ungeduld bemerkbar, sie wetteifern miteinander, wer unsere Aufmerksamkeit am meisten auf sich ziehen kann. Der Gewinner bleibt aber nur im Vorteil, wenn er sich weiter anstrengt; doch er nützt sich an dieser Aufgabe ab, die ihm bald ein anderer mit mehr Kraft und Unternehmungslust entwinden wird. Das Ärgerliche an diesem Wettstreit ist, daß man gezwungen wird, zugleich sein Ziel und sein Zeuge zu sein.[84]

E. M. Cioran

O Gott, verkürze meine Qual,
Damit man mich bald begrabe;
Du weißt ja, dass ich kein Talent
Zum Martyrtume habe.

Ob deiner Inkonsequenz, o Herr,
Erlaube, dass ich staune:
Du schufest den fröhlichsten Dichter und raubst
Ihm jetzt seine gute Laune.

Der Schmerz verdampft den heitern Sinn
Und macht mich melancholisch;
Nimmt nicht der traurige Spaß ein End',
So werd ich am Ende katholisch.

Ich heule dir dann die Ohren voll,
Wie andre gute Christen –
O Miserere! Verloren geht
Der beste der Humoristen![85]

Heinrich Heine

In der Tat, der Schmerz ist auch geeignet, unsere Wahrnehmung zu schärfen, und mitunter verdanken wir ihm einen Zuwachs an Erkenntnis. Wir stellen fest, daß Vorläufigkeit und Unsicherheit zu unserem Dasein gehören. Und nicht nur dies: durch den Schmerz entdecken wir den andern, den Mitleidenden, wir werden gewahr, daß wir nicht allein sind, jeder nur ein Fremder, der sich im Gegensatz zur Welt befindet. Unser Bewußtsein erweitert sich: Wir sind bereit, die Weisheit John Donnes anzuerkennen und ihm darin beizupflichten, daß, wenn die Totenglocke für einen läutet, sie es gleichzeitig auch für jeden von uns tut. Unter Schmerzen sind wir nicht bereit, alle Erfahrungen als gleichwertig anzusehen; vielmehr gelangen wir in den Besitz einer Wahrheit, die vieles andere als unwesentlich erscheinen läßt. Es ist die Wahrheit eines befristeten In-der-Welt-Seins. In-der-Welt-sein aber heißt, vielfältigen Leiden entgegen zu leben.

Es gibt menschliche Gemeinschaften, in denen es zur Regel gehört, daß, wenn eine Frau ein Kind gebärt, der Mann sein Lager aufsucht in dem Wunsch, die Schmerzen der Gebärenden zu teilen. Er wimmert, er stöhnt und windet sich, seine Selbstversetzung bringt ihn dazu, Schmerzen zu wecken und zu empfinden, die Qual kann so unerträglich werden, daß er sogar besinnungslos wird. Welch eine Haltung, die nicht allein eine tiefe Solidarität im Schmerz zu erkennen gibt, sondern auch die Wahrheit aufschimmern läßt, daß In-der-Welt-sein bedeutet, Leben aushalten zu müssen. Und wie umfassend das verstanden werden kann, hat Zvi Kolitz bekenntnishaft geäußert, als er sagte: Nimm die Tageszeitung – jeder Tag ist eine Wunde.

Abgeneigt, jedem Ding, jedem Ereignis einen Sinn zu unterlegen, skeptisch gegenüber Mystifizierungen, argwöhnisch gegen einen feierlichen Irrationalismus, der vom Adel des Leidens spricht, möchte ich lediglich sagen, daß der Schmerz naturgegeben ist. Er ist ein Seinsereignis, das zum Menschen gehört, und je länger wir über ihn nachdenken, desto entschiedener rät uns die Vernunft, ihn nicht allein als Unheil zu betrachten. Wenn wir ihn mit gelassener Aufmerksamkeit bestimmen, zeigt es sich, daß er auch einen Offenbarungscharakter hat: Er eröffnet uns nicht nur unsere Ohnmacht und Verletzlichkeit, sondern läßt uns auch eine tröstliche Möglichkeit der Existenz erkennen – die Möglichkeit einer Bruderschaft im Schmerz.[86]

Siegfried Lenz

Liebe Leute!

Ich lasse einen Zettel in der Tasche meiner Tochter. Sie heißt Halinka Frydman; der Name ihres Vaters ist Einhorn; auf der Lebensmittelkarte steht Chaja Frydman. Sie ist vier Jahre alt, sie ist nicht in Ordnung, wenn sie auf die Toilette geht, kommt ihr Darm heraus. Ich bitte diejenige Person, die sich der Kinder annimmt, mit meinem verlassenen Kind Mitleid zu haben. Ich habe schon ein Kleines verloren. Vielleicht werde ich sie wiedersehen, meine geliebte Kleine. Ich kann nicht mehr schreiben, ich fühle, dass mich die letzten Kräfte verlassen. Ich werde all dies nicht überleben können.

Ich bitte euch von ganzem Herzen: Sorgt für mein Kind, es ist so zart und hilflos.

Ich umarme dich, meine liebe kleine Halinka.

Deine Mutter[87]

Brief, einem jüdischen Mädchen zugesteckt, das im September 1942 von seiner Mutter getrennt wurde. Der Brief wurde im Ghetto von Łodż gefunden.

Bedenkenswertes

Vertrauen

Ein großer Sünder lag im Sterben.

»Bete! Bereue!«, flehten die Seinen ihn an; »in wenigen Augenblicken wirst du vor dem ewigen Richter stehen.«

»Den Allwissenden fürchte ich nicht«, sprach der Sünder und starb in Frieden.[88]

Marie von Ebner-Eschenbach

Wenn aber der Mensch sich völlig aus den Sünden erhebt und ganz von ihnen abkehrt, dann tut der getreue Gott, als ob der Mensch nie in Sünde gefallen wäre, und will ihn aller seiner Sünden nicht einen Augenblick entgelten lassen; und wären ihrer auch so viele, wie alle Menschen (zusammen) je getan: Gott will es ihn nie entgelten lassen; er könnte mit einem solchen Menschen alle Vertraulichkeit haben, die er je mit einer Kreatur unterhielt. Wenn anders er ihn nur jetzt bereit findet, so sieht er nicht an, was er vorher gewesen ist. Gott ist ein Gott der Gegenwart. Wie er dich findet, so nimmt und empfängt er dich, nicht als das, was du gewesen, sondern als das, was du jetzt bist.[89]

Meister Eckehart

Alles wandelt sich

Alles wandelt sich. Neu beginnen
Kannst du mit dem letzten Atemzug.
Aber was geschehen, ist geschehen. Und das Wasser
Das du in den Wein gossest, kannst du
Nicht mehr herausschütten.

Was geschehen, ist geschehen. Das Wasser
Das du in den Wein gossest, kannst du
Nicht mehr herausschütten, aber
Alles wandelt sich. Neu beginnen
Kannst du mit dem letzten Atemzug.[90]

Bertolt Brecht

Unsere physischen Übel zerstören entweder sich selbst, oder sie zerstören uns. Die Zeit oder der Tod sind unsere Heilmittel dagegen; aber wir leiden umso mehr, je weniger wir zu leiden verstehen, und wir bereiten uns durch das Bestreben, unsere Krankheiten zu heilen, mehr Qualen, als uns deren ruhige Erduldung zuzufügen imstande wäre. Lebe naturgemäß, sei geduldig, und lasse dich nicht mit Ärzten ein! Du wirst dadurch zwar dem Tode nicht entfliehen, wirst aber auch nur einmal seine Schrecken empfinden, während jene deine Einbildungskraft täglich beunruhigen und ihre lügnerischen Künste dir allen Lebensgenuss rauben, anstatt deine Tage zu verlängern. Ich muss mir immer wieder die Frage vorlegen, welch wahres Gut die ärztliche Kunst dem Menschen eigentlich bereitet hat. Einige von denen, die sie heilt, würden sterben, das ist eine ausgemachte Wahrheit; dafür würden aber auch Millionen, die sie tötet, am Leben bleiben. Mensch, spiele, wenn du gescheit bist, nicht in dieser Lotterie, wo dir alle Aussichten fehlen! Leide, stirb oder genese, vor allem aber lebe bis zu deiner letzten Stunde.[91]

Jean-Jacques Rousseau

Kurz vor Ankunft der herbeigerufenen Ärzte war Kapitän John Blifil verstorben.

Diese zwei Doktoren, welche wir, um alle hämischen Deutungen zu vermeiden, durch die Namen Doktor Y. und Doktor Z. unterscheiden wollen, fühlten dem Patienten alsobald den Puls; Doktor Y. nämlich am rechten und Doktor Z. am linken Arme. Beide waren einstimmig darüber, er sei tot, ohne Widerrede. Über die Krankheit oder die eigentliche Ursache des Todes aber waren sie gar nicht einig. Doktor Y. war der Meinung, es sei eine Apoplexie, Doktor Z. aber, es sei eine Epilepsie gewesen.

Hierüber entstand ein wissenschaftlicher Streit unter diesen gelehrten Männern, worin jeder die Gründe seiner Meinung gegen den andern behauptete. Diese waren nun von so gleicher Kraft, dass sie jeden Doktor in seiner eigenen Meinung bestärkten und auf seinen Antagonisten nicht den geringsten Eindruck machten.

Um die Wahrheit zu sagen, fast jeder Arzt hat so seine Favoritkrankheit, der er alle Siege über die menschliche Natur zuschreibt. [...]

Unsere Ärzte waren im Begriff, sich zu beurlauben, als Herr Alwerth, der nun den Kapitän aufgegeben und sich in den Willen Gottes gefügt hatte, nach seiner Schwester [der Frau des Kapitäns] zu fragen begann und die Ärzte bat, solche noch vor ihrem Weggehen zu besuchen.

Die Dame hatte sich jetzt von ihrer Ohnmacht erholt und befand sich, um mich einer gewöhnlichen Redensart zu bedienen, so wohl, als man es bei ihren Umständen erwarten konnte. Die Doktoren also, nachdem alle gebührlichen Zeremonien vorläufig abgetan waren, machten den verlangten Besuch und bemächtigten sich jeder einer ihrer Hände, wie sie's vorher bei dem Leichnam gemacht hatten.

Der Fall der Witwe war von den Umständen ihres Gemahls so weit entfernt als die beiden Pole von Süden und Norden. Denn sowie bei ihm keine Arznei mehr anschlagen konnte, so war bei ihr wirklich ganz und gar keine nötig.

Ich kenne nichts Ungerechteres, als die gemeine Meinung, welche die Ärzte irrigerweise als Freunde des Todes vorstellt! Ich glaube im Gegenteil, wenn man die Zahl derer, welche unter ihren Händen besser werden, gegen die Zahl ihrer Märtyrer aufstellen könnte, die erste fast größer sein würde als die letzte. Ja, einige Ärzte sind in diesem Punkt so vorsichtig, dass sie, um alle Möglichkeit, den Patienten zu töten zu vermeiden, sich jeder medizinischen Kurart enthalten und nichts anders verschreiben, als was weder nutzen noch schaden kann. Von diesen habe ich einige es mit einer sehr wichtigen Miene als eine Maxime sagen gehört, man müsse die Natur in ihren Wirkungen nicht stören, und der Arzt wäre gleichsam ein Zuschauer, der ihr auf die Schultern klopfte, um sie aufzumuntern, wenn sie's gut machte.

So wenig Vergnügen fanden also unsere Doktoren an Toten, dass sie den verblichenen Körper nach einem einzigen bezahlten Besuche verließen; bei der lebenden Patientin aber nicht so unfreundlich waren, über deren Kasum sie augenblicklich einig wurden und großen Fleißes sich zum Verschreiben anschickten.

Ob, nachdem die Dame zuerst ihre Ärzte überredet hatte, zu glauben, sie sei krank, sie selbige hinwieder überredeten, sich selbst für krank zu halten, das will ich nicht entscheiden; aber sie brachte einen ganzen Monat mit allen Dekorationen der Krankheit hin, während welcher Zeit sie von den Ärzten besucht, von einer Krankenwärterin gepflegt und von allen ihren Bekannten täglich nach ihrem Befinden gefragt wurde.[92]

Henry Fielding

Epiktet zur Frage, wie sich ein hoher Sinn und Vorsorge miteinander vereinen lassen

Aber das ist sehr schwer, dieses miteinander zu paaren und zu vereinigen, die Sorge eines Menschen [um irdische Dinge] und das ruhige Wesen eines, der sich nicht darum kümmert. Es ist schwer, aber doch nicht unmöglich; sonst wäre es unmöglich, glückselig zu sein. Was tun wir, wenn wir über See reisen wollen? Was steht in meiner Hand? Den Steuermann, die Schiffsleute, den Tag, die Gelegenheit auszuwählen. Dann kommt ein Sturm. Was habe ich mich dessen anzunehmen? Ich habe ja das Meinige alles getan. Das ist Gegenstand der Tätigkeit für einen andern, für den Steuermann. Aber das Schiff geht unter? Was kann ich denn machen? Ich tue nur, was ich kann, und mehr nicht. Ich ertrinke ohne Furcht, ohne

Geschrei, ohne Hader gegen Gott, wie ein Mensch, der weiß, dass alles, was geworden ist, auch vergehen muss. Ich bin ja [nicht ewig], sondern ein Mensch, ein Teil des Ganzen, wie die Stunde ein Teil des Tages. Ich muss einmal, wie die Stunde, da sein und auch, wie die Stunde, verschwinden, ob im Wasser erstickt oder durch ein Fieber verzehrt; denn durch so etwas muss ich doch einmal vergehen.[93]

Epiktet

Vom Tod

Die Menschen fürchten den Tod wie Kinder einen Gang ins Kellerdunkel. Dies ist bei ihnen natürlich und Schauergeschichten steigern diese eine Furcht; genau so aber auch die andere der Erwachsenen. Die Anschauung vom Tod als der Sünde Sold und als Übertritt in eine andere Welt ist erhaben und gottgefällig. Die Furcht vor ihm dagegen ist Schwäche und als solche ein Tribut, den wir der Natur schulden. Bei frommen Betrachtungen tritt in dieser Beziehung gelegentlich ein Gemisch von Täuschung und Aberglauben zu Tage. Da und dort, wo in Mönchsbüchern von Kasteiungen die Rede ist, kann man lesen, man soll doch nur einmal bedenken, welche Schmerzen die Quetschung oder Folterung einer Fingerspitze verursache, um eine Vorstellung von dem Maß der Schmerzen zu bekommen, die eintreten müssten, wenn der ganze Körper verfalle und sich auflöse. Wie wenn nicht häufig der Tod weniger qualvoll wäre als das Foltern eines Gliedes! Die lebenswichtigsten Organe sind nämlich nicht auch zugleich die empfindlichsten. Seneca, der Philosoph und Mensch, hat das weise Wort gesprochen: »Das gewaltige Aufgebot des Todes schreckt mehr als der Tod selbst.« Seufzer und Zuckungen und das bleiche Gesicht, Freundestränen und Trauergewänder und Bestattungsfeierlichkeiten zeigen den Tod in abschreckender Gestalt. Es ist wohl der Beachtung wert, zu sagen, dass kein Trieb im Menschenherzen für die Überwindung der Todesfurcht zu schwach ist. Wenn also der Mensch so viele Bundesgenossen um sich hat, die den Kampf für ihn gewinnen können, so kann der Tod kein so fürchterlicher Feind sein. Der Rachedurst triumphiert über den Tod; die Liebe achtet ihn gering; das Ehrgefühl sucht ihn; der Kummer flieht zu ihm; die Furcht greift ihm vor; und wir lesen sogar, Mitleid, das zarteste der Gefühle, habe nach dem Selbstmord Kaiser Othos viele dazu bewogen, zum Zeichen ihrer Teilnahme als treueste Gefolgsmannen zu sterben. Ja, Seneca fügt noch Überempfindlichkeit und Überdruss hinzu: »Bedenke«, schreibt er, »wie oft du dasselbe tun musst; sterben wollen kann nicht bloß der Tapfere oder Elende, sondern auch der des Lebens Überdrüssige.«[94]

Francis Bacon

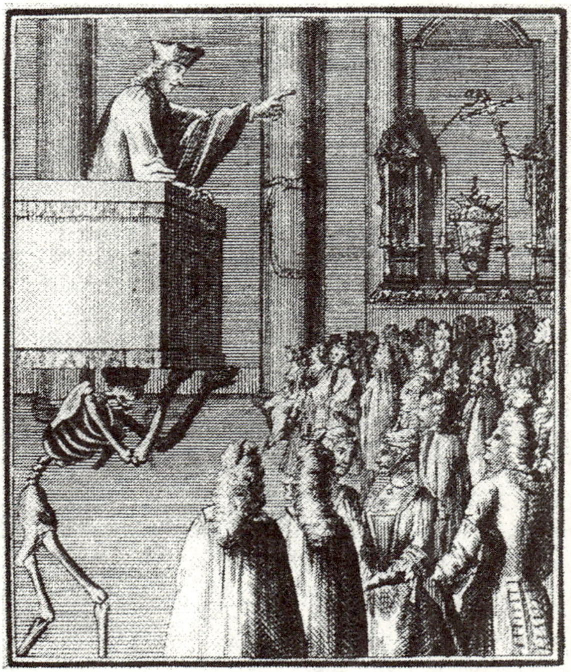

Abraham a Santa Clara: Die Kapelle der Toten

Von allem, was er gibt, hat Gott das eine in unsere Macht gegeben, das andere nicht: in unsere Macht das Schönste und Wünschenswerteste, wodurch ja auch er selbst glückselig ist: den Gebrauch der Vorstellungen. Geht diese richtig vonstatten, so ist Freiheit, Wohlfahrt, Frohmut und Beständigkeit vorhanden, aber auch Recht, Gesetz, Selbstbeherrschung, überhaupt jede Tugend. Das Übrige alles hat er nicht in unsere Macht gegeben. Daher müssen auch wir uns in Gottes Willen einordnen und dementsprechend das, was uns obliegt, so verteilen, dass wir nach dem, was in unserer Macht steht, auf alle Weise trachten, das aber, was nicht in unserer Macht steht, der Weltordnung anheimstellen und, mag sie nun unsere Kinder, unser Vaterland, unsern Leib oder sonst etwas von uns haben wollen, dies ihr freudig überlassen.[95]

Epiktet

Große Werke treibt ihre eigene Schwere
immer weiter.
Großes Leid bringt mit sich
seinen Trost.
Alle kleinen Werke, kleinen Mängel,
kleinen Leiden
drücken schwer auf dir und schnüren
dir die Kehle zu.[96]

Rabindranath Tagore

Wenn du nicht weißt, wie du mit dem Tod fertig werden sollst, so braucht dir das keinen Kummer zu machen; die Natur wird es dich zur rechten Zeit lehren, vollständig und ausreichend; sie wird dir diese Arbeit ganz und gar abnehmen; deine Bemühung ist überflüssig: »Der Schmerz ist kleiner, wenn es gilt, den sicheren Untergang, der plötzlich hereinbricht, zu erleiden; es ist schwerer, dem Unglück, das du fürchtest, lange zu trotzen.« (Pseudo-Gallus, I, 227)[97]

Michel de Montaigne

O wie beklagenswert ist der Greis, der im Verlauf eines so langen Lebens nicht einsehen gelernt hat, dass man den Tod zu verachten hat. Entweder haben wir den Tod mit Gleichgültigkeit zu betrachten, wenn er [den Geist] ganz auslöscht: Oder er ist sogar wünschenswert, wenn er denselben zu einem ewigen Leben führt. Ein dritter Fall ist doch wohl nicht möglich.[98]

Cicero

Die wenigsten Menschen haben wohl recht über den Wert des Nichtseins gehörig nachgedacht. Unter Nichtsein nach dem Tode stelle ich mir den Zustand vor, in dem ich mich befand, ehe ich geboren ward. Es ist eigentlich nicht Apathie, denn die kann noch gefühlt werden, sondern es ist gar nichts. Gerate ich in diesen Zustand – wiewohl hier die Wörter ich und Zustand gar nicht mehr passen; es ist, glaube ich, etwas, das dem ewigen Leben völlig das Gleichgewicht hält. Sein und Nichtsein stehen einander, wenn von empfindenden Wesen die Rede ist, nicht entgegen, sondern Nichtsein und höchste Glückseligkeit. Ich glaube, man befindet sich gleich wohl, in welchen von beiden Zuständen man ist. Sein und abwarten, seiner Vernunft gemäß handeln, ist unsere Pflicht, da wir das Ganze nicht übersehen.[99]

Georg Christoph Lichtenberg

Wir können uns die Existenz nur in der Zeit vorstellen, und folglich gibt es, was uns betrifft, keinen Unterschied zwischen Auslöschung und ewigem Leben, außer im Licht. Eine Auslöschung, die Licht ist, ist das ewige Leben.[100]

Simone Weil

Vorstellungen von dem Zustande des Totseins sind vergeblich. Nicht die geringste Erfahrung, kein Anzeichen kommt von dort. Niemand ist wiedergekehrt. Daher die Vorstellung: Der Tod ist Nichtsein, ist Nichts.

Die Angst vor dem Tod ist Angst vor dem Nichts. Aber untilgbar scheint trotzdem die Vorstellung: Der Zustand nach dem Tode ist ein anderes Sein. Das Nichts nach dem Ende ist nicht wirklich Nichts. Eine künftige Oase erwartet mich. Die Angst vor dem Tode ist die Angst vor dem, was nach ihm kommt.

Beide Ängste – vor dem Nichts und vor dem Zustand des Totseins – sind grundlos. Das Nichts ist nur gegenüber zeitlich-räumlicher Realität Nichts. Und: Ein anderes reales Dasein, vor dem wir Angst haben müßten, gibt es nicht. Aber ist damit auch das Bewußtsein der Unsterblichkeit hinfällig?[101]

Karl Jaspers

Wenn längst wir nicht mehr sind,
Wird sich dies Weltrad drehen,
Wenn unsre Spuren längst im Sand der Zeit
Verwehen.
Einst waren wir noch nicht –
Und's hat nichts ausgemacht;
Wenn einst wir nicht mehr sind –
Wird's auch noch weitergehn.[102]

Rubaijat-i-Omar-i-Khaijam

Wenn, was uns den Tod so schrecklich erscheinen lässt, der Gedanke des Nichtseins wäre; so müssten wir mit gleichem Schauder der Zeit gedenken, da wir noch nicht waren. Denn es ist unumstößlich gewiss, dass das Nichtsein nach dem Tode nicht verschieden sein kann von dem vor der Geburt, folglich auch nicht beklagenswerter. Eine ganze Unendlichkeit ist abgelaufen, als wir noch nicht waren; aber das betrübt uns keineswegs. Hingegen, dass nach dem momentanen Intermezzo eines ephemeren Daseins eine zweite Unendlichkeit folgen sollte, in der wir nicht mehr sein werden, finden wir hart, ja unerträglich. Sollte nun dieser Durst nach Dasein etwa dadurch entstanden sein, dass wir es jetzt gekostet und so gar allerliebst gefunden hätten? [...] Gewiss nicht; viel eher hätte die gemachte Erfahrung eine unendliche Sehnsucht nach dem verlorenen Paradiese des Nichtseins erwecken können. Auch wird der Hoffnung der Seelen-Unsterblichkeit allemal die einer »bessern Welt« angehängt – ein Zeichen, dass die gegenwärtige nicht viel taugt. – Dieses allen ungeachtet ist die Frage nach unserm Zustande nach dem Tode gewiss zehntausend Mal öfter, in Büchern und mündlich, erörtert worden als die nach unserm Zustande vor der Geburt. Theoretisch ist dennoch die eine ein ebenso nahe liegendes und berechtigtes Problem wie die andere: Auch würde, wer die eine beantwortet hätte, mit der andern wohl gleichfalls im Klaren sein. Schöne Deklamationen haben wir darüber, wie anstößig es wäre, zu denken, dass der Geist des Menschen, der die Welt umfasst und so viele höchst vortreffliche Gedanken hat, mit ins Grab gesenkt würde; aber darüber, dass dieser Geist eine ganze Unendlichkeit habe verstreichen lassen, ehe er mit diesen seinen Eigenschaften entstanden sei, und die Welt eben so lange sich ohne ihn habe behelfen müssen, hört man nichts. Dennoch bietet der vom Willen unbestochenen Erkenntnis keine Frage sich natürlicher dar, als diese: Eine unendliche Zeit ist vor meiner Geburt abgelaufen; was war ich alle jene Zeit hindurch? – [...]

So viel aber geht aus dem Gesagten hervor, dass über die Zeit, da man nicht mehr sein wird, zu trauern, ebenso absurd ist, als es sein würde über die, da man noch nicht gewesen: Denn es ist gleichgültig, ob die Zeit, welche unser Dasein nicht füllt, zu der, welche es füllt, sich als Zukunft oder Vergangenheit verhalte.[103]

Arthur Schopenhauer

[Lukrez] fiel auf, dass niemand es beunruhigend findet, über die Ewigkeit, die der eigenen Geburt voranging, nachzudenken. Mit dieser Feststellung versuchte er zu belegen, dass es irrational sei, den Tod zu fürchten, weil dieser doch nichts anderes als das Spiegelbild der dem Leben vorhergehenden Unendlichkeit sei. Aber das ist nicht wahr, und das, was beides voneinander unterscheidet, zeigt uns, warum wir es mit gutem Grund unterschiedlich behandeln. Es stimmt zwar, dass niemand im Zeitraum vor seiner Geburt oder nach seinem Tod existiert. Doch die Zeit nach unserem Tod ist Zeit, derer uns der Tod beraubt. Wären wir nicht gestorben, wären wir zu dieser Zeit noch am Leben. Deshalb führt der Tod stets zum Verlust einer bestimmten Zeitspanne, während der der Verstorbene noch gelebt hätte, wäre er nicht zu diesem oder einem früheren Zeitpunkt gestorben. Wir wissen ganz genau, wie es für ihn gewesen wäre, wenn ihm diese Zeit noch geblieben wäre, die ihm so verloren gegangen ist, und wir haben keinerlei Schwierigkeiten, denjenigen zu identifizieren, der diesen Verlust erlitten hat.

Aber es ist nicht möglich zu sagen, die Zeit vor der Geburt sei eine Zeit, die dieser Mensch erlebt hätte, wäre er nur früher geboren worden; denn abgesehen von einem geringen Spielraum, der sich durch die Möglichkeit vorzeitig eintretender Wehen ergibt, hätte er nicht früher auf die Welt kommen *können:* Jeder, der wesentlich früher als er geboren worden wäre, wäre ein anderer gewesen. Also gilt für die Zeit vor seiner Geburt nicht, dass das ihr folgende Eintreten der Geburt schuld daran ist, dass er diese Zeit nicht erlebt hat. Ganz gleich, wann jemand das Licht der Welt erblickt, er verliert dadurch keine Sekunde seiner Lebenszeit.[104]

Thomas Nagel

Der Weise verliert nichts.

Sage nie von einem Ding: Ich habe es verloren; sondern: Ich habe es zurückgegeben. Dein Kind ist gestorben; – es ist zurückgegeben worden. Dein Weib ist gestorben; – es ist zurückgegeben worden. Dein Landgut wurde dir genommen. – Nun also auch dieses ist nur zurückgegeben worden. – »Aber der es dir genommen hat, ist ein Schurke.« – Was geht es aber dich an, durch wen es dir derjenige wieder abgefordert hat, der es dir gab? – Solange er es aber dir überlässt, behandle es als fremdes Gut, so wie die Reisenden die Herberge.[105]

Epiktet

Verteidigungsrede der Fortuna, die bei Boetius im Dienste Gottes die Wechselfälle des Daseins regiert

Weshalb, o Menschenkind, weshalb beschuldigst du mich und liegst mir täglich im Ohr mit deinen Klagen? Was für ein Unrecht habe ich dir denn angetan? Welche Güter, auf die du Anspruch hattest, habe ich dir denn entzogen? Verklage mich doch vor irgendeinem Richter, wegen der Entziehung des Besitzes von Macht und Ehre! Wenn du dann beweisen kannst, dass eins dieser Güter festes Eigentum irgendeines Sterblichen sei, so will ich freiwillig zugeben, dass das, was du jetzt zurückverlangst, einst rechtmäßig dir zu eigen gehörte!

Als dich die Natur aus dem Schoß deiner Mutter hervorgehen ließ, da habe ich dich, nackt und von allem entblößt, wie du warst, mit meinen Mitteln unterstützt und habe dich, was dich jetzt so ungeduldig gegen mich macht, in meiner Gunst und Güte allzu liebevoll aufgezogen und habe dich mit dem Überfluss und dem Glanz aller in meiner Macht stehender Güter umgeben.

Jetzt nun gefällt es mir, meine Hand von dir zurückzuziehen: Und da musst du mir Dank sagen wie für die lange gewährte Nutzung eines fremden Gutes und hast kein Recht, dich zu beklagen, als ob du etwas dir unbedingt Gehörendes verloren hättest! Was klagst du denn? Ich habe dir doch keinerlei Gewalt angetan?! Der Reichtum, die Ehre und alle andern ähnlichen Güter stehen in meiner Macht: Als Dienerinnen blicken sie auf ihre Herrin, mit mir kommen sie, und wenn ich gehe, dann gehen auch sie. Ich darf kühn behaupten: Wären die Dinge, deren Verlust du jetzt beklagst, dein Eigentum gewesen, so hättest du sie niemals eingebüßt!

Soll ich denn allein mein Recht nicht ausüben dürfen? Der Himmel kann helle Tage erscheinen lassen und sie dann wieder in dunkle Nächte verwandeln. Das Jahr kann das Antlitz der Erde bald mit Blumen und Früchten schmücken, bald es mit Nebel und Kälte bedecken. Das Meer hat es in seiner Gewalt, bald in ebener Fläche sanft und lockend dazuliegen, bald in stürmischem Gewoge emporzubranden – ich aber, ich soll mich durch die ungesättigte Habgier der Menschen zu einer Stetigkeit zwingen lassen, die meinem innersten Wesen widerstrebt?! In kreisendem Schwung das Rad herumzuwirbeln, das ist meine Macht und mein ewiges Spiel, und Freude macht es mir, das Oberste zuunterst und das Unterste nach oben zu kehren! Steige in die Höhe, wenn du willst, aber unter der Bedingung, dass du es nicht für eine Ungerechtigkeit hältst, wenn du, sobald es mein Spiel so mit sich bringt, auch wieder herabstürzen musst![106]

Boetius

Die Natur

Natur! Wir sind von ihr umgeben und umschlungen – unvermögend, aus ihr herauszutreten, und unvermögend, tiefer in sie hineinzukommen. Ungebeten und ungewarnt nimmt sie uns in den Kreislauf ihres Tanzes auf und treibt sich mit uns fort, bis wir ermüdet sind und ihrem Arme entfallen.

Sie schafft ewig neue Gestalten; was da ist, war noch nie, was war, kommt nicht wieder – alles ist neu und doch immer das Alte.

Wir leben mitten in ihr und sind ihr Fremde. Sie spricht unaufhörlich mit uns und verrät uns ihr Geheimnis nicht. Wir wirken beständig auf sie und haben doch keine Gewalt über sie.

Sie scheint alles auf Individualität angelegt zu haben und macht sich nichts aus den Individuen. Sie baut immer und zerstört immer, und ihre Werkstätte ist unzugänglich. [...]

Ihr Schauspiel ist immer neu, weil sie immer neue Zuschauer schafft. Leben ist ihre schönste Erfindung, und der Tod ist ihr Kunstgriff, viel Leben zu haben. [...]

Ihre Krone ist die Liebe. Nur durch sie kommt man ihr nahe. Sie macht Klüfte zwischen allen Wesen, und alles will sich verschlingen. Sie hat alles isoliert, um alles zusammenzuziehen. Durch ein paar Züge aus dem Becher der Liebe hält sie für ein Leben voll Mühe schadlos.

Sie ist alles. Sie belohnt sich selbst und bestraft sich selbst, erfreut und quält sich selbst. Sie ist rau und gelinde, lieblich und schrecklich, kraftlos und allgewaltig. Alles ist immer da in ihr. Vergangenheit und Zukunft kennt sie nicht. Gegenwart ist ihr Ewigkeit. Sie ist gütig. Ich preise sie mit allen ihren Werken. Sie ist weise und still. Man reißt ihr keine Erklärung vom Leibe, trutzt ihr kein Geschenk ab, das sie nicht freiwillig gibt.

Sie hat mich hereingestellt, sie wird mich auch herausführen. Ich vertraue mich ihr [an]. Sie mag mit mir schalten. Sie wird ihr Werk nicht hassen. Ich sprach nicht von ihr. Nein, was wahr ist und was falsch ist, alles hat sie gesprochen. Alles ist ihre Schuld, alles ist ihr Verdienst.[107]

Johann Wolfgang von Goethe

Das große All trägt uns durch die Form; es schafft uns Mühe durch das Leben; es schafft uns Lösung durch das Alter; es schafft uns Ruhe durch den Tod. So wird (die Kraft), die es gut gemacht hat mit unserem Leben, eben deshalb es auch gut machen mit unserem Sterben.[108]

Dschuang Dsï

Niemand weiß, was der Tod ist, ob er ein Übel ist oder ein Gut. Doch alle Menschen fürchten ihn so, als wüssten sie genau, dass er ein Übel ist.[109]

Östliche Weisheit

Haltungen

Von dieser Erdenwelt scheid ich nun ab,
Die eine Zeit lang mir ein Obdach gab;
Von allen Rätseln ward mir keins gelöst,
Und tausend Zweifel nehm ich mit ins Grab.[110]

Rubaijat-i-Omar-i-Khaijam

Liebe Freundin!

Ich habe Sie unter allen erwählt, meine letzten Wünsche entgegenzunehmen. [...] Man wird Ihnen sagen, ich sei nutzlos gestorben, aus Dummheit, eine Exaltierte. Das wird die Wahrheit sein ... die historische! Es wird aber noch eine andere geben. Ich bin umgekommen, um Zeugnis dafür zu geben, dass man das Leben wahnsinnig lieben und zugleich in einen Tod, der notwendig ist, einwilligen kann.

Ihnen wird die Aufgabe obliegen, den Schmerz meiner Mutter zu lindern.

Sagen Sie ihr, dass ich gefallen bin, damit der Himmel über Belgien reiner werde, damit jene, die nach mir kommen, frei leben können, wie ich selber es so sehr gewünscht habe; dass ich trotz allem nichts bedaure. Zur Stunde, da ich Ihnen schreibe, warte ich mit Ruhe auf die Befehle, die mir zukommen werden. Wie werden sie lauten? Ich weiß es nicht, und darum schreibe ich Ihnen den letzten Gruß, den mein Tod Ihnen bringen muss. Menschen wie Ihnen ist er ganz geweiht, Wesen, die sich erneuern können und wieder aufbauen. Und ich denke an Ihre Kinder, die morgen frei sein werden. Leben Sie wohl.[111]

Marguerite Bervoets, belgische Widerstandskämpferin, am 9. August 1944 im Gefängnis von Wolfenbüttel hingerichtet

Nordhausen, 13. Juni 1944

Meine lieben Kinder, soeben kam Hans' Brief, und Josef Faassen ging fort. Was ich heute schreibe, missversteht nicht, und haltet mich auch nicht für undankbar, aber ich muss es euch sagen: Mein tiefster Wunsch geht dahin, nicht mehr zu leben. Ich weiß, dass viele Menschen älter werden als ich, aber jeder fühlt, wenn für ihn selbst der Wunsch, sein Leben ablegen zu dürfen, gekommen ist. Für mich ist er da. Daran ändert nichts, ob ich noch etwas hier bleiben kann oder nicht. Von euch fortgehen zu müssen, von euch und euren Kindern, wird mir furchtbar schwer. Aber die unstillbare Sehnsucht nach dem Tode bleibt. Könnt ihr euch entschließen, mich an eure Brust zu nehmen? Wie dankbar würde ich sein. Erschreckt nicht, und versucht es nicht, es mir auszureden. Ich segne mein Leben, das mir bei allem Schweren so unendlich viel Gutes gegeben hat. Ich habe es auch nicht verschleudert, ich habe nach meinen besten Kräften gelebt, ich bitte euch nur, lasst mich jetzt fortgehen, meine Zeit ist um. – Ich könnte noch manches hinzufügen, auch werdet ihr sagen, ich sei noch nicht so am Ende. Ich könnte noch ganz gut schreiben, und mein Gedächtnis sei noch klar. Trotzdem, die Sehnsucht nach dem Tode bleibt. [...] Ich schließe hier, meine geliebten Kinder, ich danke euch aus ganzem Herzen. Eure Mutter[112]

Käthe Kollwitz

Seelenwanderung

Wohl tausend Mal schon ist er hier
Gestorben und wiedergeboren,
Sowohl als Mensch wie auch als Tier,
Mit kurzen und langen Ohren.

Jetzt ist er ein armer blinder Mann,
Es zittern ihm alle Glieder,

Und dennoch, wenn er nur irgend kann,
Kommt er noch tausend Mal wieder.[113]
Wilhelm Busch

Mit 89 Jahren weiß ich natürlich, dass der Tod nicht weit entfernt sein kann, und ich hasse die Vorstellung, wie eine Kerze zu verlöschen und in das Nichts zu gehen, das ich dahinter vermute. Aber ich bin nicht sicher, ob das Angst vor dem Tod ist; eher ist es die Furcht, nicht mehr zu leben, Menschen und Dinge, an denen ich sehr hänge, zu verlassen. Und es ist auch Neugier. Ich möchte gern weiterleben, erleben, wie es mit den Kindern weitergeht, mit der Menschheit, mit dieser Welt des Hasses, der Verbrechen und der vereitelten Liebe. Es ist ein ernüchternder Gedanke, dass, wenn ich sterbe, der Briefträger und der Milchmann wie sonst jeden Tag kommen werden, dass mein Hinscheiden ihnen nichts bedeuten wird, niemandem etwas bedeuten wird außer denen, die um mich herum sind.

Ich habe das, was man als Groll gegen den Tod beschreiben könnte. Er tötet den Körper, wenn der Geist noch weiterleben möchte. [...] Man sollte eine neue Religion erfinden, wo man alle zwanzig Jahre die Erde für eine Woche wiederbesuchen darf. Die Chancen stehen dafür, dass die meisten Toten nach dem ersten Besuch alle weiteren absagen würden.[114]
Alexander S. Neill

Forschende Reise in den Tod

Kommt man um die letzte Angst herum, indem sie überhaupt keine ist? In der Tat lebt zuweilen, wenn ein gesunder Mensch ans Ende sieht, noch ein ganz anderes Gefühl auf. Die Angst wird durch ein seltsames Gefühl der Neugier verändert, durch die Lust zu wissen, was es mit dem Sterben auf sich habe. Dieser Affekt wird gereizt durch die große Veränderung, welche der Tod auf alle Fälle mit sich bringt. Die Neugier verwandelt den fallenden Vorhang in einen ebenso entzweireißenden;

das Ende des Lebens ist ihr zugleich der Anfang eines völlig Unerhörten, sei es auch des Nichts. Die Neugier kann sich bis zu einer Art Forschungs- und Erkenntniswunsch verbessern, sie ist auf den Akt des Sterbens wie auf den einer Enthüllung gespannt. Dieser Forschungstrieb setzt freilich ein Ich voraus, das während des Sterbens, ja nach ihm erhalten bleibt, um den Tod beobachten zu können. Schopenhauer spottet sehr bemerkenswert hierüber, er vergleicht den Menschen, der im Tod besondere Aufschlüsse erwartet, einem Gelehrten, der einer wichtigen Entdeckung auf der Spur ist, doch im gleichen Augenblick, wo er die Lösung zu sehen meint, wird ihm das Licht ausgeblasen. Trotzdem kreist das Subjekt, bevor ihm das Licht ausgeblasen wird, mit unleugbarer Erwartung um die Geheimnisse der Bahre; diese Erwartung besteht noch neben der Todesangst (solange sie keine akute ist) und setzt Wißbegier für Angst. Grübelnde Pubertät, philosophisches Naturell, das sich erhalten hat, hegen so vor allem den Wunsch, sich nach Torschluß durch Erkenntnis überraschen zu lassen. [...] Die Erwartung intendiert dann den Tod als eine Art Reise, sowohl in das eigene Subjekt wie in das übermächtige Daseinsgeheimnis. Vom Subjekt scheint ihr im Augenblick des »Abscheidens« die Hülle des Inkognito zu fallen, vom Daseinsgeheimnis die sogenannte äußere Schale. Jede Reise kann von hier aus ein Stück der letzten vorwegnehmen, ein Stück der nördlichen, doch bunten Sterbenacht, als der äußersten Exotik. Sicherer als die Liebesnacht nach Seite des Versinkens mit dem Tod umschlungen ist, ist die Liebesreise nach Seite des Sezessionierens mit ihm verschlungen, nach Seite der großen Expedition. Das ist ein Trieb, welcher die letzte Angst recht wunschhaft durchdringt und ihr, als ausfahrender, gerade eines ihrer wesentlichen Merkmale nimmt: angustia, die Enge.[115]

Ernst Bloch

Der Tod lacht. Grüble über dem Gerippe,
Dem Bilde jener unbekannten Macht,
Die alles niedermäht mit ihrer Hippe,

Was anderswo vielleicht als Lenz erwacht.
Der Tod lacht über dich und deine Sippe,
Er, welcher stündlich All' erschreckt und macht
Aus Jubel Angst, bloß weil sein Stachel droht.
Schau!, ohne Lipp' und Atem grinst der Tod.

Er hohnlacht über alles, was du bist,
Und war doch, was du bist. Von Ohr zu Ohr
Kann er nicht lachen, weil er fleischlos ist;
Doch, ob das Scheusal das Gehör verlor,
Es lächelt noch und raubt zu jeder Frist
Uns unser Kleid, das man den andern vor-
Zuziehen pflegt, – die Haut, weiß, schwarz und rot,
Er streift sie ab und grinst, der nackte Tod.

Und also lacht der Tod. Ein traurig Lachen,
Doch Lachen ist's, und so zum Menschen spricht's:
Das Leben soll's wie sein Besieger machen
Und lächelnd treten auf das bunte Nichts,
Das wie der Schaum versinkt im Meeresrachen;
Und euer Meer, was ist es angesichts
Der ew'gen Sündflut, welche Sonnengluten
Auslöscht wie Kerzen, Jahre wie Minuten?[116]

Lord Byron

Dschuang Dsï lag im Sterben, und seine Jünger wollten ihn prächtig bestatten.

Dschuang Dsï sprach: »Himmel und Erde sind mein Sarg, Sonne und Mond leuchten mir als Totenlampen, die Sterne sind meine Perlen und Edelsteine, und die ganze Schöpfung gibt mir das Trauergeleite. So habe ich doch ein prächtiges Begräbnis! Was wollt ihr da noch hinzufügen?«

Die Jünger sprachen: »Wir fürchten, die Krähen und Weihen möchten den Meister fressen.«

Dschuang Dsï sprach: »Unbeerdigt diene ich Krähen und Weihen zur Nahrung, beerdigt den Würmern und Ameisen.

Den einen es nehmen, um es den andern zu geben: warum so parteiisch sein?«[117]

Der Tod des Dschuang Dsï

Das Wiedersehn

Der Weltraum fernt mich weit von dir,
So fernt mich nicht die Zeit.
Wer überlebt das siebzigste
Schon hat, ist nah bei dir.

Lang sah ich, Meta, schon dein Grab,
Und seine Linde wehn;
Die Linde wehet einst auch mir,
Streut ihre Blum' auch mir. [...]

Dann ... Aber, ach, ich weiß ja nicht,
Was du schon lange weißt;
Nur dass es, hell von Ahndungen,
Mir um die Seele schwebt!

Mit wonnevollen Hoffnungen
Die Abendröte kommt:
Mit frohem, tiefem Vorgefühl,
Die Sonnen auferstehn![118]

Friedrich Gottlieb Klopstock, an seine verstorbene Frau Meta

Mich locken nicht die Himmelsauen
Im Paradies, im sel'gen Land;
Dort find ich keine schönre Frauen,
Als ich bereits auf Erden fand.

Kein Engel mit den feinsten Schwingen
Könnt mir ersetzen dort mein Weib;

Auf Wolken sitzend Psalmen singen,
Wär auch nicht just mein Zeitvertreib.

O Herr!, ich glaub, es wär das Beste,
Du ließest mich in dieser Welt;
Heil nur zuvor mein Leibgebreste,
Und sorge auch für etwas Geld. [...]

Gesundheit nur und Geldzulage
Verlang ich, Herr! O lass mich froh
Hinleben noch viel schöne Tage
Bei meiner Frau im statu quo![119]

Heinrich Heine

Berlin-Plötzensee, den 31. August 1943

Meine Lieben!

Wie ihr vielleicht schon wisst, bin ich umgezogen. Am 23. August erwartete ich in Bautzen euren Brief, stattdessen erhielt ich den Verschickungsbefehl nach Berlin. Am 24. 8. fuhr ich über Gorlitz und Cottbus, am 25. 8. morgens fing der Prozess an, und mittags war er schon beendet. Er ging nach Erwarten. Jetzt bin ich mit einem Gefährten in einer Zelle in Plötzensee, wir kleben Tüten, wir singen und warten darauf, dass wir an die Reihe kommen. Es bleiben noch einige Wochen, manchmal wartet man auch Monate. Die Hoffnungen fallen still und mild wie trockene Blätter. Aber der Baum erfährt keine Schmerzen, es ist etwas Natürliches, Logisches. Der Winter entlaubt den Menschen wie einen Baum. Glaubt mir, nichts, gar nichts von dem Geschehenen hat an die Freude rühren können, die in mir ist und die sich jeden Tag mit einem Motiv von Beethoven ankündigt. Der Mensch wird nicht kleiner, auch wenn er um den Kopf verkürzt wird.[120]

Julius Fucik, tschechischer Kommunist und Widerstandskämpfer, am 18. September 1943 enthauptet

Lass alle Melodien der Freude in meinem letzten Liede
Sich vereinen –
Freude, die die Erde überflutet,
In schwelgerischem Überschwang der Gräser,
Freude, die die Zwillingsbrüder,
Tod und Leben, tanzen lässt
Durch alle Welt –
Freude, die im Sturm heranfegt,
Mit Gelächter alles Leben aus dem Schlafe rüttelt –
Freude, die voll Tränen ruhig auf der offnen, roten Lotosblume
Des Schmerzes sitzt und jener
Freude, die alles, was sie hat, dem Staube hinwirft
Und keine Worte kennt.[121]
Rabindranath Tagore

Der Kläger:

»Grimmiger Tilger aller Leute, schädlicher Verfolger aller Welt, schrecklicher Mörder aller Menschen, Ihr Tod, Euch sei geflucht! Gott, der Euch schuf, hasse Euch; Unheils Häufung treffe Euch; Unglück hause bei Euch mit Macht: Ganz entehret bleibet für immer!

Angst, Not und Jammer gehe nicht von Euch, wo immer Ihr weilet; Leid, Betrübnis und Kummer begleite Euch auf allen Wegen; bittere Anfechtung, schandvolle Erwartung und schmähliche Feindschaft drücke Euch schwer zu aller Zeit; Himmel, Erde, Sonne, Mond und Gestirne, Meer und Wässer, Berg und Feld, Tal und Au, der Abgrund der Hölle und alles, was Leben und Wirken hat, sei Euch unhold, missgünstig und fluche Euch in Ewigkeit!

In Bosheit versinket, in jämmerlichem Elend schwindet dahin, und in der unaufhebbaren schwersten Acht Gottes, aller Menschen und jedes geschaffenen Wesens verbleibet in aller Zukunft!

Schamloser Bösewicht, Euer böses Gedenken lebe und dauere ohne Ende, Grauen und Furcht weiche nicht von Euch, wo immer Ihr wandert und weilet: Von mir und jedermann sei über Euch Wehe! geschrien mit gerungenen Händen!«

Der Tod:

»Höret, höret und hört, welch neue, wunderbare Begebenheit! Ein schreckliches und nie gehörtes Gerichtsverfahren greift Uns an; von wem das kommt, ist Uns gänzlich unkund. Aber von Drohen, Fluchen, Zeterschreien, Händeringen und Anfechtung jeder Art sind Wir allenthalben bis heute ungeschädigt geblieben.«[122]
Johannes von Saaz

Endlich bin ich auf demjenigen Niveau angelangt, auf dem ich nun in der rechten Weise fort und fort leben könnte, endlich sind alle Irrgänge und unvollkommenen Nebenwege abgetan, endlich sind die Zeiten der ahnungslosen Stümpereien beendigt, endlich ist die Stufe erreicht, die von Hause aus möglich und im Grunde von je gemeint war, endlich ist es gelungen und geglückt – da meldet sich dieser Schreck und Schmerz der Sterblichkeit, diese unglaubliche, unglaubwürdige, ja ungehörige Zumutung, das alles könne, nein: werde zu Ende sein, wie nie gewesen.

Der Tod, mein Tod, ist mir durchaus nichts Natürliches, sondern etwas ganz und gar Unnatürliches. Wozu habe ich nun das Leben erlernt? Denn das ist es doch, was ich tue, indem ich lebe: ich lerne. Ich lerne gehen, sprechen, schreiben, reden, lieben, sehen, wahrnehmen, verstehen, zum Beispiel fremde Sprache verstehen, auch gebrauchen, erst grob, dann feiner, alte Bücher verstehen, die Bibel zum Beispiel, die Bergpredigt zum Beispiel, man plappert es jahrzehntelang nach, bis es einem eines Tages aufgeht, und man lebt in einer anderen Luft; oder man lebt und lernt ein Stück nach dem andern von der Welt kennen, den Rheingau, Paris, Kopenhagen, das

Tivoli dort – und doch habe ich noch immer keine sommerabendliche Pantomime gesehen, wie man sie da spielt – und ein kleines Stück von Asien, und New York und San Francisco und Chicago, wo ich mich gerade befinde, diese Stube mit dem Ausblick auf den winterlichen Tennisplatz, den japanischen Gärtner, der da morgens tätig ist, die monströse Rockefeller Chapel mit ihrem Glockenspiel – und warum soll es mir verwehrt sein, die ganze Welt zu kennen, da ich mich doch auf dieser Welt befinde und sie mir also auch zugedacht ist? Wird die Welt mich überleben? Wird sie noch ganz ebenso dasein, wenn ich nicht da bin, der sie kennenzulernen begonnen hat? Das kann ich nicht wissen. Zudem ist es auch gleichgültig. Ich weiß wohl, wie anmaßlich das klingt, da doch drei Milliarden andere Menschen in oder auf dieser selben Welt sind, die sie ganz ebenso kennenzulernen begonnen haben oder beginnen werden wie ich, denn sie sind allesamt meinesgleichen und sorgen an meiner Statt für die Erhaltung der Welt durch Erfahrung, so kommt es auf mich nicht an. Es kommt aber doch auf mich an. Denn auch die drei Milliarden anderen leben nur, sofern ich es weiß. Der Hinweis hilft mir wenig oder nichts. Aber in was für eine überholte Philosophie gerate ich da![123]

Dolf Sternberger

Aber Tod? Was ist denn Tod, als größere Entfernung?

Düsterer Gedanke, der unerbittlich jedem Gedanken an Leben und Zukunft folgt! Wohl kann ich sagen, dass die Freunde mir nicht sterben; ich nehme ihr Leben in mich auf, und ihre Wirkung auf mich geht niemals unter: Mich aber tötet ihr Sterben. Es ist das Leben der Freundschaft eine schöne Folge von Akkorden, der, wenn der Freund die Welt verlässt, der gemeinschaftliche Grundton abstirbt. Zwar innerlich hallt ihm ein langes Echo ununterbrochen nach, und weiter geht die Musik: Doch erstorben ist die begleitende Harmonie in ihm, zu welcher ich der Grundton war, und die war mein, wie diese in mir sein ist. Mein Wirken in ihm hat aufgehört, es ist ein Teil des Lebens verloren. Durch Sterben tötet jedes liebende Geschöpf, und wem der Freunde viele gestorben sind, der stirbt zuletzt den Tod von ihrer Hand, wenn ausgestoßen von aller Wirkung auf die, welche seine Welt gewesen, und in sich selbst zurückgedrängt, der Geist sich selbst verzehrt. [...]Vergehen muss, wem so unwiederbringlich das Gleichgewicht zerstört ist zwischen dem inneren Leben und äußeren Dasein.[124]

Friedrich Schleiermacher

O Herr, gib jedem seinen eignen Tod.
Das Sterben, das aus jenem Leben geht,
darin er Liebe hatte, Sinn und Not.[125]

Rainer Maria Rilke

Wandel des Todes mit der Existenz

Es gibt nicht eine beharrende, als richtig auszusagende Stellung zum Tode. Vielmehr wandelt sich meine Haltung zum Tode in Sprüngen neuen Erwerbens durch das Leben, so dass ich sagen kann: *Der Tod wandelt sich mit mir.* Darum ist es kein Widerspruch des Menschen mit sich selbst, wenn er mit allen Fasern seines Wesens am Leben hängt, jede Wirklichkeit des Daseins dem schattenhaften Nichtsein vorzieht, und wenn er das Leben, es noch in seiner Widersprüchlichkeit und Narrheit liebend, verachtet; wenn er am Tode zu verzweifeln scheint und sich angesichts des Todes seines eigentlichen Seins bewusst wird; wenn er nicht begreift und doch vertraut; wenn er das Nichts sieht und doch eines Seins gewiss ist; wenn er den Tod als Freund und Feind erblickt, ihn meidet und ihn ersehnt. Der Tod ist nur als ein Faktum eine immer gleiche Tatsache, in der Grenzsituation hört er nicht auf zu sein, aber er ist in seiner Gestalt wandelbar, ist so, wie ich jeweils als Existenz bin. Er ist nicht endgültig, was er ist, sondern aufgenommen in die Geschichtlichkeit meiner sich erscheinenden Existenz.[126]

Karl Jaspers

Ach

Ach, noch in der letzten Stunde,
werde ich verbindlich sein.
Klopft der Tod an meine Türe,
rufe ich geschwind: Herein!

Woran soll es geh'n? Ans Sterben?
Hab ich zwar noch nie gemacht,
doch wir werd'n das Kind schon schaukeln –
na, das wäre ja gelacht!

Interessant so eine Sanduhr!
Ja, die halt ich gern mal fest.
Ach – und das ist Ihre Sense?
Und die gibt mir dann den Rest?

Wohin soll ich mich jetzt wenden?
Links? Von Ihnen aus geseh'n?
Ach, von mir aus! Bis zur Grube?
Und wie soll es weitergehn?

Ja, die Uhr ist abgelaufen.
Wollen Sie die jetzt zurück?
Gibt's die irgendwo zu kaufen?
Ein so ausgefall'nes Stück

Findet man nicht alle Tage,
womit ich nur sagen will
– ach! Ich soll hier nichts mehr sagen?
Geht in Ordnung! Bin schon[127]

Robert Gernhardt

Der Tod. Ihn kann ich nicht lernen?

Da die Menschen kein Heilmittel entdecken konnten gegen den Tod, das Elend, die Unwissenheit, so sind sie darauf verfallen, um sich glücklich zu machen, nicht daran zu denken. Das ist alles, was sie erfinden konnten, um sich über so viel Übel zu trösten. Aber das ist ein sehr elender Trost, weil er darauf hingeht, nicht das Übel zu heilen, sondern es bloß kurze Zeit zu verbergen, und indem er es verbirgt, macht er, dass man nicht daran denkt, es wirklich zu heilen. So geschieht es durch eine seltsame Verkehrtheit der Natur des Menschen, dass das Missbehagen, sein empfindlichstes Übel, in gewisser Art sein größtes Gut ist, weil es mehr als alles andre dazu beitragen kann, ihn seine wahre Heilung suchen zu machen, und dass das Vergnügen, welches er als sein größtes Gut ansieht, in der Tat sein größtes Übel ist, weil es mehr als alles andre ihn davon abhält, das Heilmittel für sein Übel zu suchen. Das eine wie das andre ist ein vorzüglicher Beweis von dem Elend und dem Verderben des Menschen und zugleich von seiner Größe; denn nur deshalb fühlt der Mensch sich bei allem unbehaglich und sucht diese Menge von Beschäftigungen, weil er die Vorstellung des Glücks hat, das er verloren. Da er es in sich nicht findet, sucht er es umsonst in den äußern Dingen, ohne je sich zufrieden stellen zu können, weil es weder in uns noch in den Geschöpfen ist, sondern in Gott allein.[128]

Blaise Pascal

Das Personal nebst Korporal Trim setzt sich anlässlich der Nachricht, dass der Sohn des Hausherrn verstorben sei, mit der Todesthematik auseinander.

Unser junger Herr in London ist gestorben, sagte Obadiah.

Dann müssen wir alle Trauer anlegen, sagte Susanna. [...]

Wir hatten ein dickes, einfältiges Küchenmensch – mein Vater hielt sie ihrer Dummheit wegen; den ganzen Herbst hatte sie an der Wassersucht gelitten. – Er ist gestorben, sagte Obadiah, er ist ganz gewiss gestorben. – Gut, dass ich's nicht bin, sagte das dumme Küchenmensch.

Schlimme Neuigkeiten, Trim, rief Susanna und wischte sich die Augen, als der Korporal in die Küche trat; Junker Bobby ist gestorben und begraben! – Das »begraben« war Susannas eigene Erfindung. – Wir werden alle Trauer anlegen müssen, sagte Susanna.

Gott behüt' es, sagte Trim. – Wieso?, rief Susanna ganz eifrig. – Trim dachte nicht an die Trauer. – Gott behüte es, sagte er, dass die Nachricht wahr sei. – Ich habe den Brief mit meinen eigenen Ohren vorlesen hören, entgegnete Obadiah; [...] – O, er ist tot, sagte Susanna. – So wahr ich lebe, sagte das Küchenmensch.

Das tut mir von ganzer Seele Leid, sagte Trim und seufzte. – Armes Menschenkind! Armer Junge! – Armer Herr!

Vergangene Pfingstzeit lebte er noch!, sagte der Kutscher. – Pfingstzeit!, rief Trim und streckte seinen rechten Arm aus, indem er in dieselbe Stellung verfiel, in welcher er die Predigt vorgelesen hatte; – ach, Jonathan, was ist Pfingstzeit oder Fastenzeit oder sonst eine Zeit, die vergangen, – dagegen! Sind wir nicht jetzt hier, fuhr der Korporal fort und stieß mit dem Ende seines Stockes gerade auf den Boden, um den Begriff der Gesundheit und Dauerhaftigkeit zu geben, – und sind wir nicht (hier ließ er seinen Hut auf die Erde fallen) im nächsten Augenblick dahin? – Es war außerordentlich schlagend! Susanna brach in Tränen aus. – Man ist auch nicht von Stein. Jonathan, Obadiah, die Köchin, alle waren gerührt. Das einfältige, dicke Küchenmensch sogar, das gerade einen Fischkessel auf den Knien scheuerte war aufgestanden. Die ganze Küche drängte sich um den Korporal. [...]

Trim nahm seinen Hut vom Boden auf – bedeckte sich damit und fuhr dann in seiner Rede über den Tod folgendermaßen fort:

Uns, Jonathan, die wir nicht Sorge noch Mangel kennen, die

wir im Dienste zweier der besten Herren leben (Se. Majestät Wilhelm III. ausgenommen, dem ich die Ehre hatte, in Irland und Flandern zu dienen), uns freilich dünkt es von Pfingsten bis drei Wochen vor Weihnachten nur eine kurze Zeit – so gut wie nichts; – aber für die, Jonathan, die wissen, was der Tod ist, was für Verheerung und Verwüstung er anrichten kann, eh' es dem Menschen gelingt, sich aus dem Staube zu machen, für die ist es eine lange, lange Zeit! O Jonathan, – eines wohlgesinnten Mannes Herz möchte bluten, wenn er bedenkt, wie mancher brave, hochherzige Bursche (hier stand er kerzengerade) in dieser Zeit ins Grab gestiegen ist! Und glaube mir, Suschen, setzte der Korporal hinzu, indem er sich zu Susanna wandte, deren Augen in Tränen schwammen, ehe jene Zeit wiederkehrt, wird manch strahlendes Auge erloschen sein. – Susanna tat das hin, wohin es gehörte, – sie weinte, aber sie vergaß auch nicht, einen Knicks zu machen. – Sind wir nicht, fuhr Trim fort und sah immer noch nach Susanna hin, – sind wir nicht wie die Blume des Feldes? – Je eine Träne des Stolzes zwischen zwei Tränen der Demut – anders wäre Susannas Betrübnis nicht zu beschreiben gewesen. – Ist nicht alles Fleisch Gras? Ist es nicht Staub – Kot? – Alle sahen das Küchenmensch an; sie hatte eben den Fischkessel gescheuert. – Das war nicht hübsch!

Was ist das herrlichste Antlitz, auf dem eines Menschen Auge je geruht? – Ich könnte Trim immer so zuhören!, rief Susanna. – Was ist es? (Susanna legte die Hand auf Trims Schulter) – Verwesung! – Susanna zog sie zurück.

Wahrlich, wahrlich, ich liebe euch deswegen, – diese wundervolle Mischung macht euch ja eben zu den lieben Geschöpfen, die ihr seid. Wer euch deshalb hasst, von dem kann ich nur sagen, dass er entweder einen Kürbis statt eines Kopfes oder einen Tannenzapfen an Stelle des Herzens haben muss; sollte er seziert werden, würde sich das unfehlbar zeigen.[129]

Lawrence Sterne

Zum Sterben – und das ist das Mühevollste, was uns bevorsteht – kann uns die Vorbereitung durch Gewöhnung nichts helfen. Durch Erfahrung und Übung kann man sich wappnen gegen Schmerzen, Schande, Armut und andere derartige Zustände; aber den Tod können wir nur einmal erleben; ihm gegenüber sind wir alle Neulinge, wenn es so weit ist.

Früher hat es Menschen gegeben, die ihre Zeit so vorzüglich ausnutzten, daß sie sogar während des Sterbens versuchten, den Tod zu schmecken und zu genießen; sie haben alle ihre Aufmerksamkeit darauf gerichtet, zu erfahren, was bei diesem Übergang tatsächlich vor sich geht; sie haben uns leider von ihren Erfahrungen nichts berichten können, da sie nicht zurückgekehrt sind. ...

Und doch, glaube ich, können wir uns irgendwie mit dem Tod vertraut machen und ihn sozusagen probieren. Wir können ihn zwar nicht ganz und vollständig erfahren, aber doch so weit, daß diese Erfahrung nicht nutzlos ist, weil sie uns Kraft und Halt gibt: Wenn wir auch nicht wirklich hinkommen können, so können wir doch in die Nähe gelangen; wir können Erkundungsfahrten unternehmen; und wenn wir auch nicht bis zum Geheimnis des Todes vordringen, so ist es uns doch möglich, die Wege, die dahin führen, zu sehen und uns mit ihnen schon vertraut zu machen.

Nicht ohne guten Grund weist man uns auf den Schlaf hin, wegen seiner großen Ähnlichkeit mit dem Tode: Wie leicht ist der Übergang vom Wachen zum Schlafen! Wie unmerklich schwindet unser Bewußtsein von Licht und Leben! Eigentlich könnte die Fähigkeit zum Schlafen uns unnützt und unnatürlich scheinen, weil uns dadurch jedes Handeln und jedes Fühlen unmöglich wird; aber dem ist nicht so: Auf diesem Wege lehrt uns die Natur, daß sie uns in gleicher Weise zum Sterben wie zum Leben geschaffen hat; sie zeigt uns schon im Leben den Zustand der Ewigkeit, den sie nach der irdischen Zeit für uns bereithält, um uns daran zu gewöhnen und uns die Furcht davor zu nehmen.

Oft aber werden Menschen infolge eines Unfalles plötzlich ohnmächtig und verlieren jedes Gefühl; diese sind, so glaube ich, nahe daran gewesen, das wahre, das natürliche Gesicht des Todes zu schauen: Denn was den Augenblick des eigentlichen Hinübergehens betrifft, so braucht man keine Angst zu haben, daß er irgendwie Qual oder Kummer mit sich bringe, weil wir eben kein Gefühl ohne Dauer haben können; jedes menschliche Leid braucht Zeit, und der Tod ist so kurz und plötzlich, daß er notwendigerweise unfühlbar sein muß. Was wir zu fürchten haben, ist das Nahen des Todes; und dies fällt in das Gebiet der Erfahrungen.

In der Phantasie scheint uns vieles größer als in der Wirklichkeit: Während eines großen Teils meines Lebens war ich kerngesund; ich meine nicht nur ganz gesund, sondern jubelnd und überschäumend vor Gesundheit; in dieser jugendlichen Hochstimmung war mir der Gedanke an Kranksein so gräßlich, daß ich später, wo ich es nun durchmachen musste, die Krallen der Krankheiten als stumpf und weich empfand gegenüber der Angst, die ich davor empfunden hatte. Und so geht es mir immer wieder: Bin ich warm und geborgen in einem freundlichen Zimmer, während von draußen der Sturm der Gewitternacht zu mir dringt, denke ich mit Schrecken und Bedauern an die Menschen, die jetzt draußen sein müssen; bin ich selbst draußen, dann kommt mir der Wunsch gar nicht, woanders zu sein. Schon der Gedanke, immer in einem geschlossenen Raum sein zu müssen, schien mir unerträglich: Dann mußte ich mich auf einmal daran gewöhnen, eine Woche, ja einen Monat im Zimmer zu bleiben und außerdem allerlei Aufregungen, Krankheits- und Schwächezustände durchzumachen. Dabei habe ich gefunden, dass ich, solange ich gesund war, die Kranken viel mehr bedauerte, als ich mich bedauernswert finde, wenn ich selbst dazu gehöre; infolge meiner Angst übertrieb ich mir das wahre Wesen der Sache mindestens um die Hälfte. Ich hoffe, beim Tod werde ich dasselbe erleben; vielleicht lohnt es sich gar nicht, sich mit Vorbereitungen darauf so abzumühen, wie ich es tue, und so viel Hilfen herbeizurufen, um ihn zu ertragen. Aber jedenfalls können wir uns gar nicht vorsichtig genug darauf einrichten.[130]

Michel de Montaigne

»*Sich vorbereiten* auf den Tod?«

Nein! Du mußt ihn angenommen, dich vollständig mit ihm abgefunden haben; – nicht ihn *studieren* (es gibt dafür nichts zu studieren), sondern mit ihm *beginnen* zu denken. Als eine

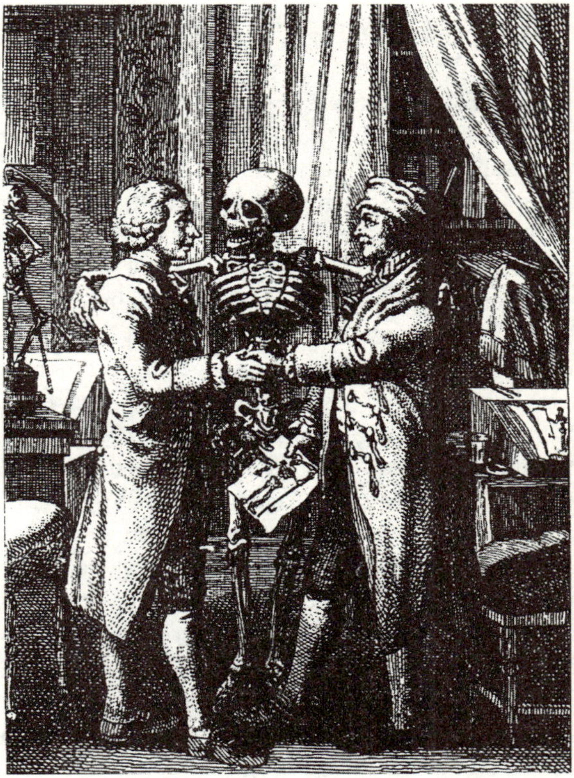

Johann Rudolf Schellenberg: Sowohl der Autor als auch der Kupferstecher nehmen eine vorbildliche Haltung gegenüber dem Tod ein.

Basis – wie die Tatsache, daß du da bist – sollst du ihn nehmen: Ist er doch eine totale Tatsache.

Während Ärzte und andere Spezialisten einiges am Tod studieren können, wird nur dieses Einfachste von dir verlangt: In allem deinem Tun bewußt zu sein, daß er eine totale Tatsache ist.

Wie deine Kräfte sich erhöhen und Richtung nehmen in die Welt! Wie aufeinmal der Strahl des Sehens aus dir bricht über die Welt!

Du tust Wirkung, du siehst Farben, dein Leben erhält einen *Wert.*[131]

Ludwig Hohl

Der Tod eines Staatsmannes stimmt nachdenklich, und überall trifft man vorübergehend auf Theologen. Jeder bezieht die Sache auf sich und das auch ihm bevorstehende Schicksal; aber dieser Gedanke ist gegenstandslos, denn wir können uns nicht anders als am Leben denken. Daher eine gewisse Gereiztheit. Wir wissen nicht, wie wir uns dieser abstrakten und unbestimmten Bedrohung gegenüber verhalten sollen. Descartes hat einmal gesagt, von allen Übeln sei Unentschlossenheit das größte. Nun sind wir ihr ausgeliefert. Einer, der sich aufhängt, hat es besser; er sucht den Strick und den Nagel aus; bis zum letzten Augenblick hängt alles von ihm ab. Ähnlich mit einem Gichtkranken, der damit zu tun hat, für sein Bein eine erträgliche Stellung zu finden. Noch die schlimmste Lage erfordert, daß wir etwas unternehmen und versuchen. Die Lage dessen, der an den Tod denkt, ist demgegenüber beinah lächerlich. Seine Beunruhigung, die sich auf etwas durchaus Vages bezieht und der dementsprechend nichts Grenzen setzt, ist ein reines Produkt der Einbildungskraft. Mangels einer besseren Beschäftigung hilft hier das Kartenspiel, das ihn vor fest umrissene Probleme stellt und jeden Augenblick zu einer Entscheidung zwingt, kurz, das unbegrenzte in ein begrenztes Risiko verwandelt.

Der Mensch ist nämlich mutig, nicht nur gelegentlich, sondern überhaupt. Handeln heißt wagen; auch denken heißt wagen. Gefahr droht überall; aber das erschreckt niemand. Immer wieder fordert der Mensch den Tod heraus; er kann ihn nur nicht ruhig erwarten. [...]

Man nehme zum Beispiel einen Kranken: Eben durch seine Krankheit ist er von der Furcht, krank zu werden, auf der Stelle geheilt. Unser Feind ist immer die Einbildung, weil sie uns nichts an die Hand gibt, woran wir uns halten können. Einer wacht auf und stellt fest, daß er ruiniert ist; sogleich gibt es für ihn hunderterlei zu tun, und so gerät sein Leben unmerklich wieder ins Lot. Ein Mensch dagegen, der sich in Gedanken seinen Ruin ausmalt, weil er eine Revolution oder Wechselschwierigkeiten oder Kursstürze befürchtet, kann schlechterdings nichts tun. Jede Idee, die ihm kommt, wird sogleich von der gegenteiligen Idee paralysiert, denn die Möglichkeiten sind unendlich, und so tritt er endlos auf der Stelle. Alle seine Handlungen überschneiden sich und würgen sich gegenseitig ab. Furcht ist, wie ich glaube, überhaupt nur eine Unruhe, die kein Ventil findet, und die Überlegung verstärkt die Furcht noch. Man braucht nur an den Tod zu denken, um ihn zu fürchten: ganz recht; aber was würde man nicht fürchten, wenn sich der Gedanke im Möglichen verliert und in keinerlei Handlung mehr verlängert? Schon der Gedanke an ein Examen verursacht Leibschmerzen. Sollte man angesichts dieses Aufruhrs in den Eingeweiden nicht meinen, sie würden von einem Messer bedroht? Aber keineswegs! Einzig das Fehlen eines Objekts und die daraus resultierende Unentschlossenheit haben sie derart in Bewegung gebracht.[132]

Alain

Über den Tod

Der Tod. Ihn kann ich nicht lernen. Der Tod ist in mir selbst, und dennoch gehört er mir nicht zu. Er ist in mir und gegen mich. Und nicht einzuholen. Niemals zu begreifen, niemals.

Er läßt sich auch nicht annehmen oder hinnehmen. Er ist eine Kränkung, die tiefste Kränkung, die sich nur denken läßt. Nicht daß ich ihn fürchte – ich habe lange genug Gift bei mir getragen in der Zeit der Bedrängnis. Der Tod ist mir so absolut fremd, daß ich ihn noch nicht einmal fürchten kann. Und doch ist er mir gewiß. Das ist es, was dieser Stich und Schnitt und Blitz bedeutet. Sobald ich seine Bedeutung derart auseinanderlege und auszusprechen versuche, wird der Gedanke des Lebenden an den Tod zu einer ungeheuerlichen Überhebung. Und doch bin ich fast sicher, daß im Grunde alle so empfinden oder doch so empfänden, wenn sie es sich nur klarmachten. Auch die Frommen. Auch der legendäre Sokrates, von dem es heißt, er allein sei imstande gewesen, dem Tode mit einer ganz gewöhnlichen Miene zu begegnen, »d'un visage ordinaire«. Wir betrügen uns, wenn wir glauben oder erkennen oder jedenfalls behaupten, der Tod sei natürlich. Mir ist er nicht natürlich. Uns ist der Tod nicht natürlich.[133]

Dolf Sternberger

WEDER TAG NOCH NACHT,
weder Stein noch Stern ...

Das Äußerste und
das Schwerste ist,

Nicht-da-sein
denken zu müssen.
Wie soll ein Bewusstsein
zu sterben lernen,
sich schicken in seinen
Gegensatz?[134]

Ernst Meister

Todesfälle

So sehr ich versuche, mich mit meinem eignen Tod vertraut zu machen, so ertappe ich mich doch dabei, daß ich die Todesfälle ringsum, sie mögen mir noch so nahegehen, wie fremde Zufälle registriere, historische Vorkommnisse, die ihre Spuren hinterlassen, aber vorübergehen.

Selbstverständlich weiß ich, daß ich selber sterben muß. Selbstverständlich weiß ich auch, daß das Ende mir immer näherrückt, ich richte mich darauf ein, treffe praktische Vorbereitungen. Selbstverständlich weiß ich gewiß und bestimmt, daß ich sterben werde, daß ich nicht mehr sein werde. Aber es ist sonderbar: Wenn ich genau darauf achte – im geheimsten glaube ich nicht daran. Wahrscheinlich ist es uns gar nicht möglich, im Ernst daran zu glauben, daß wir sterben müssen. »Herr, lehre uns bedenken, daß wir sterben müssen!« Wir bitten darum wie der Psalmist, aber wir können es gar nicht wirklich lernen.[135]

Dolf Sternberger

Die Philosophen, die einem den Tod mitgeben möchten, als wäre er von Anfang an in einem da.

Sie ertragen es nicht, ihn erst am Ende zu sehen, sie verlängern ihn lieber bis an den Anfang zurück, sie bestimmen ihn zum intimsten Begleiter des ganzen Lebens, und so, in dieser Verdünntheit und Vertrautheit, wird er ihnen erträglich.

Sie begreifen nicht, dass sie ihm damit mehr Macht gegeben haben, als ihm zukommt. »Es tut nichts, dass du stirbst«, scheinen sie zu sagen, »du bist ohnehin schon immerwährend gestorben.« Sie spüren nicht, dass sie sich eines schnöden und feigen Tricks schuldig machen, denn sie lähmen so die Kraft derer, die sich gegen den Tod zur Wehr setzen könnten. Sie verhindern den einzigen Kampf, der es wert wäre, gekämpft zu werden. Sie erklären zur Weisheit, was Kapitulation ist. Sie überreden jeden zu ihrer eigenen Feigheit.

Die unter ihnen, die sich für Christen halten, vergiften damit den eigentlichen Kern ihres Glaubens, der aus der Überwindung des Todes seine Kraft bezog. Jede Wiederbelebung, die Christus in den Evangelien gelang, wäre, wenn es nach ihnen ging, sinnlos. »Tod, wo ist dein Stachel?« Es sei kein Stachel, sagen sie, denn der ist schon immer da, dem Leben eingewachsen, sein siamesischer Zwilling.

Sie liefern den Menschen dem Tode aus wie einem unsichtbaren Blut, das unablässig durch seine Adern pulsiert, soll man es das Blut der Ergebung nennen, den geheimen Schatten des wahren Blutes, das sich unaufhörlich erneuert, um zu leben.[136]

Elias Canetti

Sich die Vergänglichkeit wirklich zu Herzen zu nehmen, bedeutet: langsam Freiheit gewinnen von der Idee des klammernden Greifens, von unserem falschen und zerstörerischen Glauben an Dauerhaftigkeit und von unserer verzweifelten Gier nach Sicherheit, auf die wir alles bauen. Langsam dämmert uns, dass all die Mühen, die wir uns im Greifen nach dem Ungreifbaren gemacht haben, letztlich unnötig und vergeblich gewesen sind. Anfangs mag das schmerzlich zu akzeptieren sein, weil es uns so wenig vertraut ist. Aber indem wir wieder und wieder darüber reflektieren, wird in unserem Herzen und in unserem Geist eine zunehmende Verwandlung stattfinden. Loslassen fühlt sich immer natürlicher an und wird leichter und leichter. Dies mag, je nach dem Grad unserer Verstocktheit, lange dauern, aber wenn wir wirklich nachdenken und eine Haltung des Loslassens entwickeln, wird sich die Art und Weise, wie wir alles sehen, entscheidend verändern.[137]

Sogyal Rinpoche

Es ist ungewiss, wo uns der Tod erwartet; erwarten wir ihn also allenthalben! Sinnen auf den Tod ist sinnen auf Freiheit. Wer sterben gelernt hat, versteht das Dienen nicht mehr. Für den hat das Leben kein Übel mehr, der die Wahrheit einsieht; das Leben aufgeben ist kein Übel. Zu sterben wissen, das befreit uns von aller Lebenspflicht und von jedem Zwange.[138]

Michel de Montaigne

Vermeidung, Distanzierung, Ignorierung, nicht an Sterben und Tod denken

Das ist eine häufige Art der Bewältigung bei Angehörigen, beruflichen Helfern und Sterbenden. Wir lassen die Gedanken an Krankheit, Siechtum und Sterben nicht zu. Die Ernsthaftigkeit einer Erkrankung, die Wahrscheinlichkeit und Nähe des Sterbens wird heruntergespielt, etwa von Angehörigen gegenüber dem Sterbenden. Und Schwerkranke wiederum sprechen nicht über das Sterben, um ihre Angehörigen nicht zu belasten, zu ängstigen. Menschen entziehen sich diesen Gedanken und dem Gespräch darüber. Wenn sie angesprochen werden, lenken sie schnell ab. Manche ignorieren so intensiv, dass sie die Nähe des Sterbens überhaupt nicht wahrhaben wollen. [...]

Der Grund für dieses Ignorieren und Vermeiden: Viele haben Gedanken an Sterben und Tod gelegentlich zugelassen, wurden etwa bei einem Begräbnis mit der Möglichkeit des Sterbens konfrontiert. Und dabei erlebten sie Ängste, Unwohlsein, Bedrückung. »An meinen Tod denke ich nur wenig. Es macht mir Angst, dass ich dann mein Leben noch nicht ausgekostet haben könnte.« »Diese Gewissheit, dass man nicht ewig lebt, macht mir viel Angst. Ich will eigentlich nicht darüber nachdenken. Da ist ein Nebel davor. Ich lebe eigentlich so, als ob ich ewig leben würde.« »Ich habe mir früher manchmal vorgestellt, was mit mir passieren würde, wenn einer meiner nächsten Angehörigen, zum Beispiel meine Mutter, sterben würde. Ich bekam starke Angstgefühle und spürte schon bei dem Gedanken eine absolute Hilflosigkeit.« Manche vermeiden es auch, ein Buch über das Sterben in einer Buchhandlung nur zur Hand zu nehmen und darin zu blättern.

Wir wissen heute, dass Vermeidung und Ignorieren seelische Schutzprozesse sind. Das Ausweichen und Nicht-daran-Denken ist ein natürlicher Schutz, wenn wir mit etwas Bedrohlichem konfrontiert werden. Dieser Schutzprozess kann kurzfristig günstig sein, zum Beispiel bei Infarktpatienten kurz nach Eintreten des Infarktes oder bei manchen Patienten vor Herzoperationen.

Die Nachteile des Vermeidens/Ignorierens von Tod und Sterben

Langfristig hat Ignorieren und Ausweichen vor Sterben und Tod ungünstige Folgen: Die bedrohliche Bewertung und Bedeutung von Sterben und Tod wird durch Vermeidung und Ausweichen nicht geändert. Gedanken und Vorstellungen daran rufen weiterhin Ängste hervor. Im Hintergrund des Erlebens bleibt dieses Angstvolle und Unbekannte. Das führt bei vielen zu weiterem Ignorieren, zu weiterem Wegdrücken der Gedanken daran, auch bei manchen medizinischen Helfern, Pastoren oder Psychologen. [...]

Angehörige und Freunde sind durch ihre Ängste und Vermeidung wenig vorbereitet, einen Schwerkranken im Sterben zu begleiten. Sie können nicht frei mit dem Sterbenden darüber sprechen. Sie empfinden die Besuche bei dem Sterbenden als belastend. Und während der Begleitung haben sie meist nicht die Kraft, sich mit den eigenen Ängsten auseinander zu setzen.

Bei starker Vermeidung des Gedankens an Sterben und Tod können sich Sterbende und Angehörige in den letzten Monaten und Wochen nicht seelisch weiterentwickeln, seelisch wachsen. Etwa durch intensive menschliche Begegnungen und durch klärende Rückblicke auf das Leben. Die letzten Wochen und Monate sind dann eher beherrscht von Ängsten, vom Durchhalten, von irrealen Hoffnungen und werden nicht intensiv und bewusst gelebt. Nach dem Tod ist es für Angehörige oft sehr schwer, diese gleichsam sprachlose Zeit des letzten Zusammenseins, ihre Trauer ohne ein bewusstes Abschiednehmen zu verarbeiten. Viele haben hinterher Schuldgefühle des Versagens.

Durch Vermeiden und Ignorieren können wir – als zukünftig Sterbende – nicht vorsorgend handeln. Wir sind ungerüstet für ein Ereignis, von dem wir nicht wissen, ob es etwa durch einen Unfall schon in naher Zeit eintritt. Und im Zustand von schwerer Krankheit und Schmerzen haben wir meist keine Kraft mehr, uns erst dann mit Sterben und Tod auseinander zu setzen. So haben viele keine Erklärungen vorbereitet, wie sie im Sterben behandelt werden wollen, etwa bei hohem Alter keine Intensivmedizin und bei Siechtum keine Behandlung einer Infektionskrankheit. Ärzte und Angehörige sind sich so im Unklaren über die Wünsche des Sterbenden.[139]

Handbuch der Hospizbewegung

Wissen wir nichts *über* den Tod und sein Danach, so ist unser Dasein vom Wissen *vom* Tode durchdrungen; noch sein Verdrängen, noch sein Übertönen sind Weisen der Auseinandersetzung mit dem gewissen Bevorstehen des Todes nicht weniger als unsere Bemühungen, ihm zu entgehen. *Heidegger* hat das in ›Sein und Zeit‹ genau analysiert. Weil uns nicht mehr als das Dass des Endens unseres Lebens bekannt ist, nicht sein Wann, nicht sein Wie, nicht sein Was, nicht sein Wohin, darum sind alle Aussagen über den Tod, die über die physiologischen Bestimmungen hinausgehen, höchst subjektiv; sie spiegeln unser augenblickliches Meinen wider und haben mehr Bekenntnis- als Erkenntnischarakter; sie sprechen unsere Hoffnungen und unsere Verzweiflungen aus und sagen also mehr über uns selbst aus als über den Tod. So steht es schon bei unseren unmittelbaren Reaktionen auf plötzliche Todesgefahr. Ich habe in den Fällen, da ich dem bevorstehenden Tode unmittelbar entgegensah, auf die verschiedenste Weise reagiert: mit gläubiger Getrostheit, unangerührter Verachtung, dumpfer Gleichgültigkeit und schlotternder Angst. Auch wer sich auf das Herannahen der letzten Stunde lange vorbereiten kann – auf dem

Krankenbett oder in der Zelle des zum Tode Verurteilten – lernt meist die verschiedensten Reaktionsweisen kennen und erfährt, dass er sie nicht in der Hand hat. Sie sind nicht absolut, wohl aber relativ unabhängig von den Anschauungen, die wir vom Tode hegen, seien es christliche oder nicht-christliche. Relativ: Denn auch, wer dem Tod noch so sehr eine positive Funktion zuschreibt, ist vorm Angefallenwerden durch den Todesschrecken und durch verzweifelte Trauer bei einem tödlichen Verlust nicht geschützt; Tröstungen, die festzustehen scheinen, können versagen, womit übrigens nicht das Geringste über oder gegen den Wahrheitsgehalt solcher Tröstungen gesagt ist. Nicht absolut: Was wir uns als Auffassung von Tod und Leben gebildet haben, was wir als Werte der Hoffnung oder der Hoffnungslosigkeit mit uns tragen, wirkt mit bei der Art, wie wir durch solche Erlebnisse hindurchgehen, was wir, falls wir sie überleben, aus ihnen gewinnen, und wie wir unsere letzte Stunde durchleben. Auch da, wo kein anderer für mich eintritt, auch in der isolierenden Unvertretbarkeit meines Blickes auf mein Sterben und meines Sterbens selbst bin ich gesellschaftliches Individuum, wirken allgemeine geistige und gesellschaftliche Einflüsse mit. Das Sterben der Individuen trägt nicht nur, aber auch die Signatur ihrer Zeit.[140]

Helmut Gollwitzer

Verlassen müssen

Sokrates war wegen der angeblichen Einführung neuer Götter und Verführung der Jugend zum Tod durch den Schierlingsbecher verurteilt worden.

Wohl, Bester, denn du verstehst es ja, wie muss man es machen? – Nichts weiter, sagte er, als wenn du getrunken hast, herumgehen, bis dir die Schenkel schwer werden, und dann dich niederlegen, so wird es schon wirken. Damit reichte er dem Sokrates den Becher, und dieser nahm ihn, und ganz getrost, o Echekrates, ohne im mindesten zu zittern oder Farbe oder Gesichtszüge zu verändern, sondern, wie er pflegte, ganz gerade den Menschen ansehend, fragt er ihn: Was meinst du von dem Trank wegen einer Spendung? Darf man eine machen oder nicht? – Wir bereiten nur so viel, o Sokrates, antwortete er, als wir glaubten, dass hinreichend sein wird. – Ich verstehe, sagte Sokrates. Beten aber darf man doch zu den Göttern und muss es, dass die Wanderung von hier dorthin glücklich sein möge, worum denn auch ich hiermit bete, und so möge es geschehen. Und wie er dies gesagt, setzte er an, und ganz frisch und unverdrossen trank er aus. Und von uns waren die meisten bis dahin ziemlich imstande gewesen, sich zu halten, dass sie nicht weinten; als wir aber sahen, dass er trank und getrunken hatte, nicht mehr. Sondern auch mir selbst flossen Tränen mit Gewalt, und nicht tropfenweise, so dass ich mich verhüllen musste und mich ausweinen, nicht über ihn jedoch, sondern über mein eigenes Schicksal, was für eines Freundes ich nun sollte beraubt werden. Kriton war noch eher als ich, weil er nicht vermochte die Tränen zurückzuhalten, aufgestanden. Apollodoros aber hatte schon früher nicht aufgehört zu weinen, und nun brach er völlig aus, weinend und unwillig sich gebärend, und es war keiner, den er nicht durch sein Weinen erschüttert hätte, von allen Anwesenden als nur Sokrates selbst. Der aber sagte: Was macht ihr doch, ihr wunderbaren Leute! Ich habe vorzüglich deswegen die Weiber weggeschickt, dass sie dergleichen nicht begehen möchten; denn ich habe immer gehört, man müsse still sein, wenn einer stirbt. Also haltet euch ruhig und wacker. Als wir das hörten, schämten wir uns und hielten inne mit Weinen. Er aber ging umher, und als er merkte, dass ihm die Schenkel schwer wurden, legte er sich gerade hin auf den Rücken, denn so hatte es ihm der Mensch geheißen. Darauf berührte ihn eben dieser, der ihm das Gift gegeben hatte, von Zeit zu Zeit und untersuchte seine Füße und Schenkel. Dann drückte er ihm den Fuß stark und fragte, ob er es fühle; er sagte nein. Und darauf die Knie, und so ging er immer höher hinauf und zeigte uns, wie er erkaltete und erstarrte. Darauf berührte er ihn noch einmal und sagte, wenn ihm das bis ans Herz käme, dann würde er hin sein. Als ihm nun schon der Unterleib fast ganz kalt war, da enthüllte er sich, denn er lag verhüllt, und sagte, und das waren seine letzten Worte: O Kriton, wir sind dem Asklepios einen Hahn schuldig, entrichtet ihm den, und versäumt es ja nicht. – Das soll geschehen, sagte Kriton, sieh aber zu, ob du noch sonst etwas zu sagen hast. Als Kriton dies fragte, antwortete er aber nichts mehr, sondern bald darauf zuckte er, und der Mensch deckte ihn auf; da waren seine Augen gebrochen. Als Kriton das sah, schloss er ihm Mund und Augen.[141]

Platon

Der Tod Jesu

Als die sechste Stunde kam, brach über das ganze Land eine Finsternis herein. Sie dauerte bis zur neunten Stunde. Und in der neunten Stunde rief Jesus mit lauter Stimme: Eloï, Eloï, lema sabachtani?, das heißt übersetzt: Mein Gott, mein Gott, warum hast du mich verlassen? Einige von denen, die dabeistanden und es hörten, sagten: Hört, er ruft nach Elija! Einer lief hin, tauchte einen Schwamm in Essig, steckte ihn auf einen Stock und gab Jesus zu trinken. Dabei sagte er: Lasst uns doch sehen, ob Elija kommt und ihn herabnimmt. Jesus aber schrie laut auf. Dann hauchte er den Geist aus.[142]

Markus-Evangelium 15,33–37

Der Tod Peter Nolls nach den Erinnerungen seiner Tochter Rebekka Noll und Max Frischs

Nachdem Peter Noll den Morphiumkonsum bis zur Überdosis gesteigert hatte, verzichtete er ganz darauf. Er schämte sich der Verwirrung, in die er, wie Rebekka ihm erzählte, geraten war. Was ihn dazu getrieben hatte, war wohl die Angst vor dem Spital, aber auch davor, irgendwo auf der Straße zu verenden oder jemandem zur Last zu fallen. Er blieb trotz Schmerzen um andere besorgt.

Wenige Freunde kommen oft – Max Frisch täglich. Bei gemeinsamen Mahlzeiten spricht er selbst nicht sehr viel und hat Mühe zu essen. Mitte der letzten Woche wünscht er sich ein gemeinsames Hummer-und-Champagner-Frühstück mit Rebekka. Dazu Musik. Auf dem Plattenspieler liegt ein Teil von Bachs h-moll-Messe. Peter Noll hebt die Hand: Es ist aus dem Credo der Übergang vom »Sepultus est« zum »Et resurrexit« – die Musik, die er sich für die Abdankungsfeier im Großmünster gewünscht hat.

Am Donnerstagabend liegt er nach Besuch erschöpft im Bett. In der Nacht packt ihn eine sich aufbäumende Verzweiflung – körperlich, seelisch, intellektuell. Er greift nach Akten vom Obergericht, nach Rebekkas Zeitungsartikeln über Polen, nach der Motorfahrzeugseite der Zeitung. Aber nichts geht. Das Zimmer wird zum Verlies. »Warum nimmt mich niemand raus?« Im Lampenlicht erscheint ein Vogel auf dem Regal als Buddha, als großer Affe, Teufel, Gott. »Der holt mich jetzt … Und wenn nun nichts wäre?« Rebekka tröstet mit ihrer körperlichen Nähe und erzählt unaufhörlich ihren Glauben mit den Parabeln von Jesus. »Wenn sogar der Sohn Gottes fragen muss: ›Gott, warum hast du mich verlassen?‹, dann heißt das, dass wir alle das durchmachen müssen. Dann war er ganz ruhig und konnte mit dem Glauben gehen. Als er gegangen war, da hatte ich den Glauben nicht mehr – er muss ganz langsam wieder nachwachsen.«

Nach dieser »Horrornacht« (so Rebekka) herrscht am Freitag eine große Ruhe, eine Ergebenheit, die Würde ausstrahlt. Am Morgen kommt Max Frisch zum Abschied vor seiner Amerikareise. »Du weißt, ich habe dich gern.« Darauf Peter Noll: »Ich danke dir für diese Zeit.« Im Laufe des Tages treffen Familienangehörige und nächste Freunde ein. Sie bleiben die ganze Nacht. Am Nachmittag geht das Sprechen in ein sprachähnliches Stöhnen über. Am Samstag früh um vier Uhr, nach vielen tiefen Atemzügen, bleibt das Herz stehen.

Rebekka bezeichnet diesen Tod als schwer, schmerzlich – schmerzlos, hoffnungsspendend. »Der liebe Gott kann einen Menschen doch nicht so leiden lassen! Doch! Der liebe Gott lässt den Menschen so leiden – genau so!«[143]

Die schwersten Wege

Die schwersten Wege
werden alleine gegangen,
die Entäuschung, der Verlust,
das Opfer,
sind einsam.
Selbst der Tote der jedem Ruf antwortet
und sich keiner Bitte versagt
steht uns nicht bei
und sieht zu
ob wir es vermögen.
Die Hände der Lebenden die sich ausstrecken
ohne uns zu erreichen
sind wie die Äste der Bäume im Winter.
Alle Vögel schweigen.
Man hört nur den eigenen Schritt
und den Schritt den der Fuß
noch nicht gegangen ist aber gehen wird.

Stehenbleiben und sich Umdrehn
hilft nicht. Es muß
gegangen sein.

Nimm eine Kerze in die Hand
wie in den Katakomben,
das kleine Licht atmet kaum.
Und doch, wenn du lange gegangen bist,
bleibt das Wunder nicht aus,
weil das Wunder immer geschieht,
und weil wir ohne Gnade
nicht leben können:
die Kerze wird hell vom freien Atem des Tags,
du bläst sie lächelnd aus
wenn du in die Sonne trittst
und unter den blühenden Gärten
die Stadt vor dir liegt,
und in deinem Haus
dir der Tisch weiß gedeckt ist.
Und die verlierbaren Lebenden
und die unverlierbaren Toten
dir das Brot brechen und den Wein reichen –
und du ihre Stimme wieder hörst
ganz nahe
bei deinem Herzen.[144]

Hilde Domin

Der Tod eines Engels

Zum Engel der letzten Stunde, den wir so hart den Tod nennen, wird uns der weichste, gütigste Engel zugeschickt, damit er gelinde und sanft das niedersinkende Herz des Menschen vom Leben abpflücke und es in warmen Händen und ungedrückt aus der kalten Brust in das hohe, wärmende Eden trage. Sein Bruder ist der Engel der ersten Stunde, der den Menschen zweimal küsset, das erste Mal, damit er dieses Leben anfange,

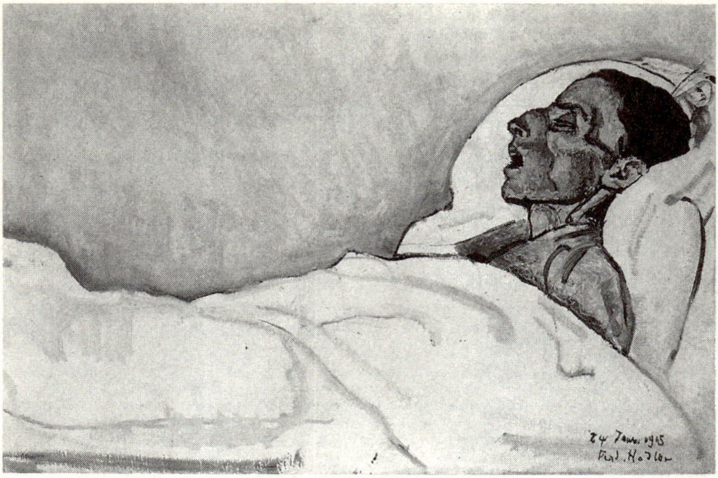

Ferdinand Hodler: Die sterbende Valentine Godé-Darel, Januar 1915

das zweite Mal, damit er droben ohne Wunden aufwache und in das andere lächelnd komme, wie in dieses Leben weinend.

Da die Schlachtfelder voll Blut und Tränen standen und da der Engel der letzten Stunde zitternde Seelen aus ihnen zog: So zerfloss sein mildes Auge, und er sagte: »Ach, ich will einmal sterben wie ein Mensch, damit ich seinen letzten Schmerz erforsche und ihn stille, wenn ich sein Leben auflöse.« Der unermessliche Kreis von Engeln, die sich droben lieben, trat um den mitleidigen Engel und verhieß dem Geliebten, ihn nach dem Augenblick seines Todes mit ihrem Strahlenhimmel zu umringen, damit er wüsste, dass es der Tod gewesen; – und sein Bruder, dessen Kuss unsere erstarrten Lippen wie der Morgenstrahl kalte Blumen öffnet, legte sich zärtlich an sein Angesicht und sagte: »Wenn ich dich wieder küsse, mein Bruder, so bist du gestorben auf der Erde und schon wieder bei uns.«

Gerührt und liebend sank der Engel auf ein Schlachtfeld nieder, wo nur ein einziger schöner feuriger Jüngling noch zuckte und die zerschmetterte Brust noch regte: Um den Helden war nichts mehr als seine Braut, ihre heißen Zähren konnt' er nicht mehr fühlen, und ihr Jammer zog unkenntlich als ein fernes Schlachtgeschrei um ihn. O da bedeckte ihn der Engel schnell und ruhte in der Gestalt der Geliebten an ihm und sog mit einem heißen Kusse die wunde Seele aus der zerspaltenen Brust – und er gab die Seele seinem Bruder, der Bruder küsste sie droben zum zweiten Mal, und dann lächelte sie schon.

Der Engel der letzten Stunde zuckte wie ein Blitzstrahl in die öde Hülle hinein, durchloderte den Leichnam und trieb mit dem gestärkten Herzen die erwärmten Lebensströme wieder um. Aber wie ergriff ihn die neue Verkörperung! [...] – O seine zertrennte Brust hob sich blutend auf, und sein erster Atemzug war sein erster Seufzer nach dem verlassenen Himmel! – »Ist dieses das Sterben der Menschen?«, dacht' er; aber da er das versprochene Zeichen des Todes nicht sah, keinen Engel und keinen umflammenden Himmel: So merkt' er wohl, dass dieses nur das Leben derselben sei.

Abends vergingen dem Engel die irdischen Kräfte, und ein quetschender Erdball schien sich über sein Haupt zu wälzen; denn der Schlaf schickte seine Boten. Die innern Bilder rückten aus ihrem Sonnenschein in ein dampfendes Feuer, die ins Gehirn geworfnen Schatten des Tages fuhren verwirrt und kolossalisch durcheinander, und eine sich aufbäumende unbändige Sinnenwelt stürzte sich über ihn; – denn der Traum schickte seine Boten. Endlich faltete sich der Leichenschleier des Schlafes doppelt um ihn, und in die Gruft der Nacht eingesunken lag er einsam und starr, wie wir armen Menschen, dort. Aber dann flogest du, himmlischer Traum, mit deinen tausend Spiegeln vor seine Seele und zeigtest ihm in allen Spiegeln einen Engelskreis und einen Strahlenhimmel; und der erdige Leib schien mit allen Stacheln von ihm loszufallen. »Ach«, sagt' er in vergeblicher Entzückung, »mein Entschlafen war also mein Verscheiden!« – Aber da er wieder mit dem eingeklemmten Herzen voll schwerem Menschenblut aufwachte und die Erde und die Nacht erblickte, so sagt' er: »Das war nicht der Tod, sondern bloß das Bild desselben, ob ich gleich den Sternhimmel und die Engel gesehen.«

Die Braut des emporgetragenen Helden merkte nicht, dass in der Brust ihres Geliebten nur ein Engel wohnte: Sie liebte noch die aufgerichtete Bildsäule der verschwundnen Seele und hielt noch fröhlich die Hand dessen, der so weit von ihr gezogen war. Aber der Engel liebte ihr getäuschtes Herz mit einem Menschenherzen wieder, eifersüchtig auf seine eigne Gestalt – er wünschte, nicht früher als sie zu sterben, um sie so lange zu lieben, bis sie ihm es einmal im Himmel vergäbe, dass sie an einer Brust zugleich einen Engel und einen Geliebten umfangen. Aber sie starb früher: Der vorige Kummer hatte das Haupt dieser Blume zu tief niedergebogen, und es blieb gebrochen auf dem Grabe liegen. [...] – Da zerriss das schwellende Auge des Engels in eine brennende Träne; und als er dachte, sein Herz mache sich in Gestalt einer Träne wie eine Perle aus der mürben Muschel los: So bewegte die Braut, die zum letzten Wahnsinn erwachte, noch einmal die Augen und zog ihn an ihr Herz und starb, als sie ihn küsste und sagte: »Nun bin ich bei dir, mein Bruder.« – Da wähnte der Engel, sein Himmelsbruder hab' ihm das Zeichen des Kusses und Todes gegeben; aber ihn umzog kein Strahlenhimmel, sondern ein Trauerdunkel, und er seufzete, dass das nicht sein Tod, sondern nur die Menschenqual über einen fremden sei.

»O ihr gedrückten Menschen,« rief er, »wie überlebt ihr Müden es, o wie könnt ihr denn alt werden, wenn der Kreis der Jugendgestalten zerbricht und endlich ganz umliegt, wenn die Gräber eurer Freunde wie Stufen zu euerem eignen hinuntergehen und wenn das Alter die stumme leere Abendstunde eines erkalteten Schlachtfeldes ist, o ihr armen Menschen, wie kann es euer Herz ertragen?« [...]

Nun wurd' er eines Lebens, das wir ein halbes Jahrhundert tragen, in wenig Tagen müde und sehnte sich zurück. Die Abendsonne zog seine verwandte Seele. Die Splitter seiner verletzten Brust matteten ihn durch Schmerzen ab. Er ging, mit der Abendglut auf den blassen Wangen, hinaus auf den Gottesacker, den grünen Hintergrund des Lebens, wo die Hüllen aller schönen Seelen, die er sonst ausgekleidet hatte, auseinander genommen wurden. Er stellte sich mit wehmütiger Sehnsucht auf das nackte Grab der unaussprechlich geliebten, eingesunkenen Braut und sah in die verblühende Abendsonne. [...] – Da öffnete die Entzückung seine Wunde, und das Blut, die Träne der Seele, floss aus dem Herzen auf den geliebten Hügel – der zergehende Körper sank süßverblutend der Geliebten nach – Wonne-Tränen brachen die fallende Sonne in ein rosenrotes schwimmendes Meer – fernes Echo-Getöne, als wenn die Erde von weitem im klingenden Äther vorüberzöge, spielte durch den nassen Glanz – Dann schoss eine dunkle Wolke oder eine kleine Nacht vor dem Engel vorbei und war voll Schlaf. Und nun war ein Strahlenhimmel aufgetan und überwallete ihn, und tausend Engel flammten; »bist du schon wieder da, du spielender Traum?«, sagte er. – Aber der Engel der ersten Stunde trat durch die Strahlen zu ihm und gab ihm das Zeichen des Kusses und sagte: »Das war der Tod, du ewiger Bruder und Himmelsfreund!« – Und der Jüngling und seine Geliebte sagten es leise nach.[145]

Jean Paul

Der Tod des Nikolai Ljewin

»Ich muss davon«, wiederholte Nikolai.

»Warum meinst du das?«, fragte Konstantin, um überhaupt etwas zu sagen.

»Weil ich davon muss«, sagte er noch einmal, wie wenn ihm dieser Ausdruck besonders gefiele. »Es ist zu Ende.«

Marja Nikolajewna trat zu ihm heran.

»Sie sollten sich hinlegen; es ist Ihnen dann leichter«, sagte sie.

»Bald werde ich liegen«, antwortete er leise; »als Leiche«, fügte er spöttisch und ingrimmig hinzu. »Na, dann legt mich hin, wenn ihr das wollt.«

Konstantin legte den Bruder auf den Rücken, setzte sich neben ihn und blickte ihm, kaum zu atmen wagend, ins Gesicht. Der Sterbende lag mit geschlossenen Augen da; aber auf seiner Stirn bewegten sich ab und zu die Muskeln, wie bei jemand, der tief und angestrengt nachdenkt. Unwillkürlich überlegte Konstantin, was wohl jetzt in der Seele des Sterbenden vorgehen möge; aber wie sehr er auch seine Denkkraft anstrengte, um dem Gedankengang seines Bruders zu folgen, so sah er doch am Ausdruck dieses ruhigen, ernsten Gesichtes und am Spiel der Muskeln oberhalb der Brauen, dass dem Sterbenden immer klarer und klarer wurde, was für ihn, Konstantin, noch immer gleich dunkel blieb.

»Ja, ja, so ist es«, sagte der Sterbende langsam und in Absätzen. »Warte einmal.« Wieder schwieg er eine Weile. »So ist es!«, fügte er dann in gedehntem Ton, wie beruhigt, hinzu, als ob er nun über alles ins Reine gekommen wäre. »O Gott!«, sagte er hierauf und seufzte schwer.

Marja Nikolajewna befühlte seine Füße. »Sie werden kalt«, flüsterte sie.

Lange, sehr lange, wie es Konstantin vorkam, lag der Kranke da, ohne sich zu rühren. Aber er lebte immer noch und seufzte von Zeit zu Zeit. Konstantin war von dem angestrengten Denken schon ganz müde. Er fühlte, dass er trotz aller Anspannung seiner Denkkraft nicht imstande war, zu begreifen, was »so« war. Er fühlte, dass er in dieser Gedankenarbeit schon längst hinter dem Sterbenden zurückgeblieben war. Er war jetzt nicht mehr imstande, an die eigentliche Frage nach dem Wesen des Todes zu denken, sondern unwillkürlich kamen ihm Gedanken darüber, was er jetzt, sofort, werde tun müssen: dem Toten die Augen zudrücken, ihn ankleiden, einen Sarg bestellen. Und seltsam: Er fühlte sich vollständig kalt und empfand weder Kummer noch das Gefühl eines Verlustes und noch weniger Mitleid mit dem Bruder. Wenn jetzt in seiner Seele ein Gefühl seinem Bruder gegenüber rege war, so war es eher das Gefühl des Neides wegen der Erkenntnis, zu der der Sterbende jetzt gelangt war, während sie ihm selbst noch unzugänglich blieb.

Noch lange saß er so an seinem Bett und wartete immer auf das Ende. Aber das Ende kam noch nicht. Die Tür öffnete sich, und Kitty erschien. Konstantin stand auf, um sie zurückzuhalten. Aber in dem Augenblick, als er aufstand, hörte er, dass der Sterbende sich regte.

»Geh nicht fort«, sagte Nikolai und streckte die Hand aus. Konstantin gab ihm die seinige und winkte seiner Frau ärgerlich zu, sie möchte hinausgehen.

Die Hand des Sterbenden in der seinen haltend, saß er eine halbe Stunde da, eine ganze Stunde, und noch eine Stunde. An den Tod dachte er jetzt überhaupt nicht mehr. Er dachte, was wohl jetzt Kitty tue, wer in dem anstoßenden Zimmer wohne, ob der Arzt ein eigenes Haus habe. Er bekam Lust, etwas zu essen, auch regte sich der Wunsch, zu schlafen. Vorsichtig machte er seine Hand frei und befühlte die Füße. Sie waren kalt; aber der Kranke atmete immer noch. Konstantin versuchte wieder, auf den Fußspitzen hinauszugehen; aber der Kranke rührte sich wieder und sagte: »Geh nicht fort.« ...

Die Morgendämmerung kam; der Zustand des Kranken war immer noch der gleiche. Konstantin machte ganz leise, ohne den Sterbenden anzublicken, seine Hand frei, ging nach seinem Zimmer und legte sich schlafen. Als er wieder erwachte, erfuhr er, statt der Nachricht vom Tode seines Bruders, die er erwartet hatte, dass der Kranke wieder in den früheren Zustand zurückgekehrt sei. Er setzte sich wieder ab und zu hin, hustete, aß und redete; und er redete nicht mehr vom Tode, sondern sprach wieder die Hoffnung auf Genesung aus und war noch reizbarer und finsterer geworden als vorher. Niemand, weder sein Bruder noch Kitty, vermochte ihn zu beruhigen. Er war auf alle ärgerlich und sagte allen Unangenehmes; allen machte er seine Leiden zum Vorwurf und verlangte, man solle ihm den berühmten Arzt aus Moskau kommen lassen. Auf alle an ihn gerichteten Fragen, wie er sich fühle, antwortete er gleichmäßig mit einem Ausdrucke des Ingrimms und des Vorwurfs: »Ich leide furchtbar, unerträglich!«

Die Leiden des Kranken wurden immer schlimmer, namentlich auch wegen der durchgelegenen Stellen, die nicht mehr geheilt werden konnten; er ärgerte sich immer mehr über alle, die um ihn waren, machte ihnen alles Mögliche zum Vorwurf und schalt sie besonders deswegen, weil sie ihm nicht den

Arzt aus Moskau kommen ließen. Kitty bemühte sich auf jede Weise, ihm zu helfen und ihn zu beruhigen; aber es war alles vergeblich, und Konstantin sah, dass sie selbst körperlich und seelisch erschöpft war, obwohl sie es nicht zugeben wollte. Das erste feierliche Gefühl der Nähe des Todes, das in aller Herzen durch Nikolais Abschied vom Leben in jener Nacht hervorgerufen war, wo er den Bruder hatte rufen lassen, dieses Gefühl war zerstört. Alle wussten, dass er mit Notwendigkeit und in Bälde sterben werde, dass er bereits halb eine Leiche sei; alle hatten nur den einen Wunsch, dass er recht bald sterben möge. Aber alle verheimlichten diese Erkenntnis und diesen Wunsch, reichten ihm aus dem Fläschchen seine Arznei, ließen andere Arzneien und andere Ärzte holen und suchten den Kranken zu täuschen und jeder sich selbst und einer den andern. All das war Lüge, hässliche, beleidigende, frevelhafte Lüge. Und diese Lüge empfand Konstantin Ljewin von allen am schmerzlichsten, sowohl infolge seiner Charakterbeschaffenheit, wie auch weil er den Sterbenden am meisten liebte. Konstantin, den schon lange der Gedanke beschäftigte, die Brüder wenigstens vor dem Tode noch miteinander zu versöhnen, hatte an den Bruder Sergei Iwanowitsch geschrieben, und als er seine Antwort erhalten hatte, las er dem Kranken den Brief vor. Sergei Iwanowitsch schrieb, es sei ihm nicht möglich, selbst zu kommen, bat aber in rührenden Ausdrücken den Bruder um Verzeihung.

Der Kranke äußerte nichts dazu.

»Was soll ich ihm zurückschreiben?«, fragte Konstantin. »Ich hoffe, du bist nicht mehr zornig auf ihn?«

»Nein, gar nicht!«, antwortete Nikolai ärgerlich auf diese Frage. »Schreib ihm, er soll mir den Arzt herschicken.«

Es vergingen noch drei qualvolle Tage; der Kranke verblieb immer im gleichen Zustand. Den Wunsch, dass er bald sterben möge, teilten jetzt alle, die ihn sahen oder von seinem Zustand wussten: die Dienerschaft des Hotels, und der Wirt, und sämtliche Gäste, und der Arzt, und Marja Nikolajewna, und Konstantin Ljewin, und Kitty. Einzig und allein der Kranke sprach keinen derartigen Wunsch aus, sondern war im Gegenteil darüber aufgebracht, dass man nicht den Moskauer Arzt kommen lasse, und fuhr fort, seine Arzneien zu nehmen und vom Leben zu sprechen. Nur in den seltenen Augenblicken, wo das Opium ihn auf kurze Zeit seine ununterbrochenen Leiden vergessen ließ, sprach er mitunter im Halbschlummer den Gedanken aus, der im Grunde stärker als bei allen anderen in seiner Seele rege war: »Ach, wenn es doch erst zu Ende wäre!«, oder: »Wann wird das zu Ende sein?«

Die stetig sich steigernden Schmerzen taten ihr Werk und bereiteten ihn zum Tode vor. Es gab schon keine Körperlage mehr, in der er nicht gelitten hätte, keinen Augenblick, wo er sich seiner Schmerzen nicht bewusst gewesen wäre, an seinem ganzen Leibe keinen Fleck, keinen Teil, der ihm nicht weh getan, ihn nicht gepeinigt hätte. Sogar die Erinnerungen, die seelischen Empfindungen, die Gedanken, die in diesem Körper noch vorhanden waren, riefen bei dem Kranken jetzt schon denselben Widerwillen hervor wie der Körper selbst. Der Anblick anderer Menschen, ihre Reden, seine eigenen Erinnerungen, alles dies bereitete ihm lediglich Schmerz und Pein. Seine Umgebung fühlte das, und unwillkürlich vermied es jeder, im Zimmer des Kranken sich frei zu bewegen, ein Gespräch zu führen oder einen Wunsch auszusprechen. Sein gesamter Rest von Lebenstätigkeit beschränkte sich ausschließlich auf das Empfinden seines Leidens und auf den Wunsch, davon erlöst zu werden.

Es vollzog sich in seinem Innern offenbar jener Umschwung, der ihn dahin bringen musste, im Tod die Erfüllung seiner Wünsche, sein Glück zu sehen. Früher war jeder besondere, durch das Leiden oder durch irgendeinen Mangel hervorgerufene Wunsch, wie Hunger, Müdigkeit, Durst, durch eine Tätigkeit des Körpers befriedigt worden, die ihm Genuss gewährte; jetzt aber war bei seinem Leiden und allem, was er entbehrte, eine Befriedigung seiner Wünsche unmöglich geworden, und jeder Versuch einer Befriedigung verursachte nur neues Leiden. Und daher fanden sich alle seine Wünsche in dem einen Wunsche zusammen, von allen seinen Leiden und von deren Quelle, dem Körper, befreit zu werden. Aber er fand keine Worte, um diesen Wunsch nach Befriedigung auszudrücken, und daher sprach er von diesem Wunsche gar nicht, sondern forderte aus alter Gewohnheit die Erfüllung solcher Wünsche, die doch nicht mehr zu seiner Befriedigung erfüllt werden konnten. »Legt mich auf die andere Seite«, sagte er und forderte gleich darauf, man solle ihn wieder wie vorher lagern. – »Gebt mir Fleischbrühe!« – »Nehmt die Fleischbrühe weg.« – »Erzählt doch etwas; warum schweigt ihr denn immer?« Und sobald sie zu reden anfingen, schloss er die Augen und bekundete Müdigkeit, Gleichgültigkeit und Widerwillen.

Am zehnten Tage nach der Ankunft in der Stadt wurde Kitty krank. Sie hatte Kopfschmerzen und Erbrechen und musste den ganzen Vormittag über im Bett bleiben.

Der Arzt äußerte, die Krankheit komme von Übermüdung und Aufregung, und verordnete ihr seelische Ruhe.

Am Nachmittag stand Kitty aber doch auf und ging wie immer mit ihrer Handarbeit zu dem Kranken. Er sah sie bei ihrem Eintritt mit einem strengen Blick an und lächelte geringschätzig, als sie sagte, sie sei krank gewesen. An diesem Tage musste er sich beständig die Nase schnauben und stöhnte kläglich.

»Wie fühlen Sie sich?«, fragte sie ihn.

»Schlechter«, brachte er mühsam heraus. »Ich habe Schmerzen.«

»Wo haben Sie denn Schmerzen?«

»Überall.«

»Heute geht es mit ihm zu Ende; Sie werden sehen«, sagte Marja Nikolajewna, zwar flüsternd, aber doch so laut, dass der Kranke, der, wie Konstantin gemerkt hatte, sehr feinhörig war, es gehört haben musste. Konstantin bedeutete ihr durch Zischen, sie solle still sein, und sah nach dem Kranken hin. Nikolai hatte es gehört; aber diese Worte hatten auf ihn gar keinen Eindruck gemacht. Sein Blick war immer gleich vorwurfsvoll und gespannt.

»Warum denken Sie das?«, fragte Konstantin sie, als sie ihm auf den Flur hinaus gefolgt war.

»Er hat angefangen, sich sauber zu machen«, antwortete Marja Nikolajewna.

»Was heißt das: sich sauber zu machen?«

»Sehen Sie: so!«, erwiderte sie, indem sie an den Falten ihres wollenen Kleides herumzupfte. Und in der Tat hatte Konstantin bemerkt, dass der Kranke diesen ganzen Tag über an sich herumgegriffen hatte, wie wenn er etwas abzupfen wollte.

Marja Nikolajewnas Voraussage erwies sich als richtig. Der Kranke war zur Nacht nicht mehr imstande, die Arme zu heben, und sah nur vor sich hin, ohne dass sich jemals der aufmerksam gespannte Ausdruck seines Blickes geändert hätte. Selbst wenn sein Bruder oder Kitty sich über ihn beugten, so dass er sie sehen konnte, behielt er dieselbe Art zu blicken bei. Kitty ließ einen Geistlichen holen, der das Sterbegebet lesen sollte.

Während der Geistliche das Gebet las, gab der Sterbende keinerlei Lebenszeichen von sich; seine Augen waren geschlossen. Konstantin, Kitty und Marja Nikolajewna standen neben dem Bett. Der Geistliche hatte das Gebet noch nicht bis zu Ende gelesen, als der Sterbende sich ausstreckte, seufzte und die Augen öffnete. Als der Geistliche das Gebet beendet hatte, legte er ihm das Kreuz an die kalte Stirn und wickelte es dann langsam in sein Schultertuch ein; nachdem er noch etwa zwei Minuten schweigend dagestanden hatte, berührte er die erkaltete blutleere große Hand.

»Er ist verschieden«, sagte der Geistliche und wollte zurücktreten; aber plötzlich bewegte sich der zusammengeklebte Schnurrbart des Daliegenden, und in der Stille wurden die aus tiefer Brust scharf und bestimmt herauskommenden Worte deutlich vernehmbar:

»Noch nicht ganz ... aber bald.«

Eine Minute später hellte sich sein Gesicht auf, unter seinem Schnurrbart zeigte sich ein Lächeln, und die Leichenfrauen, die sich schon versammelt hatten, gingen geschäftig daran, den Toten zurechtzumachen.[146]

Leo Tolstoi

Aus: Das menschliche Glück kann man nur nach dem Tode beurteilen

Das eigentliche Lebensglück, das in geistiger Ruhe und Zufriedenheit und in seelischer Geradheit und Sicherheit besteht, darf man nie einem Menschen zusprechen, ehe man nicht gesehen hat, wie er den letzten und zweifellos den schwierigsten Akt im Schauspiel seines Lebens gespielt hat. Überall sonst ist Verstellung möglich: Entweder wir beherzigen die schönen Lehren der Philosophie nur äußerlich, oder was uns trifft, trifft uns nicht bis ins Mark, so dass wir immer ein gefasstes Gesicht behalten können; aber bei der letzten Szene zwischen uns und dem Tod, da gilt keine Verstellung mehr, da muss man seine wirkliche Meinung sagen, da muss man zeigen, was an Gutem und Sauberem im tiefsten Grunde unseres Herzens liegt.

»Denn erst dann entquillt der wahre Ton unserer innersten Brust; die Maske wird abgerissen, die Wirklichkeit bleibt«. (Lukrez III, 57) Deshalb muss alles andre Tun unsres Lebens sich in diesem letzten Punkte sammeln und bewähren; es ist der wichtigste Tag; es ist der Gerichtstag. Es ist der Tag, sagt Seneca, vor dem alle vergangenen Jahre bestehen müssen. Dem Tod überlasse ich es, zu entscheiden, ob mein Lernen Frucht getragen hat: Dann werden wir sehen, ob mir das, was ich schreibe, aus dem Munde oder aus dem Herzen kommt.

Wenn es sich darum handelt, das Leben eines anderen Menschen zu beurteilen, so richte ich immer meinen Blick darauf, wie es ausgeklungen ist, und meine wichtigste Bemühung ist, zu erreichen, dass mein Leben gut ausklingt, das heißt ruhig und still.[147]

Michel de Montaigne

Wie man stirbt, ist gleichgültig

Die ganze Art, wie ein Mensch während seines vollen Lebens seiner blühenden Kraft an den Tod denkt, ist freilich sehr sprechend und zeugnisgebend für das, was man seinen Charakter nennt; aber die Stunde des Sterbens selber, seine Haltung auf dem Totenbette ist fast gleichgültig dafür. Die Erschöpfung des ablaufenden Daseins, namentlich wenn alte Leute sterben, die unregelmäßige oder unzureichende Ernährung des Gehirns während dieser letzten Zeit, das gelegentlich sehr Gewaltsame des Schmerzes, das Unerprobte und Neue des ganzen Zustandes und gar zu häufig der An- und Rückfall von abergläubischen Eindrücken und Beängstigungen, als ob am Sterben viel gelegen sei und hier Brücken schauerlichster Art überschritten würden – dies alles *erlaubt* es nicht, das Sterben als Zeugnis über den Lebenden zu benutzen. Auch ist es nicht wahr, dass der Sterbende im Allgemeinen *ehrlicher* wäre als der Lebende; vielmehr wird fast jeder durch die feierliche Haltung der Umgebenden, die zurückgehaltenen oder fließenden Tränen- und Gefühlsbäche zu einer bald bewussten, bald unbewussten Komödie der Eitelkeit verführt. Der Ernst, mit dem jeder Sterbende behandelt wird, ist gewiss gar manchem armen verachteten Teufel der feinste Genuss seines ganzen Lebens und eine Art Schadenersatz und Abschlagszahlung für viele Entbehrungen gewesen.[148]

Friedrich Nietzsche

Es gab eine Zeit, da ließ ich alles automatisch ablaufen. Ich schaute nicht einmal richtig hin. Ganz bestimmt verhielt ich mich ziemlich verschlossen. Die Kinder selbst waren es, die mich zu öffnen begannen. Als es anfing, begann es mich beständig und unaufhörlich anzuziehen. Es war ein sehr, sehr intensiver Vorgang, und ich mußte ihn im eigenen Tempo durchleben. Denn hier, auf dieser Intensivstation für Neugeborene siehst du unbeschreibliche Schönheit und unerträglichen Schmerz. Und du musst dir darüber klar werden, wie du beides miteinander verbindest.

Du lernst die Kinder einfach kennen, und du kannst nicht anders als ihre Schönheit wahrzunehmen. Du kannst sie nicht wirklich pflegen, ohne sie kennenzulernen. Und du kannst sie nicht kennenlernen, ohne ihre Schönheit zu sehen. Was könnte schöner sein als die Unschuld? Sie äußert sich durch alle Merkmale dieser Kinder: ihre Winzigkeit, ihre Augen, ihre Finger, der Klang ihres Herzens – der Atem kann dich schon durch seine Schönheit bewegen. Ein Teil dieser Schönheit rührt daher, dass sie so zerbrechlich wirken und dass ihre Zukunft so völlig unbestimmt ist – die Cliché-Metapher jener Blume, die nur einen Tag blüht. Es ist, als ob hier ein Garten solcher Blumen bestünde.

Aber auf der Oberfläche ist das Bild ziemlich grimmig: Ein Raum voll von diesen kleinen Wesen, von denen sich viele an der Scheide zwischen Leben und Tod befinden, und deren Gesichtsausdrücke und Bewegungen herzzerreißend sein können. Dann gibt es ihre Eltern, die dort auf der anderen Seite des Glasfensters stehen, die verzweifelt und betroffen sind und die so hilflos und schmerzerfüllt hineinschauen. Es ist schon sehr bewegend, Teil einer Ansicht zu sein, die mit solchen Gesichtsausdrücken betrachtet wird! Aber ich schaue zurück, um sie wissen zu lassen, dass hier jemand bei ihrem Baby ist.

Durch den Gebrauch neuer Maschinen und die Einführung außergewöhnlicher medizinischer Maßnahmen wurde einigen von uns bewusst, wie viel Distanz wir zwischen uns und den Kindern herstellen. Aber selbst zu den Zeiten, als die Apparaturen noch nicht da waren, gab es die Tendenz, sich auf Distanz zu halten und unpersönlich zu bleiben – und wir wussten eigentlich schon da, dass es weder für die Kinder noch für uns gut war.

Dann begann eine Gruppe von uns, miteinander darüber zu sprechen und unseren Gefühlen Ausdruck zu verleihen. Wir beschlossen, dass wir den Kindern näher sein wollten und dass wir einander dabei stützen würden, wenn es zu hart käme und unsere eigene Kraft nicht mehr ausreichte. Je mehr wir uns öffneten, desto natürlicher wurde es für uns, die Babys im Arm zu halten, wenn die Zeit ihres Sterbens sich näherte. Es war nicht so, dass wir uns formal dazu entschlossen, sondern vielmehr die Tatsache, dass wir dazu in uns eine Bereitschaft verspürten. So lösten wir sie am Ende von den Anschlüssen an den Monitoren und hielten sie in einem Schaukelstuhl sitzend in unseren Armen. Wir saßen mit ihnen in ihren letzten Momenten.

Es zerreißt dich innerlich fast, denn du spürst manchmal, wie sie fortgehen, wenn du sie hältst. Und es ist ein ganz anderer Tod! Auf den Monitoren wird er als Gehirntod registriert. In deinen Armen spürst du das Ausklingen ihres Herzens und ihres Atmens.

Es ist so – wie soll ich sagen – ergreifend. Du spürst gleichzeitig alle möglichen Dinge: schreckliche Traurigkeit, weil du dich an das Kind gewöhnt hast, aber zugleich auch ein Frohsein, dass sein Leiden gleich zu Ende sein wird. Vielleicht spürst du auch Zorn auf die Welt, auf Gott, auf jene nicht definierbare Kraft, die das zulässt. Und du spürst so viel Mitempfinden für die Eltern und dann so etwas wie Ehrfurcht oder Erstaunen, so als gäbe es eine Erklärung für all das, was du nicht begreifst. Auch Geduld fühlst du, und dass die Dinge mit der Zeit größere Klarheit bekommen werden, und Gemütsruhe, weil du das Beste tust, was dir möglich ist, und Demut, weil du einem solchen Moment beiwohnen darfst. Das alles spürst du oft gleichzeitig.

Du sitzt da mit diesen Gefühlen, und du sitzt da mit dem Kind. Du erkennst sogar, dass du zum *Wohl des Kindes* dasitzt. Du tust es für dich selbst, um ruhig zu bleiben. Doch es ist auch die letzte Handlung, die du für die Babys vollbringen kannst. Du gibst ihnen den Frieden, den auch immer du erlangt hast. Das erschafft eine solche Intimität, wie sie mit Worten kaum auszudrücken ist. Du bist ihnen so nahe.

Es ist unerträglich und wunderschön zugleich. Woher kommt das? Es ist, als wenn der Teil von dir, der bei ihnen ist, in Stücke zerrissen wird. Aber der Teil von dir, der das alles zu verstehen sucht ... nun, für den ist es schön, weil er sieht, was wir in der Gegenwart großen Schmerzes füreinander sein können und dass wir das Leben nicht zu verneinen brauchen, selbst in den letzten Augenblicken nicht. Besonders dann nicht.[149]

Ram Dass und Paul Gorman

Über Gräbern

dem herrn unserem gott
hat es ganz und gar nicht gefallen
dass gustav e. lips
durch einen verkehrsunfall starb

erstens war er zu jung
zweitens seiner frau ein zärtlicher mann
drittens zwei kindern ein lustiger vater
viertens den freunden ein guter freund
fünftens erfüllt von vielen ideen

was soll jetzt ohne ihn werden?
was ist seine frau ohne ihn?
wer spielt mit den kindern?
wer ersetzt einen freund?
wer hat die neuen ideen?

dem herrn unserem gott
hat es ganz und gar nicht gefallen
daß einige von euch dachten
es habe ihm solches gefallen

im namen dessen der tote erweckte
im namen des toten der auferstand:
wir protestieren gegen den tod von gustav e. lips[150]

Kurt Marti

Aus der Trauerrede auf Hans Henny Jahnn

Am 29. November 1959 starb Hans Henny Jahnn im Blankeneser Krankenhaus an den Folgen eines Herzinfarkts. In der Nacht vor dem Tode hatte er, wie er seiner Frau noch berichten konnte, das gesamte Szenarium eines Theaterstücks mit dem Titel ›Die andere Seite greift ein‹ entworfen. Er lag dann mehrere Tage in seinem kahlen Arbeitszimmer aufgebahrt, neben dem Konzertflügel, ganz ohne die obligaten Blumen. Wie jung er aussah! Wie ein Knabe, der beim Spielen müde geworden und eingeschlafen ist. Der Kopf ruhte auf einem alten Kissen aus graugelbem Velourssamt, das eine Bekannte vor Jahren für den Hund des Hauses gestiftet hatte. Die Beisetzung fand auf dem alten Nienstedtener Friedhof statt. Freunde und Verehrer, Schriftsteller und Künstler sowie Vertreter von Akademien und Behörden gaben dem Dichter in großer Zahl das letzte Geleit. In der Kapelle wurde nur Orgelmusik von Sweelinck gespielt. Der selbstentworfene, kistenartige Sarg – ähnlich dem, der in der ›Niederschrift des Gustav Anias Horn‹ genau beschrieben ist – war so schwer, dass er von den jungen Menschen, die ihn trugen, auf dem kurzen Wege zur Gruft dreimal abgesetzt werden mußte. Jemand äußerte: »Ein Zinksarg, das bedeute: Protest gegen den Tod.« Die Abschiedsworte am Grabe sprach ein Freund, mit dem eine gegenseitige Vereinbarung bestand. – Alles war anders und wie improvisiert; mehr so, als ob Kinder Sterben und Beerdigung spielen, und gerade deshalb von einer rührenden Feierlichkeit und ganz vertraut. Ganz dem Leben Jahnns angemessen.[151]

Hans Erich Nossack

Absage

Günter Eich hat
abgesagt. Er sei leider
tot, lasse zwar grüßen,

doch lege er Wert auf
die Feststellung:
das Zeitliche habe er
nicht gesegnet.[152]

Wolfgang Hildesheimer, auf den Tod von Günter Eich

Begräbnis der Madame Bovary

Rouault und Bovary saßen nebeneinander in den Chorstühlen. Die drei Chorknaben wandelten psalmodierend vor ihnen hin und her. Musik brummte. Bournisien in vollem Ornat sang mit scharfer Stimme. Er verbeugte sich vor dem Tabernakel, hob die Hände empor und breitete die Arme aus. Der Kirchendiener hantierte. Vor dem Chorpult stand der Sarg zwischen vier Kerzen. Karl bekam eine Anwandlung, aufzustehen und sie auszublasen.

Er strengte sich an, Andacht zu empfinden, sich zum Glauben an ein jenseitiges Dasein aufzuschwingen, wo er Emma wiedersehen werde. Er versuchte sich einzubilden, sie sei verreist, weit, weit weg und schon seit längerer Zeit. Aber wenn er daran dachte, dass sie dort unter dem Leichentuche lag, dass alles zu Ende war, dass man sie nun in die Erde scharrte, da fasste ihn wilde Wut und schwarze Verzweiflung. Und dann wieder war ihm, als empfände er überhaupt nichts mehr. Er fühlte sich in seinem Schmerze erleichtert, aber alsbald warf er sich vor, eine erbärmliche Kreatur zu sein.

Auf die Fliesen der Kirche schlug in gleichen Zeiträumen etwas wie ein Eisenstab auf. Dieses harte Geräusch drang aus dem Hintergrund, bis es mit einem Male im Winkel eines Seitenschiffes aufhörte. Ein Mensch in einem groben braunen Rock kniete mühsam nieder. Es war Hippolyt, der Knecht vom Goldenen Löwen. Heute hatte er sein Bein erster Garnitur angeschnallt.

Ein Chorknabe machte die Runde durchs Kirchenschiff, um Geld einzusammeln. Die großen Kupferstücke klirrten eines nach dem anderen in der silbernen Schale.

»Schnell weg! Ich leide!«, rief Bovary und warf zornig ein Fünffrankenstück hinein.

Der Sammelnde bedankte sich mit einer tiefen Verbeugung.

Man sang, man kniete nieder, man richtete sich wieder auf ... Das nahm kein Ende! Karl erinnerte sich, dass er mit Emma in der ersten Zeit ihres Hierseins einmal zur Messe da gewesen war. Sie hatten rechts an der Mauer gesessen. – Die Glocke begann wieder zu läuten. Ein allgemeines Stühlerücken fing an. Die Sargträger hoben die drei Stangen der Bahre in die Höhe. Man verließ die Kirche.

Justin stand an der Tür der Apotheke. Er verschwand schleunigst, blass und taumelnd.

Alle Fenster im Orte waren voller Neugieriger, um den Trauerzug vorbeiziehen zu sehen. Karl ging voran, erhobenen Hauptes. Er trug eine tapfere Miene zur Schau und grüßte kopfnickend jeden, der aus den Gassen oder den Häusern trat, um sich dem Zuge anzuschließen.

Die sechs Träger, drei auf jeder Seite, schritten langsam vorwärts. Sie keuchten. Die Priester, die Sänger und die Chorknaben sangen das De profundis. Ihre bald lauten, bald leisen Stimmen verhallten im Feld. Wo der Weg eine Biegung machte, verschwanden sie auf Augenblicke, aber das hohe silberne Kreuz schimmerte immer zwischen den Bäumen.

Die Frauen schlossen sich hinten an, in schwarzen Mänteln mit zurückgeschlagenen Kapuzen, in den Händen dicke brennende Wachskerzen. Karl fühlte, wie ihn seine Kräfte verließen unter der ewigen Monotonie der Gebete und der Lichter, inmitten des faden Geruchs von Wachs und Messgewändern. Ein frischer Wind wehte herüber. Roggen und Raps grünten, und Tautropfen zitterten auf den Dornenhecken am Wege. Allerlei fröhliche Laute erfüllten die Luft: das Quietschen eines kleinen Wagens in der Ferne auf zerfahrener Straße, das wiederholte Krähen eines Hahnes oder der Galopp eines Füllens, das sich unter den Apfelbäumen austobte. Der klare Himmel war mit rosigen Wölkchen betupft. Bläuliche Lichter spielten um die Schwertlilien vor den Häusern und Hütten. Karl erkannte im Vorbeigehen jeden einzelnen Hof. Er entsann sich eines bestimmten Morgens, an dem er, einen Kranken zu besuchen, hier vorübergekommen war, erst hin und dann auf dem Rückwege zu »ihr«.

Manchmal flatterte das schwarze, mit silbernen Tränen bestickte Leichentuch auf und ließ den Sarg sehen. Die ermüdeten Träger verlangsamten den Schritt. Die Bahre schwankte fortwährend wie eine Schaluppe auf bewegter See.

Endlich war man da.

Die Träger gingen bis ganz hinter, bis zu einer Stelle im Rasen, wo das Grab gegraben war. Man stellte sich im Kreis herum auf. Während der Priester sprach, rieselte die rote, an den Seiten aufgehäufte Erde über die Kanten hinweg in die Grube, lautlos und ununterbrochen.

Dann wurden die vier Seile zurechtgelegt und der Sarg darauf gehoben. Karl sah ihn hinabgleiten, – tiefer, – immer tiefer.

Endlich hörte man ein Aufschlagen. Die Seile kamen geräuschvoll wieder hoch. Bournisien nahm den Spaten, den ihm Lestiboudois reichte. Und während er mit der rechten Hand den Weihwedel schwang, warf er wuchtig mit der linken eine volle Schaufel Erde ins Grab. Der Sand und die Steinchen polterten auf den Sarg, und das Geräusch dröhnte Karl in die Ohren, unheimlich wie ein Widerhall aus der Ewigkeit.

Der Priester gab die Schaufel an seinen Nachbarn weiter. Es war Homais. Würdevoll füllte und leerte er sie und reichte sie dann Karl, der auf die Kniee sank, mit vollen Händen Erde hinabwarf und »Lebe wohl!« rief. Er sandte ihr Küsse und beugte sich über das Grab, als ob er sich hinabstürzen wollte.

Man führte ihn fort. Er beruhigte sich sehr bald. Offenbar empfand er gleich den anderen eine merkwürdige Befriedigung, dass alles überstanden war.[153]

Gustave Flaubert

Begräbnis

Ein Mensch, der, wie gelebt zu haben,
Man wünscht, gelebt hat, wird begraben. –
Und zwar bei zwanzig Grad im Jänner:
Der Frost steigt in die Knie der Männer.
Der Pfarrer sagt, ein schlichter Greis,
Was er seit gestern flüchtig weiß.
Die Männer wissen's lange schon –
Auch steht's in jedem Lexikon.
Ein alter Freund, ein beinah blinder,
Liest mühsam ab aus dem Zylinder
Samt den Verdiensten, den erworbnen,
Die nähern Daten des Verstorbnen.
Die Liebe höret nimmer auf:
Ein dritter gibt den Lebenslauf.
Ein völlig unbekannter Mann
Spricht lang, obwohl er es nicht kann.
Im folgt ein weitrer Wortewürger
Aus Tupfing, für den Ehrenbürger.
Ein Dichter, ohne Gnade, spricht
Ein lang nicht endendes Gedicht.
Noch länger spricht ein Mann, der klagt,
Vorredner hätten's schon gesagt.
Und viele stehn noch da mit Kränzen,
Bereit, rhetorisch hier zu glänzen.
Sein Leben lang geliebt, wird fast
Der Mensch im Grabe jetzt gehasst.[154]

Eugen Roth

Aus dem Bericht einer Praktikantin in einem Bestattungsinstitut

Am Tag der Beerdigung wird etwa anderthalb Stunden vor Beginn der festgesetzten Trauerfeier mit den dazu nötigen Vorbereitungen begonnen. Der Sarg wird mit dem ausgesuchten Sargschmuck versehen und mit dem Leichenwagen zum Friedhof in die Feierhalle gebracht. Diese wurde in Absprache mit dem städtischen Friedhofsamt für eine bestimmte Zeit, hier für eine halbe Stunde, im Auftrag der Angehörigen durch den Bestatter gemietet. Eine Trauerfeier dauert maximal fünfundzwanzig Minuten, je nachdem, wie sprechfreudig der Geistliche ist. Es verbleiben dem Bestatter noch etwa fünf Minuten für die Vorbereitung »seiner« Bestattung. In dieser Zeit muss die Halle den Vorstellungen der Angehörigen entsprechend geschmückt werden. [...] Während die Kränze und Sträuße der vorhergehenden Bestattung vom Friedhofspersonal noch weggeräumt werden, beginnt der Bestatter bereits mit dem Aufbau und der Dekoration für »seine« Bestattung. [...]

Da die auf dem Freiburger Hauptfriedhof zur Verfügung stehende Einsegnungshalle relativ groß ist, muss entsprechend mehr an Dekorationen verwendet werden, um ihr allzu nüchternes Aussehen zu verbessern. Denn die für die Leidtragenden kostenlose Grunddekoration dieser Einsegnungshalle besteht lediglich aus elektrischen Kerzenleuchtern, die an den Wänden der Halle befestigt sind. Jeder zusätzliche Leuchter und jede Pflanze müssen gesondert bezahlt werden. Um den Hinterbliebenen in der Beratung durch den Bestatter einen Eindruck davon zu vermitteln, wie leer, kalt und schmucklos die Feierhalle nur mit der Grunddekoration aussieht, wird ihnen eine Mappe mit Farbfotos von Aufbahrungsensemblen vorgelegt. Damit können sie sich ein Bild von den preislich abgestuften Aufbahrungsmöglichkeiten in den verschiedenen Friedhofskapellen Freiburgs machen. Bei allen von mir beobachteten Fällen zeigten die Fotos auch ihre Wirkung. Eine Dame, die die Beerdigung ihrer Mutter ausrichtete, fand sie als Anschauungsmaterial doch »ganz angenehm« und »die Wirklichkeit sei schon sehr nüchtern«. Mit den Fotos könne man sich die »Sache doch ganz anders vorstellen«. Deshalb entschied sie sich, durch acht Lorbeerbäume als Gründekoration das »Aussehen der Halle zu verbessern«.

Je nach Geschmack und finanziellen Möglichkeiten der Angehörigen muss der Bestatter nun in der kurzen Zeit, die ihm bis zum Beginn der Trauerfeier verbleibt, die Halle schmücken. Bei großen Beerdigungen – während meines Praktikums erlebte ich davon zwei – müssen eine Unzahl von Kränzen, Buketts und Blumensträußen um den Sarg als Zentrum dekoriert werden. Der protokollgerechte Aufbau der Kränze nimmt hier sehr viel Zeit in Anspruch.

Bei der Ausschmückung der Halle muss der Bestatter auf einiges achten: Zunächst einmal sollten die Kränze nicht übereinander liegen. Dann möchten auch noch der Kaninchenzüchter- und der Sportverein eigene Kränze mit dem gut lesbaren Schleifentext sofort bei Eintritt finden können, wo man doch »so viel Geld dafür gesammelt hat«. Beobachtungen haben gezeigt, dass die meisten Trauergäste als Erstes nach dem eigenen Blumengruß suchen und seine Lage im Gesamtarrangement sehr genau registrieren. Selbstverständlich liegen die Kränze der nächsten Angehörigen ganz vorne. Auch Kränze von Behörden oder Verbänden sollen möglichst nicht im Hintergrund verschwinden. Als Faustregel der Bestatter gilt: Je enger der Verwandtschaftsgrad und die Bindung zum Verstorbenen, desto näher sollten die Buketts und Gebinde am Sarg liegen.

Deshalb ist es wichtig, dass der Bestatter über mögliche Reihenfolgen, Verwandtschaftsverhältnisse und Vereinsmitgliedschaften des Toten informiert ist, um bei niemanden, am wenigsten bei den Angehörigen, Missfallen zu erregen. Kränze von Bekannten oder Nachbarn werden in der Regel an einem Kranzwagen aufgehängt, der weiter entfernt vom Sarg seitlich platziert wird.

Inzwischen sind die Angehörigen des Verstorbenen – natürlich etwas früher – gekommen und suchen auch hier den Bestatter als ersten Ansprechpartner. Eventuelle Kondolenzlisten sollten jetzt schon ausliegen. Einige Kränze werden oft auch erst sehr spät geliefert, vielleicht, weil sie von auswärtigen Gärtnereien kommen. Auch diese Kränze müssen jetzt noch ohne Hektik, in der gebotenen Ruhe in die Einsegnungshalle gebracht und an den ihnen gebührenden Platz gelegt werden. Als Letztes werden vom Bestatter die an den Buketts, Kränzen und Gebinden angehefteten Beileidskarten eingesammelt, nicht ohne vorher auf die Umschläge kurz den Schleifentext und die Blumenarten zu notieren. Das kann etwa so aussehen: »In Liebe und Dankbarkeit, deine Edeltraut. Gebinde mit weißen Gerbera und gelben Ringelblumen«. Bei sehr großen Beerdigungen werden diese Informationen auf ein Diktiergerät gesprochen, einfach, weil es schneller geht. Diese Arbeit gilt als ein Service für die Angehörigen, um ihnen später die Aufgabe der Danksagungen zu erleichtern. Auf diese Art und Weise wissen sie, bei wem sie sich für was zu bedanken haben. Sauber abgetippt erhalten die Angehörigen das so genannte Kranzprotokoll (allerdings nur bei großen Bestattungen) ein paar Tage nach der Beerdigung, zusammen vielleicht mit einigen Fotos von der Aufbahrung.

Nach einem letzten prüfenden Rundgang durch die Feierhalle, ob wirklich alles zur Zufriedenheit der Hinterbliebenen geordnet wurde, verlässt der Bestatter die Einsegnungshalle, in der nun die Feier beginnen kann. Alles, was nun noch vonstatten geht, wie das Verbringen des Sarges und der Kränze und Gebinde zur Grabstelle auf den Friedhof mit anschließendem Begräbnis, ist eine Angelegenheit der Friedhofsangestellten. Denn der Friedhof ist Hoheitsgebiet der Stadt und dem Bestatter sind darauf grundsätzlich keine gewerblichen Tätigkeiten erlaubt.[155]

Gisela Schiller

Wenn wir nicht durch eigene, sondern durch fremde Leiden zum Weinen bewegt werden, so geschieht dies dadurch, dass wir uns in der Phantasie lebhaft an die Stelle des Leidenden versetzen, oder auch in seinem Schicksal das Los der ganzen Menschheit und folglich vor allem unser eigenes erblicken, und also durch einen weiten Umweg immer doch wieder über uns selbst weinen, Mitleid mit uns selbst empfinden. Dies scheint auch ein Hauptgrund des durchgängigen, also natürlichen Weinens bei Todesfällen zu sein. Es ist nicht sein Verlust, den der Trauernde beweint: Solcher egoistischer Tränen würde er sich schämen; statt dass er bisweilen sich schämt, nicht zu weinen. Zunächst beweint er freilich das Los des Gestorbenen: Jedoch weint er auch, wann diesem, nach langen, schweren und unheilbaren Leiden, der Tod eine wünschenswerte Erlösung war. Hauptsächlich also ergreift ihn Mitleid über das Los der gesamten Menschheit, welche der Endlichkeit anheimgefallen ist, der zufolge jedes so strebsame, oft so tatenreiche Leben verlöschen und zu nichts werden muss: In diesem Lose der Menschheit aber erblickt er vor allem sein eigenes, und zwar umso mehr, je näher ihm der Verstorbene stand.[156]

Arthur Schopenhauer

An einem ruhigen Sonnabendnachmittag hätte man in der kleinen Stadt vergeblich irgendeine Fröhlichkeit gesucht. Die Familien Harper und Sawyer hatten unter vielen Tränen Trauerkleider angelegt. Eine außerordentliche Ruhe lag über dem Ort, obgleich es für gewöhnlich wahrhaftig schon still genug in ihm war. Die Bewohner gingen heute ihren Beschäftigungen wie geistesabwesend nach, und geplaudert wurde wenig, umso mehr aber geseufzt. Den Kindern erschien diesmal der freie Sonnabend geradezu als Last. In ihrem Spiel steckte keine rechte Begeisterung, so dass sie es bald aufgaben. [...]

Jetzt kam eine Gruppe von Jungen und Mädchen näher, Spielkameraden von Tom und Joe. Sie blieben stehen, schauten über den Zaun des Schulhofes und sprachen in ehrfurchtsvollem Ton von den Verschwundenen. Das letzte Mal, als sie die beiden gesehen, hatte Tom das und das gemacht und Joe hatte diese und jene Kleinigkeit gesagt (inhaltsschwer und voll schrecklicher Ahnungen, wie sie nun nachträglich verstanden). Jeder Sprecher bezeichnete genau die Stelle, wo die beiden Verschwundenen damals gestanden hatten. »Und ich stand genau da, wo ich jetzt stehe, wenn du er wärest. Genau so nahe habe ich bei ihm gestanden, und er lächelte so eigen, dass es mir eiskalt über den Rücken lief. Damals wusste ich natürlich nicht, was das zu bedeuten hatte, jetzt aber sehe ich's.«

Dann gab es einen Streit, wer die beiden toten Jungen zuletzt am Leben gesehen habe; denn allzu viele beanspruchten diesen traurigen Ruhm für sich und boten sogar Beweise dafür an. Und als endlich genau feststand, wer die Verschwundenen zuletzt gesehen und mit ihnen die letzten Worte gewechselt hatte, da erhielten diese Glücklichen so etwas wie eine bedeutsame Auszeichnung und wurden von den Übrigen angegafft und beneidet. Ein kleiner Kerl, der sonst nichts von Bedeutung aufzuweisen hatte, sagte, sichtlich stolz in der Erinnerung daran: »Mich hat Tom Sawyer einmal durchgeprügelt!«

Aber das war gar nichts Besonderes, da das ja die meisten Jungen von sich sagen konnten.

Als am anderen Morgen die Sonntagsschule vorüber war, begann an Stelle des gewöhnlichen Geläutes die Totenglocke zu ertönen. Es war ein sehr stiller Sonntag, und der traurige Ton stand völlig im Einklang mit der beklemmenden Stille, die über der ganzen Natur lag.

Die Bewohner des Ortes versammelten sich; sie verweilten erst ein wenig im Vorraum der Kirche und unterhielten sich flüsternd über das traurige Ereignis. In der Kirche selbst gab es heute kein unheiliges Gemurmel. Nur das traurige Rascheln der Frauenkleider störte etwas die Stille. Keiner konnte sich daran erinnern, die kleine Kirche je zuvor so voll gesehen zu haben. Nach kurzem Warten trat Tante Polly, gefolgt von Sid und Mary, ein, nach ihnen die Familie Harper, alle in tiefes Schwarz gekleidet. Die ganze Gemeinde, auch der alte Pfarrer, erhob sich ehrerbietig und blieb stehen, bis die Trauernden in der vordersten Bank Platz genommen hatten. Und wieder war allgemeine Stille, nur gelegentlich durch ein unterdrücktes Schluchzen unterbrochen. Dann erhob der Geistliche segnend die Hände und betete. Ein erhebendes Lied wurde angestimmt.

Im Laufe der Predigt zeichnete der Geistliche ein solches Bild der verlorenen Jungen, ihrer guten Taten, ihres gewinnenden Wesens und wie sie zu allen Hoffnungen berechtigt hätten, dass jedermann glaubte, sich jetzt ebenfalls ganz genau daran erinnern zu können, ja, die Gemeinde schämte sich geradezu, dass sie sich so beharrlich blind dagegen gezeigt und stets nur Fehler und Bosheiten an den armen Jungen entdeckt hatte. Der Geistliche erzählte jedenfalls so viele ergreifende Vorfälle aus dem Leben der Dahingeschiedenen, die ihre edle und großmütige Natur enthüllten, dass alle tief gerührt wurden.

Schließlich verloren die meisten die Fassung und fanden sich mit den weinenden Trauernden zu gemeinsamem Schluchzen zusammen. Auch der Prediger gab seinen Empfindungen nach und weinte auf der Kanzel herzhaft mit.

Plötzlich gab es auf der Empore ein Rascheln, das indessen niemand hörte; kurz darauf knirschte die Kirchentür. Der Geistliche entfernte das Taschentuch von seinen tränenden Augen und stand plötzlich wie versteinert. Ein Augenpaar nach dem andern folgte seinem Blick, und fast schlagartig sprang die ganze Gemeinde auf und starrte auf die drei Jungen, die im Kirchenschiff nach vorn marschierten. Voran schritt Tom, dann folgte Joe und hinterdrein schlich schüchtern Huck, der in seiner Kleidung aus zerfetzten Lumpen beinahe einer Ruine glich. Sie hatten sich in der unbenützten Empore versteckt gehalten und ihrem eigenen Trauergottesdienst zugehört.

Tante Polly, Mary und die Familie Harper stürzten sich auf die wieder gefundenen Angehörigen und überschütteteten sie mit Küssen [...]

Da rief der Geistliche mit der ganzen Kraft seiner Stimme: »Lobet den Herrn, von dem aller Segen kommt, singet und leget euer ganzes Herz in euren Gesang!«

Und das taten sie denn auch aus Leibeskräften. »Lobet den Herrn«, stieg so jubelnd zum Himmel, dass die Dachbalken erzitterten. Tom Sawyer aber blickte dabei auf die Kinder um sich herum, die ihn neidvoll anstarrten. In seinem Herzen gestand er sich, dass dies der stolzeste Augenblick in seinem Leben war.

Als die »angeführte« Gemeinde die Kirche verließ, erklärten alle, um das ›Lobet den Herrn‹ wieder einmal mit solcher Macht singen zu hören, würden sie sich beinahe ein zweites Mal an der Nase herumführen lassen.[157]

Mark Twain

Jede der Ehehälften hatte eine zahlreiche Verwandtschaft blutarmer Leute, welche im Lande zerstreut wohnten. Diese teilten unter sich die Hoffnung auf das gewichtige Erbe umso mehr, als Frau Margret, zufolge ihrer hartnäckigen Abneigung gegen unverbesserlich arm Bleibende, ihnen nur spärliche Gaben von ihrem Überflusse zukommen ließ und sie nur an Feiertagen gastlich speiste und tränkte. [...]

Solcherweise ging es viele Jahre, bis die alte Frau Margret mit dem Sterben den Anfang machte und in jenes fabelhafte Reich der Geister und Gespenster selber hinüberging. Sie hinterließ unerwarteterweise ein Testament, welches einen einzelnen jungen Mann zum alleinigen Erben einsetzte; es war der letzte und jüngste jener Günstlinge, an deren Gewandtheit und Wohlergehen sie ihre Freude gehabt hatte, und sie war mit der Überzeugung gestorben, dass ihr gutes Gold nicht in ungeweihte Hände übergehe, sondern die Kraft und die Lust tüchtiger Leute sein werde. Bei ihrem Leichenbegängnisse fanden sich sämtliche Verwandte beider Ehegatten ein, und es war ein großes Geheul und Gelärm, als sie sich also getäuscht fanden. Sie vereinigten sich in ihrem Zorne alle gegen den glücklichen Erben, welcher ganz ruhig seine Habe einpackte, was irgend von Nutzen war, und auf einen großen Wagen lud. Er überließ den armen Leuten nichts als die vorhandenen Vorräte an Lebensmitteln und die gesammelten Seltsamkeiten und Bücher der Seligen, insofern sie nicht von Gold, Silber oder sonstigem Gehalte waren. Drei Tage und drei Nächte blieb der wehklagende Schwarm in dem Trauerhause, bis der letzte Knochen zerschlagen und dessen Mark mit dem letzten Bissen Brot aufgetunkt war. Sodann zerstreuten sie sich allmählich, ein jeder mit dem Andenken, das er noch erbeutet hatte. Der eine trug einen Pack Heiden- und Götzenbücher auf der Schulter, mit einem tüchtigen Stricke zusammengebunden und mit einem Scheite geknebelt, und unter dem Arme ein Säcklein getrockneter Pflaumen; der andere hängte ein Muttergottesbild an seinem Stabe über den Rücken und wiegte auf dem Kopfe eine kunstreich geschnitzte Lade, sehr geschickt mit Kartoffeln angefüllt in allen ihren Fächern. Hagere lange Jungfrauen trugen zierliche altmodische Weidenkörbe und bunt bemalte Schachteln, angefüllt mit künstlichen Blumen und vergilbtem Flitterkram; Kinder schleppten wächserne Engel in den Armen oder trugen chinesische Krüge in den Händen; es war, als sehe man eine Schar Bilderstürmer aus einer geplünderten Kirche kommen. Doch gedachte ein jeder, seine Beute als ein wertes Angedenken an die Verstorbene aufzubewahren, sich schließlich an das genossene Gute erinnernd, und zog mit Wehmut seine Straße, indessen der Haupterbe, neben seinem Wagen einherschreitend, plötzlich Halt machte, sich besann, darauf die ganze Ladung einem Trödler verkaufte und auch nicht einen Nagel aufbewahrte. Dann ging er zu einem Goldschmied und verkaufte demselben die Schaumünzen, Kelche und Ketten und zog endlich mit rüstigen Schritten aus dem Tore, ohne sich umzusehen, mit seiner dicken Geldkatze und seinem Stabe. Er schien froh zu sein, eine verdrießliche und langwierige Angelegenheit erledigt zu sehen.

In dem Hause aber blieb der alte Mann allein und einsam zurück mit dem zusammengeschmolzenen Reste jener früheren Teilung. Er lebte noch drei Jahre und starb gerade an dem Tage, wo das letzte Goldstück gewechselt werden musste.[158]

Gottfried Keller

Über das Friedhofsgefühl

Friedhöfe haben eine starke Anziehung; man sucht sie auf, auch wenn man keinen Angehörigen dort liegen hat. In fremden Städten pilgert man zu ihnen hin; man lässt sich Zeit für sie; man ergeht sich darin, als wären sie für einen angelegt worden. Es ist auch in der Fremde nicht immer das Grab eines verehrten Mannes, das einen hinzieht. Aber selbst wenn der Besuch ursprünglich einem solchen galt, so wird doch immer mehr daraus. Man gerät auf dem Friedhof sehr bald in eine Stimmung ganz eigener Art. Es ist fromme Sitte, sich über die

Natur dieser Stimmung zu täuschen. Denn der Ernst, den man fühlt und den man noch mehr zur Schau trägt, verdeckt eine geheime Genugtuung.

Was tut der Besucher eigentlich, wenn er sich auf einem Friedhof befindet? Wie bewegt er sich, und womit ist er beschäftigt? Er geht langsam zwischen den Gräbern hin und her, besieht sich diesen oder jenen Stein, liest die Namen und fühlt sich von manchen von ihnen angezogen. Dann beginnt er, sich dafür zu interessieren, was unter den Namen steht. Da ist ein Paar, das lange beisammen gelebt hat und nun, wie es sich gehört, nebeneinander ruht. Da ist ein Kind, das ganz klein starb. Da ist ein junges Mädchen, das eben noch seinen 18. Geburtstag erreichte. Mehr und mehr werden es Zeitabläufe, die den Besucher fesseln. Mehr und mehr lösen sie sich von rührenden Besonderheiten ab und werden zu Zeitabläufen als solchen.

Da ist einer 32 Jahre alt geworden und ein anderer drüben 45 Jahre. Der Besucher ist schon jetzt älter, und jene sind sozusagen aus dem Rennen. Er findet viele, die es nicht so weit gebracht haben wie er selbst, und wenn sie nicht ganz besonders jung gestorben sind, erweckt ihr Schicksal durchaus kein Bedauern. Es gibt aber auch viele, die ihn übertreffen. Da finden sich Männer von 70, und hie und da ist auch einer, der über 80 Jahre alt geworden ist. Diese kann er noch erreichen. Sie reizen ihn dazu, es ihnen gleichzutun. Noch ist für ihn alles offen. Das Unbestimmte des eigenen, noch zu erwartenden Lebens ist ein großer Vorteil, den er vor ihnen hat, und mit einiger Kraftanstrengung könnte er sie sogar übertreffen. [...]

Aber dies ist nicht die einzige Art der Rechnung, auf die man unter einer solchen Fülle von Gräbern verfällt. Man beginnt darauf zu achten, wie lange manche Menschen schon hier liegen. Die Zeit, die einen von ihrem Tode trennt, hat etwas Beruhigendes: Um so viel länger ist man schon auf der Welt. Friedhöfe, die noch ganz alte Steine haben, die bis ins 18. oder gar bis ins 17. Jahrhundert zurückgehen, haben etwas Erhebendes. Man steht geduldig vor den verwischten Inschriften und geht nicht von der Stelle, bis sie entziffert sind. Die

Zeitrechnung, deren man sich sonst nur zu praktischen Zwecken bedient, erhält plötzlich ein starkes, tiefsinniges Leben. Alle die Jahrhunderte, von denen man weiß, gehören einem zu. Der da unten liegt, ahnt nichts davon, dass der Stehende die Spanne seines Lebens betrachtet. Die Zeitrechnung ist für ihn zu Ende mit der Jahreszahl seines Todes; für den Betrachter ist sie aber weitergegangen, bis zu ihm selbst. Wie viel gäbe der alte Tote darum, könnte er noch neben dem Betrachter dastehen! 200 Jahre sind es her, seit jener starb: Man ist sozusagen um 200 Jahre älter geworden als er. Denn vieles aus der Zeit, die seither verstrich, ist einem durch Überlieferung jeder Art wohl bewusst. Man hat darüber gelesen, man hat davon erzählen hören, und einiges hat man auch selbst erlebt. Es ist schwer, hier keine Überlegenheit zu fühlen; der naive Mensch, in dieser Situation, fühlt sie.

Noch mehr aber fühlt er, dass er hier allein spazieren geht. Zu seinen Füßen liegen viele Unbekannte, alle dicht beisammen. Ihre Zahl ist unbestimmt, doch groß, und es werden ihrer immer mehr. Sie können nicht voneinander fort, sie bleiben wie auf einem Haufen. Er allein kommt und geht, wie es ihm beliebt. Er allein unter den Liegenden steht aufrecht.

Elias Canetti[159]

Mir sind diese Novembertage, die noch in unseren Kalendern stehen und Namen wie Volkstrauer, Buße, Gebet, Totensonntag haben, wichtig. Sie machen mich erinnern. Sie schicken mich, wenigstens innerlich, auf den Friedhof. Sie machen mir bewusst: Ich habe mir das Leben nicht selbst gegeben. In den Mantel meines Lebens ist hineingewoben all die Zuneigung und Zärtlichkeit der Menschen, die nicht mehr hier sind und an die ich mich erinnere. Ich muss nicht anfangen mit dem Leben und alles als Erste tun, ich muss auch nicht alles fertig bringen, was ich gern mit meinem Leben getan hätte. Ich kann fragmentarisch leben, wie das Leben meiner Toten Fragment gewesen ist. Sie lehren mich etwas, was ich nicht vergessen will, sie sagen mir, dass ich sterben werde. Jeder Mensch, der mir nahe ist und der vor mir stirbt, zieht einen Pflock heraus aus dem Zelt meines eigenen Lebens. Er löst Freundinnen und Freunde. Meine Eltern und Geschwister, die gestorben sind, sagen mir: Was ich getan habe, wirst du auch tun müssen – sterben. Auf einem alten Grabstein fand ich den Spruch: Eram, quod es. Ich war, was du bist – lebendig. Eris, quod sum. Du wirst sein, was ich bin – tot.

Die Toten sagen mir noch etwas anderes: Was ich gekonnt habe, das wirst du auch können – sterben. Es ist eine schwere Arbeit, das Leben loszulassen, aber keine unmögliche. Sie vermindern meine Angst, die Toten. Und manchmal denke ich, die Toten wärmen uns.[160]

Dorothee Sölle

Verlassen sein

Philemon und Baucis hatten zwei Wanderer bei sich aufgenommen und beköstigt, ohne zu wissen, dass es Götter waren. Hierauf verwandelte sich ihre ärmliche Hütte in einen Tempel ... Da sprach Saturnius mit gütigen Lippen: »Sagt, gerechter Greis, und du, Frau, die des gerechten Gatten würdig ist, sagt, was ihr euch wünscht.« Mit Baucis wechselte Philemon einige Worte und eröffnet dann den Göttern den gemeinsamen Beschluss: »Eure Priester zu sein und euren Tempel zu hüten, darum bitten wir. Und da wir all unsere Jahre in Eintracht gelebt haben, möge beide dieselbe Stunde hinraffen. Nie möge ich meiner Gattin Grab sehen und auch selbst nicht von ihr bestattet werden müssen.«

Auf den Wunsch folgt die Erfüllung: Sie waren die Hüter des Tempels, solange ihnen Leben geschenkt war. Als sie einmal, vom hohen Alter entkräftet, vor den heiligen Stufen standen und sich die Geschichte des Ortes erzählten, sah Baucis, wie Philemon, und der alte Philemon, wie Baucis sich belaubte. Und als schon über beider Gesicht der Wipfel hinwuchs, sprachen sie miteinander, solange es ihnen noch vergönnt war. »Leb wohl, mein Gemahl!«, sagten sie zugleich, und zugleich verschwanden die Lippen beider im Geäst. Bis heute zeigt der einheimische Thyner die nebeneinander stehenden Baumstämme, die aus zwei Leibern entstanden sind.

Das haben mir ernsthafte alte Männer erzählt – sie hatten auch keinen Grund, mich anzulügen. Ich selbst habe Blumengewinde an den Ästen hängen sehen, und als ich ein frisches dazutat, sagte ich: »Es sorgen für sie die Götter. Darum sollen sie selbst Götter sein. Wer Ehre erwies, soll Ehre empfangen.«[161]

Ovid

Memento

Vor meinem eignen Tod ist mir nicht bang,
Nur vor dem Tode derer, die mir nah sind.
Wie soll ich leben, wenn sie nicht mehr da sind?

Allein im Nebel tast' ich todentlang
Und lass' mich willig in das Dunkel treiben.
Das Gehen schmerzt nicht halb so wie das Bleiben.

Der weiß es wohl, dem Gleiches widerfuhr;
– Und die es trugen, mögen mir vergeben.
Bedenkt: Den eigenen Tod, den stirbt man nur,
Doch mit dem Tod der andern muss man leben.[162]

Mascha Kaléko

Es klingelte. Es war schon spät. Sie kam herein. Das Gesicht. Bleich ein wenig, leer, vor allem ganz leer. Nein, keine Trauer darin, noch nicht. Noch lange nicht. Keine Träne. Noch lange nicht. All die nicht geweinten Tränen. »Thomas ist tot.« Keine Tränen, Trauer, nicht einmal Verzweiflung. Noch lange nicht. »Thomas ist tot.« Ein Unfall. [...]

Ein Unfall, im Schwarzwald, in der Nähe von »Freudenstadt«, ausgerechnet. Auf einer Straße, irgendeiner. »Seine Schuld«, an der falschen Stelle überholt, der PKW, Gegenfahrbahn. »Thomas ist tot.« Ins Bett gekrochen dann wie geprügelte Kinder. Aneinander geklammert wie Tiere in böser Nacht. In einen Schlaf gefallen wie betäubt. Traumlos [...]

Traumlos geschlafen. Mehr nicht. Alles andere vergessen. Wie sie erwachten, aufstanden, den Tag begannen, was sie sagten, was sie taten. Er weiß es nicht mehr. Wie das Leben einfach so weitergeht, als wäre nichts geschehen. Impertinent, banal, vulgär. Einfach so. Das »Leben«. Nach dem Tod. Überleben. Ein seitdem Überlebender seitdem, immerhin. Das Recht der Toten und der Lebenden.[163]

Michael Mayer

Katze in der leeren Wohnung

Sterben – das tut man einer Katze nicht an.
Denn was soll die Katze
in einer leeren Wohnung.
An den Wänden hoch,
sich an Möbeln reiben.
Nichts scheint hier verändert,
und doch ist alles anders.
Nichts verstellt, so scheint es,
und doch alles auseinandergeschoben.
An den Abenden brennt die Lampe nicht mehr.

Auf der Treppe sind Schritte zu hören,
aber nicht die.
Die Hand, die den Fisch auf den Teller legt,
ist auch nicht die, die es früher tat.

Hier beginnt etwas nicht
zur gewohnten Zeit.
Etwas findet nicht statt,
wie es sich gehörte.
Jemand war hier und war,
dann aber verschwand er plötzlich
und ist beharrlich nicht da.

Alle Schränke durchforscht.
Alle Regale durchlaufen.
Unter die Teppiche gekrochen und nachgesehen.
Sogar trotz des Verbots
die Papiere durcheinandergeworfen.
Was bleibt da noch zu tun.
Schlafen und warten.

Komme er nur,
zeige er sich.
Er wird schon sehn.

Einer Katze tut man so etwas nicht an.
Sie wird ihm entgegenstolzieren,
so, als wollte sie's nicht,
sehr langsam,
auf äußerst beleidigten Pfoten.
Zunächst ohne Sprung, ohne Miau.[164]
Wisława Szymborska

Kommen wir nun zurück auf die Liebe »stark wie der Tod«. Es handelt sich nicht um eine Kraft, die den in mein Sein eingeschriebenen Tod zurückdrängen könnte. Aber nicht mein Nicht-sein ist beängstigend, sondern das des Geliebten oder des anderen, der mehr geliebt wird als mein Sein. Das, was man in einem leicht verfälschten Ausdruck Liebe nennt, ist die Tatsache schlechthin, dass der Tod des anderen mich mehr erschüttert als der meine. Die Liebe zum anderen ist die Empfindung des Todes des anderen. Nicht die Angst vor dem Tod, der mich erwartet, sondern mein Empfangen des anderen macht den Bezug zum Tod aus.

Wir begegnen dem Tod im Angesicht des anderen.[165]
Emmanuel Lévinas

Er saß bei dir in letzter Liebespflicht;
Noch eine Nacht, noch eine war gegeben!
Auch die verrann; dann kam das Morgenlicht.
»Mein guter Mann, wie gerne wollt ich leben!« [...]

Und dann nichts mehr; – du wurdest nimmer wach,
Dein Auge brach, die Welt ward immer trüber;
Der Atem Gottes wehte durchs Gemach,
Dein Kind schrie auf, und dann warst du hinüber.

Das aber kann ich nicht ertragen,
Dass so wie sonst die Sonne lacht;
Dass wie in deinen Lebenstagen

Die Uhren gehn, die Glocken schlagen,
Einförmig wechseln Tag und Nacht;

Dass, wenn des Tages Lichter schwanden,
Wie sonst der Abend uns vereint;
Und dass, wo sonst dein Stuhl gestanden,
Schon andre ihre Plätze fanden,
Und nichts dich zu vermissen scheint.[166]

Theodor Storm

Nur das Gesicht. Das Gesicht und das Haar. Das Gesicht und das Haar und der Hals. Das Gesicht und das Haar und der Hals und die weiß verhüllten Schultern und Arme. Und die Hände. Sonst nichts, aber das ist alles.

Das Gesicht und der Hals, umrahmt und umgrenzt von einer Art weißem Spitzenkragen. Nicht wirklich Spitzen. Billiger Stoff oder auch Papier. Ungewiß, ob Stoff oder Imitation. Ungewiß und unendlich unwichtig. Aber sehr weiß und sehr altmodisch.

Die Frauen, die so etwas wirklich getragen haben, müssen schon lange tot sein. Schon lange. Wenn das etwas heißt. Wenn man lange tot sein kann. Wenn es da *lang* und *kurz* gibt, wenn man nicht nur entweder leben oder tot sein kann. Totsein. Ob es dann eigentlich noch heißen kann »man ist tot«? Oder »Ein Mann ist tot«? Oder eine Frau oder irgendwer? Oder *ist*, oder *gewesen*, oder überhaupt noch etwas außer *tot?*

Und ob dieses Gesicht noch ein Gesicht ist? Neben einem, im Halbdunkel, sagt der, der einen kennt, mit dem man hergekommen ist, leise, aber ganz deutlich auf Englisch: »I don't feel that it is still *her.*«

Er hat nicht das Gefühl, daß das noch *sie* ist. Man hört diese Worte und man versteht sie, und sie betreffen einen nicht. [...]

Dieser Mensch soll also kein Mensch mehr sein. Das Gesicht soll also kein Gesicht mehr sein. Aber dieses Gesicht ist ein Gesicht. Dieses Gesicht ist ganz und gar ein Gesicht, das man kennt und das man kennen wird, wie man es noch nie zuvor gekannt hat.

Dieses Gesicht ist und ist und ist. Es gibt nichts, was so *ist* wie dieses Gesicht, es gibt nichts, was so dauert wie dieses Gesicht, obwohl man nicht einmal weiß und sagen kann, ob die Augen offen oder zu sind. Obwohl man nicht weiß und nicht sagen kann, ob es schärfer oder weicher geworden ist als es war, zuletzt oder früher oder viel früher.

Dieses Gesicht ist dieses Gesicht, und die Schultern sind diese Schultern, und diese Arme und Hände *sind* diese Arme und diese Hände, der Arm und die Hand auf der anderen Seite, und der Arm und die Hand auf dieser Seite, die Hand mit dem Finger, der einen Ring trägt. [...]

Es gibt einiges, was es nicht gibt. Es gibt eine Aufmerksamkeit, die keine Aufmerksamkeit ist. Es gibt ein Sichumsehen, das nichts sieht, das glaubt, voll Ruhe zu sein, und das vielleicht so ruhelos ist wie sonst nichts, und das eigentlich nichts will als nur einem Gesicht ausweichen, oder das doch wenigstens noch irgendetwas außer diesem Gesicht sehen will, und außer den Schultern und den Armen und den Händen und dem Ring am einen Finger und dem altmodischen weißen Spitzenkragen. Es gibt ein aufmerksames Insichaufnehmen aller Einzelheiten des halbdunklen Raumes, das es aber zugleich *nicht* gibt, weil man nachher nicht einmal mehr wissen wird, ob es da Stufen gab oder nicht, und ob da Bänke und Stühle gestanden haben, und ob es noch eine zweite Lampe gab. Es gibt ein Nichtsehenwollen dieses Gesichtes, obwohl es nichts gibt als das Nochsehenwollen dieses Gesichtes. Es gibt eine Ruhe und eine Würde, die es nicht gibt. Denn die Ruhe und die Würde eines toten Menschen ist keine Ruhe und keine Würde, genau so wie sie keine Unruhe und keine Würdelosigkeit ist. Es gibt sie genau so wenig wie es einen Himmel gibt, der nur die leere Luft über der Erde ist und nur der leere Raum über der leeren Luft ist. Und doch gibt es den Himmel, den es nicht gibt, und die Ruhe und die Würde, die es nicht gibt. [...]

Die anderen sind fort. Nur das Gesicht ist da, und der weiße

Spitzenkragen ist da, und die Schultern sind da, unter dem weißen Stoff, und die Arme und die Hände, und der Ring an der einen Hand ist da, und das, was *nicht* wie ein offener Sarg aussieht. Aber nichts ist so da, wie das Gesicht. Das Gesicht, das das Gesicht ist, das es nicht mehr ist. Das Gesicht, das immer das Gesicht bleiben wird und das man sieht, wie man es noch nie gesehen hat, obwohl man nicht einmal weiß, ob seine Augen offen oder geschlossen sind, und obwohl man das auch nie mehr wissen wird.

Das Gesicht ist größer, weil es näher ist. Über dem Gesicht gibt es eine Stirne mit kurzem Haar. Dieses kurze Haar berührt man mit den Lippen und riecht es mit der Nase. Es riecht, wie es früher gerochen hat. Nichts hat sich geändert. Die Hand mit dem Ring ist größer, weil sie näher ist. Die Hand mit dem Ring ist groß, und man berührt sie mit den Lippen. Sonst nichts, aber das ist alles. Alles ist ruhig. Alles ist so ruhig wie sonst nichts. [...] Das Gesicht über dem Spitzenkragen hat kleine Kinder gesehen und hat zu ihnen gesprochen, während sie zu weinen aufhörten und Milch tranken. Es war noch nicht *dieses* Gesicht, aber es war *doch* dieses Gesicht.[167]

Erich Fried

Dein Schweigen

Du entfernst dich so schnell
Längst vorüber den Säulen des Herakles
Auf dem Rücken von niemals
Geloteten Meeren
Unter Bahnen von niemals
Berechneten Sternen
Treibst du
Mit offenen Augen.

Dein Schweigen
Meine Stimme
Dein Ruhen

Mein Gehen
Dein Allesvorüber
Mein Immernochda.[168]
Marie Luise Kaschnitz

Tod des Freundes

Von Schmerz um ihn wurde mein Herz umnachtet, und Tod sah ich nur überall. Zur Marter ward mir die Heimat, zum tiefsten Leid das Vaterhaus; was ich mit ihm geteilt, hatte sich verwandelt in unendliche Qual, seit er mir entrissen war. Überall suchten ihn meine Augen, ach, er wurde mir nicht wiedergegeben! Ich hasste alles; es hatte ja ihn nicht und konnte nicht zu mir sagen: Er wird kommen, wie er so oft nach einer Abwesenheit kam, in der Zeit seines beglückenden Lebens. Ich wurde mir selbst wie eine große Klage; meine Seele fragte ich, warum sie so traurig sei und so sehr sich betrübe, aber nichts vermochte sie mir zu antworten. Und wenn ich zu ihr sprach: hoffe auf Gott, so hatte sie Recht, mir nicht zu folgen, weil der Freund, den sie verloren, wahrhaftiger und als Mensch etwas Besseres war, denn das Trugbild, auf das sie hoffen sollte. Süß waren allein mir meine Tränen, die den Freund vertraten, die letzte Erquickung meiner Seele. [...]

Ich hingegen fühlte sowohl größten Lebensüberdruss als größte Todesfurcht. Ich vermute, je mehr ich den Freund liebte, desto mehr hasste und fürchtete ich, gleich dem grausamsten Feinde, den Tod, der mir ihn entrissen hatte; und ich wähnte, er werde nun plötzlich alle Menschen verzehren, weil er es mit diesem vermochte. [...] Ja ich wunderte mich, dass die übrigen Sterblichen noch lebten, weil der gestorben war, den ich geliebt, als könnte er niemals sterben; und am meisten wunderte ich mich, dass ich selbst den überlebe, von dem ich der andere Teil war. Denn schön nannte jemand die Hälfte seiner Seele. Auch ich empfand, wie meine und seine Seele nur eine Seele in zwei Leibern waren; darum war mir das Leben so grauenvoll, weil ich nicht leben wollte als ein halber

Mensch, und darum fürchtete ich zu sterben, damit der nicht ganz sterbe, ... [...] Daher glühte ich und seufzte, weinte und kam außer mir, und fand weder Rat noch Frieden. Ein zerrissenes, blutendes Herz trug ich in mir, war nicht im Stande mehr, es zu tragen, und fand den Ort nicht, wo ich es zur Ruhe legte. Nicht Ruhe fand es, weder in schattenden Hainen, noch in Spielen und Gesängen; weder in duftenden Räumen, noch bei bereiteten Gelagen; nicht in den Genüssen der Nacht, noch in Büchern und Gedichten. Alles erschreckte mich, das Licht selbst war mir verletzend und gehässig, und alles, was nicht war, was er war. Nur in Seufzern und Tränen fand ich noch kleine Erquickung. Wohin ich von ihnen mich kehrte, da drückte mich die schwere Bürde meines Jammers nieder. [...] Ich selbst blieb mir der unselige Ort, in dem ich nicht weilen, aus dem ich nicht eilen konnte. Wohin denn sollte mein Herz fliehen aus meinem Herzen? Wohin sollte ich vor mir selbst mich flüchten, wohin musste ich mir nicht folgen? Doch floh ich aus der Heimat, denn wo ihn meine Augen nicht zu sehen gewöhnt waren, da suchten sie ihn weniger. Und so begab ich mich von der Stadt Tagastä wieder nach Karthago.[169]

Aurelius Augustinus

Der Tod des Nächsten

Der Tod des Nächsten, des geliebtesten Menschen, mit dem ich in Kommunikation stehe, ist im erscheinenden Leben der tiefste Schnitt. Ich bin allein geblieben, als ich, im letzten Augenblick den Sterbenden allein lassend, ihm nicht folgen konnte. Nichts ist rückgängig zu machen; für alle Zeit ist es das Ende. Der Sterbende lässt sich nicht mehr ansprechen; jeder stirbt allein; die Einsamkeit vor dem Tode scheint vollkommen, für den Sterbenden wie für den Bleibenden. Die Erscheinung des Zusammenseins, solange Bewusstsein ist, dieser Schmerz des Trennens, ist der letzte hilflose Ausdruck der Kommunikation.

Aber diese Kommunikation kann so tief gegründet sein,

dass der Abschluss im Sterben selbst noch zu ihrer Erscheinung wird und Kommunikation ihr Sein als ewige Wirklichkeit bewahrt. Dann ist Existenz in ihrer Erscheinung verwandelt; ihr Dasein ist durch einen Sprung unwiderruflich vorangeschritten. Bloßes Dasein kann vergessen, kann sich trösten, dieser Sprung aber ist wie die Geburt eines neuen Lebens; der Tod ist in das Leben aufgenommen. Das Leben erweist die Wahrheit der Kommunikation, die den Tod überdauert, indem es sich verwirklicht, wie es durch Kommunikation wurde und nun sein muss. Der eigene Tod hat aufgehört, nur der leere Abgrund zu sein. Es ist, als ob ich mich in ihm, nicht mehr verlassen, der Existenz verbinde, die mir in nächster Kommunikation stand.

Radikal geschieden ist die *absolute Einsamkeit* in *Kommunikationslosigkeit* von der Einsamkeit durch den Tod des *Nächsten.* Jene ist der stumme Mangel als ein Bewusstsein, in dem ich mich selbst nicht weiß. Durch jede Kommunikation dagegen, die sich einmal verwirklichte, ist die absolute Einsamkeit für immer aufgehoben; der wahrhaft Geliebte bleibt existenzielle Gegenwart. Die vernichtende Sehnsucht des einsam Zurückbleibenden, das leibhafte Nichtertragenkönnen der Trennung sind in der Erscheinung doch verbunden mit einer Geborgenheit, während die Verzweiflung des ursprünglich Einsamen zwar keinen Verlust zu beklagen vermag, aber ungeborgen ist in der Sehnsucht zum ungekannten Sein. Der wirkliche Verlust dessen, was war, zwar ohne Trost für mich als sinnlich daseienden Menschen, wird durch die mir mögliche Treue Wirklichkeit des Seins.

Wenn der Tod des anderen existenzielle Erschütterung und nicht bloß ein objektiver, mit partikularen Gemütsbewegungen und Interessen begleiteter Vorgang ist, so ist Existenz in der Transzendenz durch ihn heimisch geworden: Was zerstört wird durch den Tod, ist Erscheinung, nicht das Sein selbst.

Es ist die tiefere Heiterkeit möglich, die auf dem Grunde unauslöschlichen Schmerzes ruht.[170]

Karl Jaspers

Die Lebenden und ihre Toten

Satojos Tod

Auf übergroße Freude folgt Leid, so ist nun einmal der Lauf dieser vergänglichen Welt ... Wir aber hatten von den Freuden noch lange nicht die Hälfte ausgekostet, und schon wurde unser »Grünkindchen« – so jung und grün wie die winzigen Triebe der tausendjährigen Kiefer – von der Pockengottheit ungestüm befallen, noch ehe sein Lachen richtig aufgeblüht war. Wir wurden aus dem Schlaf geschreckt – wie Schlafende, in deren Ohr ein Tropfen Wasser fällt! Im Stadium der Bläschenbildung glich unsere Kleine einer Erstlingsblume, die, kaum dass sie sich zögernd geöffnet hat, nun im Schmutzwasser dahinwelkt. Selbst einem unbeteiligten Auge musste ihr Anblick unerträglich werden. Dieser Zustand hielt dann zwei bis drei Tage unverändert an, so lange, bis die Pockenbläschen eingetrocknet waren. Alsbald ging der Pockenschorf ab – wie kleine Erdklümpchen, von der Schneeschmelze in eine Bergschlucht getrieben. Wir jubelten vor Freude und Dankbarkeit; wir fertigten unverzüglich ein Pfaffenmännlein aus Stroh an und legten es ins heiße Badewasser mit Bambusblättern, dem wir Sake zugesetzt hatten. Hierdurch wähnten wir, die Pockengottheit nun endgültig verabschiedet zu haben.

Aber unsere Kleine wurde gleichwohl zusehends schwächer, und von einem Tag zum anderen schwand jegliche Hoffnung dahin. – Schließlich, am 21. Tag des VI. Monats, schied sie aus dieser Welt, zur gleichen Stunde mit dem Verblühen der Windenblüte jenes Tages. Es war nur allzu verständlich, dass die Mutter sich wehklagend an das tote Gesichtchen klammerte. Schwere Stunden wie diese zu erleben, schien uns nun einmal auferlegt worden zu sein – das wusste ich wohl und versuchte, mich gefasst und schicksalsergeben zu zeigen.

Ich kramte jene klugen Sprüche über sinnloses Klagen hervor: »Verflossenes – wie Wasser – kehrt nie mehr wieder« und »Die abgefallene Blüte fliegt nie mehr zum Zweig zurück«. Was es mir so ungeheuerlich schwer machte, mich ins Unvermeidliche zu fügen ...? Die Fesseln der Liebe – der Liebe zu meinem Kind ...:

Unsere Welt ist
flüchtig wie Tau – mag sein ...
Und dennoch ... und dennoch ...!

An Satojos Grab, fünfunddreißig Tage nach ihrem Tod:

Die rote Blume
Die du pflücken wolltest,
blüht nun im Herbstwind ...[171]

Issa

Aus den Kindertotenliedern

Ich hatte dich lieb, mein Töchterlein!
Und nun ich dich habe begraben,
Mach' ich mir Vorwürf', ich hätte fein
Noch lieber dich können haben.

Ich habe dich lieber, viel lieber gehabt,
Als ich dir's mochte zeigen;
Zu selten mit Liebeszeichen begabt
Hat dich mein ernstes Schweigen. [...]

Nun bitt' ich dir ab jedes harte Wort,
Die Worte, die dich bedräuten,
Du wirst sie haben vergessen dort
Oder weißt sie zu deuten.[172]

Friedrich Rückert

Nachdem ihr Sohn und ihr Mann so schnell hintereinander gestorben waren, hatte sie die Empfindung, sie sei ein Wesen, das nur so zufällig auf der Welt vergessen sei und keinen Sinn und Zweck mehr habe. Sie aß und trank, schlief und wachte; aber sie lebte eigentlich nicht. Das Leben machte ihr keinen Eindruck. Sie verlangte vom Leben nichts als Ruhe, und diese Ruhe konnte sie nur im Tod finden. Aber bis der Tod kam, musste sie leben, d. h. ihre Lebenskräfte gebrauchen. Es trat bei ihr im höchsten Grad eine Eigenheit hervor, die man bei sehr kleinen Kindern und sehr alten Leuten wahrnehmen kann. Es war in ihrem Leben kein äußerer Zweck zu sehen; sichtbar war bei ihr nur das Bedürfnis, ihre mancherlei Neigungen und Fähigkeiten zu üben. Sie musste essen, schlafen, denken, reden, weinen, arbeiten, sich ärgern usw., lediglich weil sie einen Magen, ein Gehirn, Muskeln, Nerven und eine Leber hatte. Alles dies tat sie, ohne durch eine äußere Einwirkung dazu veranlasst zu sein, nicht so, wie das Menschen tun, die in voller Lebenskraft stehen, wo man über dem Zweck, den sie selbst verfolgen, den andern Zweck, der in dem Gebrauch der vorhandenen Kräfte besteht, nicht wahrnimmt. Sie redete nur, weil es ihr ein physisches Bedürfnis war, mit der Lunge und der Zunge zu arbeiten. Sie weinte wie ein Kind, weil es ihr ein Bedürfnis war, die Flüssigkeit aus den Augen und der Nase loszuwerden, usw. Wo Leute, die in voller Lebenskraft stehen, einen Zweck haben, da benutzte sie offenbar nur eine Gelegenheit.

So zeigte sich bei ihr morgens, namentlich wenn sie am vorhergehenden Abend etwas Fettes gegessen hatte, das Bedürfnis, sich zu ärgern, und dann wählte sie sich dazu als die nächste Gelegenheit Fräulein Bjelowas Taubheit.

Sie sagte zu ihr irgendetwas leise vom andern Ende des Zimmers her.

»Heute scheint es etwas wärmer zu sein, meine Liebe«, sagte sie flüsternd.

Und wenn dann Fräulein Bjelowa antwortete: »Gewiss, sie

sind angekommen«, so brummte sie ärgerlich vor sich hin: »Mein Gott, wie taub und dumm!«

Eine andre Gelegenheit bot sich durch ihren Schnupftabak, der ihr bald zu trocken, bald zu feucht, bald schlecht gerieben vorkam. Nach diesen Gemütserregungen ergoss sich ihr die Galle ins Gesicht, und ihre Stubenmädchen wussten schon an sicheren Vorzeichen voraus, wann Fräulein Bjelowa wieder taub und der Tabak wieder zu feucht und das Gesicht der alten Gräfin wieder gelb sein werde. Ebenso wie es ihr ab und zu Bedürfnis war, ihre Galle ein wenig arbeiten zu lassen, so musste sie auch von Zeit zu Zeit die ihr noch verbliebenen Fähigkeiten in Tätigkeit setzen, z. B. die Denkfähigkeit, und dazu bot die Patience eine geeignete Gelegenheit. Wenn sie das Bedürfnis hatte zu weinen, so war der verstorbene Graf ein passender Gegenstand. Wenn sie das Bedürfnis hatte sich zu beunruhigen, so fand sie dazu Gelegenheit bei Nikolai und seiner Gesundheit. Verlangte es sie, spitze, giftige Reden zu führen, so war dazu Gräfin Marja ein stets bereiter Anlass. [...]

Unter allen Hausbewohnern waren es nur ganz schlechte und dumme Menschen und die kleinen Kinder, die das nicht verstanden und sich von der alten Gräfin fern hielten.[173]

Leo Tolstoi

Bei dem Grabe meines Vaters

Friede sei um diesen Grabstein her!
Sanfter Friede Gottes! Ach, sie haben
Einen guten Mann begraben,
Und mir war er mehr;

Träufte mir von Segen, dieser Mann,
Wie ein milder Stern aus bessern Welten!
Und ich kann's ihm nicht vergelten,
Was er mir getan.

Er entschlief; sie gruben ihn hier ein.
Leiser, süßer Trost, von Gott gegeben,
Und ein Ahnden von dem ew'gen Leben
Düft' um sein Gebein!

Bis ihn Christus, groß und hehr!
Freundlich wird erwecken – ach, sie haben
Einen guten Mann begraben,
Und mir war er mehr.[174]

Matthias Claudius

Erinnerung an Mutter

Meine tote Mutter, ich find sie nicht.
Doch wenn plötzlich ohne Grund in meinen Spielen
mir eine feine Melodie im Ohre klingt,
ist mir, als ob Mutters Wesen in meinen Spielen schwingt.
Mutter sang immer, die Wiege schaukelnd hin und her –
zurück blieb nur ihr Lied, Mutter ist nicht mehr.

Meine tote Mutter, ich find sie nicht.
Doch wenn frühmorgens im Herbst vom śiuli- Hain
der Duft der Blumen taunass im Winde weht dahin,
geht mir Mutters Wesen nicht aus dem Sinn.
Hab ich damals Mutter nicht mit diesem Blumenkorb gesehen? –
Darum scheint im Duft der pūjā Mutters Duft zu wehen.

Meine tote Mutter, ich find sie nicht.
Doch wenn ich im Winkel des Schlafraums sitze
und durchs Fenster meine Blicke fern zum blauen Himmel gehen,
ist mir, als ob Mutters Augen still und stetig auf mich sehen.
Damals, mich auf dem Schoße haltend, blickte sie auf mich –
diesen Blick ließ sie zurück, er füllt den Himmel aus unendlich.[175]

Rabindranath Tagore

Eines Vormittags erschien Vater Rouault und brachte das Honorar für den behandelten Beinbruch: fünfundsiebzig Franken in blanken Talern und eine Truthenne. Er hatte Karls Unglück erfahren und tröstete ihn, so gut er konnte.

»Ich weiß, wie einem da zumute ist«, sagte er, indem er dem Witwer auf die Schulter klopfte. »Habs ja selber mal durchgemacht, ganz so wie Sie. Als ich meine Selige begraben hatte, da lief ich hinaus ins Freie, um allein für mich zu sein. Ich warf mich im Walde hin und weinte mich aus. Fing an, mit dem lieben Gott zu hadern, und machte ihm die dümmsten Vorwürfe. An einem Aste sah ich einen verreckten Maulwurf hängen, dem der Bauch von Würmern wimmelte. Ich beneidete den Kadaver! Und wenn ich daran dachte, dass im selben Augenblicke andere Männer mit ihren netten kleinen Frauen zusammen waren und sie an sich drückten, schlug ich mit meinem Stocke wild um mich. Es war sozusagen nicht mehr ganz richtig mit mir. Ich aß nicht mehr. Der bloße Gedanke, in ein Kaffeehaus zu gehen, ekelte mich an. Glauben Sie mir das! Na, und so nach und nach im Gang der Zeiten, wie so der Frühling dem Winter und der Herbst dem Sommer folgte, da ging's eins, zwei, drei, und weg war der Jammer! Weg! Hinunter! Das ist das richtige Wort: hinunter! Denn ganz kriegt man ja so was im ganzen Leben nicht los. Da tief drinnen in der Brust bleibt immer was stecken. Aber Luft kriegt man wieder! Sehen Sie, das ist nun einmal unser aller Schicksal, und deshalb darf man nicht gleich die Flinte ins Korn werfen. Man darf nicht sterben wollen, weil andere gestorben sind. Auch Sie müssen sich aufrappeln, Herr Bovary! Es geht alles vorüber! Besuchen Sie uns! Sie wissen ja, meine Emma denkt oft an Sie. Sie hätten uns vergessen, meint sie. Es wird nun Frühling. Zerstreuen Sie sich ein bisschen bei uns. Schießen Sie ein paar Karnickel in meinem Revier!«

Karl befolgte seinen Rat. Er kam wieder nach Bertaux und fand da alles wie einst, das heißt wie vor fünf Monaten. Die Birnbäume hatten schon Blüten, und der treffliche Vater Rouault war wieder mordsgesund und von früh bis Abend auf den Beinen. Und im ganzen Gut war mächtiger Betrieb.

Es war ihm eine Ehrensache, den Arzt mit der erdenklichsten Rücksicht auf sein Leid zu behandeln. Er bat ihn, sich's so bequem wie nur möglich zu machen, sprach im Flüstertone mit ihm wie mit einem Genesenden, und er war sichtlich außer sich, wenn man des Gastes wegen nicht, wie befohlen, die leichtest verdaulichen Gerichte auf den Tisch brachte, zum Beispiel feine Eierspeisen oder gedünstete Birnen. Er erzählte Anekdoten und Abenteuer. Zu seiner eigenen Verwunderung lachte Karl. Aber mit einem Male erinnerte er sich seiner Frau und wurde nachdenklich. Der Kaffee ward gebracht, und da vergaß er sie wieder.

Je mehr er sich an sein Witwertum gewöhnte, um so weniger gedachte er der Verstorbenen. Das angenehme, ihm neue Bewusstsein, unabhängig zu sein, machte ihm die Einsamkeit bald erträglicher. Jetzt durfte er die Stunden der Mahlzeiten selber bestimmen, konnte gehen und kommen, ohne Rechenschaft darüber geben zu müssen, und wenn er müde war, alle viere von sich strecken und sich in seinem Bette breit machen. Er hegte und pflegte sich und ließ alle Tröstungen über sich ergehen. Übrigens hatte der Tod seiner Frau keine ungünstige Wirkung auf seinen Beruf als Arzt. Indem man wochenlang in einem fort sagte: »Der arme Doktor! Wie traurig!«, blieb sein Name im Munde der Leute. Seine Praxis vergrößerte sich. Und dann konnte er nun nach Bertaux reiten, wann es ihm beliebte. Eine unbestimmbare Sehnsucht wuchs in ihm auf, ein namenloses Glücksgefühl. Wenn er sich im Spiegel betrachtete und sich den Bart strich, fand er sich gar nicht übel.[176]

Gustave Flaubert

Aber eine reine, volle Trauer ist ebenso unmöglich wie eine reine, volle Freude.[177]

Leo Tolstoi

Eckermann war auf die Nachricht hin, dass Goethes Sohn gestorben sei, nach Weimar geeilt, wo er am 23. November Goethes Frau kondolierte und dann zum Hausherrn ging, den er in heiterer Stimmung vorfand – »seines Sohnes jedoch ward mit keiner Silbe gedacht«.

Donnerstag, den 25. November 1830

Goethe sendete mir am Morgen einige Bücher, die als Geschenk englischer und deutscher Autoren für mich angekommen waren. Mittags ging ich zu ihm zu Tisch. Ich fand ihn eine Mappe mit Kupferstichen und Handzeichnungen betrachtend, die ihm zum Verkauf zugesendet waren. Er erzählte mir, dass die Frau Großherzogin ihn am Morgen mit einem Besuche erfreut und dass er ihr meine Ankunft verkündiget habe.

Frau von Goethe gesellte sich zu uns, und wir setzten uns zu Tisch. Ich musste von meiner Reise erzählen. Ich sprach über Venedig, über Mailand, über Genua, und es schien ihm besonders interessant, nähere Nachrichten über die Familie des dortigen englischen Konsuls zu vernehmen. [...]

Übrigens erschien Goethe mir heute besonders stille und oft in sich verloren, welches mir kein gutes Zeichen war.

Dienstag, den 30. November 1830

Goethe setzte uns vorigen Freitag in nicht geringe Sorge, indem er in der Nacht von einem heftigen Blutsturz überfallen wurde und den ganzen Tag nicht weit vom Tode war. Er verlor, einen Aderlass mit eingerechnet, sechs Pfund Blut, welches bei seinem achtzigjährigen Alter viel sagen will. Die große Geschicklichkeit seines Arztes, des Hofrats Vogel, verbunden mit seiner unvergleichlichen Natur, haben jedoch auch diesmal gesiegt, so dass er mit raschen Schritten seiner Genesung entgegengeht, schon wieder den besten Appetit zeigt und auch die ganze Nacht wieder schläft. Es darf niemand zu ihm, das Reden ist ihm verboten, doch sein ewig reger Geist kann nicht ruhen, er denkt schon wieder an seine Arbeiten. Diesen Morgen erhielt ich von ihm folgendes Billett, das er mit der Bleifeder im Bette geschrieben.

»Haben Sie die Güte, mein bester Doktor, beikommende schon bekannte Gedichte nochmals durchzugehen und die voranliegenden neuen einzuordnen, damit es sich zum Ganzen schicke. Faust folgt hierauf!

Ein frohes Wiedersehen!
W. d. 30. Nov. 1830
Goethe«[178]
Johann Peter Eckermann

Die Geschichte von einer Mutter

Der Tod hatte einer Mutter ihr Kind geraubt. Sie lief ihm in den finsteren Wald nach …
Da stand ein Dornbusch, es waren weder Blätter noch Blumen an demselben, es war ja auch in der kalten Winterzeit, und es lag Schnee und Eis auf seinen Zweigen.

»Hast du nicht den Tod mit meinem kleinen Kinde vorbeigehen sehen?«

»Ja!«, sagte der Dornbusch, »aber ich sage dir nicht, welchen Weg er genommen, wenn du mich nicht erst an deinem Herzen erwärmen willst; ich erfriere, ich werde ganz und gar zu Eis!«

Und sie drückte den Dornbusch an ihre Brust, recht fest, damit er recht erwärmt werden könnte, und die Dornen gingen in ihr Fleisch hinein und ihr Blut floss in großen Tropfen, aber der Dornbusch trieb frische, grüne Blätter und bekam Blumen in der kalten Winternacht, so warm war es an dem Herzen der betrübten Mutter, und der Dornbusch bezeichnete ihr den Weg, den sie einschlagen sollte.

Da kam sie an einen großen See, wo sie weder ein Schiff noch ein Boot fand. Der See war noch nicht fest genug gefroren, um sie tragen zu können, und auch nicht offen und flach genug, so dass sie ihn hätte durchwaten können, und über denselben musste sie hinüber, wenn sie ihr Kind finden wollte. Da legte sie sich nieder, um den See auszutrinken, aber das ist für einen Menschen unmöglich; die betrübte Mutter dachte jedoch, dass vielleicht ein Wunder geschehen werde. –

»Nein, das geht nicht!«, sagte der See, »lass uns lieber sehen, ob wir uns einigen können. Ich liebe es, Perlen zu sammeln, und deine Augen sind die beiden klarsten, die ich je erblickt habe, willst du sie in mich ausweinen, so will ich dich nach dem großen Treibhause hinübertragen, wo der Tod wohnt und Blumen und Bäume pflegt, jeder von diesen ist ein Menschenleben!«

»O, was gebe ich nicht, um zu meinem Kinde zu kommen!«, sagte die betrübte Mutter, und sie weinte noch mehr, und ihre Augen sanken auf den Grund des Sees und wurden zwei köstliche Perlen. Aber der See erhob sie, als ob sie in einer Schaukel säße, und sie flog in einer Schwingung an das jenseitige Ufer, wo ein meilenbreites Haus stand. Man wusste nicht recht, ob es ein Berg mit Wald und Höhlen oder ob es gezimmert war, aber die arme Mutter konnte es nicht sehen, sie hatte ja ihre Augen ausgeweint.

»Wo werde ich den Tod finden, der mit meinem kleinen Kinde davongegangen ist?«, fragte sie.

»Hier ist er noch nicht angekommen«, sagte die alte Grabfrau, welche auf das große Treibhaus des Todes Acht haben musste. »Wie hast du dich hierher finden können, und wer hat dir geholfen?«

»Der liebe Gott hat mir geholfen!«, sagte sie, »er ist barmherzig und das wirst du auch sein! Wo kann ich mein kleines Kind finden?«

»Ja, ich kenne es nicht«, sagte die Frau, »und du kannst ja nicht sehen! – Viele Blumen und Bäume sind über Nacht verdorrt, der Tod wird bald kommen und sie umpflanzen! Du weißt wohl, dass jeder Mensch seinen Lebensbaum oder seine Blume hat, je nachdem ein jeder beschaffen ist; sie sehen wie andere Gewächse aus, aber sie haben Herzschlag; des Kindes Herz kann auch schlagen! Halte dich daran, vielleicht erkennst du den Herzschlag deines Kindes, aber was gibst du mir, wenn ich dir sage, was du noch mehr zu tun hast?«

»Ich habe nichts zu geben«, sagte die betrübte Mutter, »aber ich will für dich bis ans Ende der Welt gehen!«

»Ja, dort habe ich nichts zu schaffen«, sagte die Frau, »aber du kannst mir dein langes, schwarzes Haar geben, du weißt wohl selbst, dass es schön ist, und mir gefällt es! Du kannst mein weißes dafür bekommen, das ist doch immerhin etwas!«

»Verlangst du weiter nichts«, sagte sie, »das gebe ich dir mit Freuden!« Und sie gab der Alten ihr schönes Haar und erhielt deren schneeweißes dafür.

Dann gingen sie in das große Treibhaus des Todes, wo Blumen und Bäume wunderbar durcheinander wuchsen. Da standen feine Hyazinthen unter Glasglocken, und da standen große, baumstarke Pfingstrosen; da wuchsen Wasserpflanzen,

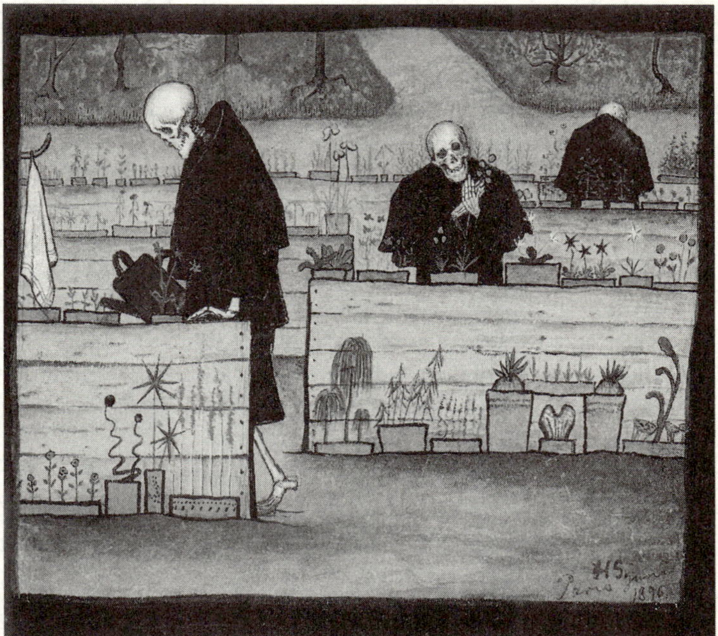

Hugo Simberg: Im Garten des Todes (Knoleman puntarha)

einige recht frisch, andere kränklich, Wasserschlangen legten sich auf dieselben, und schwarze Krebse klemmten sich am Stängel fest. Da standen schöne Palmenbäume, Eichen und Platanen, da standen Petersilie und blühender Thymian, jeder Baum und jede Blume hatte ihren Namen, sie waren jeder ein Menschenleben, der Mensch lebte noch, der eine in China, der andere in Grönland, ringsumher auf der Erde. Da waren große Bäume in kleinen Töpfen, so dass sie ganz verkrüppelt dastanden und nahe daran waren, den Topf zu sprengen. An manchen Stellen stand auch eine kleine schwächliche Blume in fetter Erde, mit Moos ringsumher bedeckt und gepflegt. Aber die betrübte Mutter beugte sich über alle die kleinsten Pflanzen und hörte, wie in ihnen das Menschenherz schlug, und unter Millionen erkannte sie das Herz ihres Kindes wieder.

»Das ist es!«, rief sie und streckte die Hand über eine kleine blaue Krokus aus, welche ganz krank nach der einen Seite hinüberhing.

»Berühre die Blume nicht!«, sagte die alte Frau, »aber stelle dich hierher, und wenn dann der Tod kommt – ich erwarte ihn jeden Augenblick –, dann lass ihn die Pflanze nicht ausreißen und drohe ihm, dass du dasselbe mit den andern Pflanzen tun würdest, dann wird ihm bange werden! Er ist dem lieben Gott dafür verantwortlich, ohne dessen Erlaubnis keine ausgerissen werden darf.«

Auf einmal sauste es eiskalt durch den Saal, und die blinde Mutter konnte fühlen, dass es der Tod war, der da kam.

»Wie hast du den Weg hierher finden können?«, fragte er. »Wie konntest du schneller hierher gelangen als ich?«

»Ich bin eine Mutter!«, sagte sie.

Und der Tod streckte seine lange Hand nach der kleinen, feinen Blume aus, aber sie hielt ihre Hände fest um dieselbe, fest und dennoch besorgt, dass sie eines der Blätter berühren möchte. Da blies der Tod auf ihre Hände, und sie fühlte, dass dies kälter war, als der kalte Wind, und ihre Hände sanken matt herab.

»Du vermagst doch nichts gegen mich!«, sagte der Tod.

»Aber das vermag der liebe Gott!«, sagte sie.

»Ich tue nur, was er will!«, sagte der Tod. »Ich bin sein Gärtner! Ich nehme alle seine Blumen und Bäume und verpflanze sie in den Garten des Paradieses, in das unbekannte Land, aber wie sie dort wachsen und wie es dort ist, das darf ich dir nicht sagen!«

»Gib mir mein Kind zurück!«, sagte die Mutter und weinte und bat. Mit einem Mal griff sie mit jeder Hand um zwei hübsche Blumen neben sich und rief dem Tode zu: »Ich reiße alle deine Blumen ab, denn ich bin in Verzweiflung!«

»Rühre sie nicht an!«, sagte der Tod, »Du sagst, du seiest unglücklich, und nun willst du eine andere Mutter ebenso unglücklich machen!«

»Eine andere Mutter!«, sagte die arme Frau und ließ sogleich beide Blumen los.

»Da hast du deine Augen!«, sagte der Tod, »ich habe sie aus dem See aufgefischt, sie leuchteten so stark, ich wusste nicht, dass es die deinigen waren; nimm sie wieder, sie sind jetzt klarer als zuvor, sieh dann in den tiefen Brunnen hier nebenbei hinab, ich werde die Namen der beiden Blumen nennen, die du ausreißen wolltest, und du wirst ihre ganze Zukunft, ihr ganzes Menschenleben erblicken, sieh, was du zerstören und zu Grunde richten wolltest.«

Sie sah in den Brunnen hinab, und es war eine Glückseligkeit zu sehen, wie die eine ein Segen für die Welt ward, zu sehen, wie viel Glück und Freude sich ringsum entfaltete. Und sie erblickte das Leben der andern, und es war Trauer und Not, Jammer und Elend.

»Beides ist Gottes Wille!«, sagte der Tod.

»Welche ist die Blume des Unglücks und welche die des Segens?«, fragte sie.

»Das sage ich dir nicht!«, sagte der Tod, »aber das sollst du von mir erfahren, dass die eine Blume die deines eigenen Kindes war, es war das Schicksal deines Kindes, die Zukunft deines eigenen Kindes!«

Da schrie die Mutter erschrocken auf: »Welche von ihnen war mein Kind? Sage mir das, erlöse das Unschuldige! Befreie mein Kind von all dem Elend, trage es lieber fort! Trage es in Gottes Reich! Vergiss meine Zähren, vergiss meine Bitten und alles, was ich gesagt und getan habe!«

»Ich verstehe dich nicht!«, sagte der Tod. »Willst du dein Kind zurückhaben, oder soll ich mit ihm da hineingehen, wo du nicht weißt, wie es ist?« –

Da rang die Mutter ihre Hände, fiel auf ihre Knie und betete zum lieben Gott: »Erhöre mich nicht, wenn ich gegen deinen Willen, welcher der beste ist, bitte! Erhöre mich nicht! Erhöre mich nicht!«

Und sie neigte ihr Haupt auf ihre Brust herab.

Der Tod aber ging mit ihrem Kinde in das unbekannte Land.[179]

Hans Christian Andersen

Die Klage, sie wecket
Den Toten nicht auf,
Die Liebe nur decket
Den Vorhang dir auf.

Man liebt und was immer
Das Leben belebt,
Mit fassenden Sinnen
Die Augen erhebt.

Das zarte Umfassen,
Es löst sich so bald,
Die Augen erblassen
Es stirbt die Gestalt.

Die Liebe, sie schicket
Die Klage ihr nach
Die Liebe, sie blicket
Den Toten bald wach.

Die Klage, sie wecket
Die Toten nicht auf,
Die Liebe nur decket
Das Leben dir auf.[180]
Clemens Brentano

Totenkult

Der Totenkult ist eine schöne Einrichtung, und der Totensonntag liegt genau richtig im Jahr; er fällt nämlich mit dem Zeitpunkt zusammen, an dem durch eindeutige Zeichen klar wird, daß die Sonne uns verläßt. Die gelben und roten Blätter, auf die man tritt, die langen Nächte, die trägen Tage, welche Abenden gleichen, alles läßt an Ruhe, Schlaf und Vergangenheit denken. Das Ende eines Jahres gleicht dem Ende eines Tages und eines Lebens; da die Zukunft nur mehr Nacht und Schlaf bietet, blickt das Denken auf das Getane zurück und wird auf natürliche Weise historisch. So besteht Harmonie zwischen den Gebräuchen, dem Wetter und unseren Gedanken. Deshalb beschwören viele in dieser Jahreszeit die Schatten und sprechen mit ihnen.

Aber wie sie beschwören? Und wie ihnen gefallen? Odysseus gab ihnen zu essen; wir bringen ihnen Blumen; aber diese Opfergaben dienen nur dazu, ihnen unsere Gedanken zuzuwenden und das Gespräch in Gang bringen. Wohl selbstverständlich, daß es der Geist Toten ist, welchen man zum Leben erwecken will, nicht ihr Körper; des Weiteren selbstverständlich, daß ihr Geist in uns selber ruht. Das hindert nicht, daß die Blumen, die Kränze und die mit Grün geschmückten Gräber einen Sinn haben. Da wir nicht denken, wie wir wollen, der Gang unserer Gedanken vielmehr von dem abhängt, was wir sehen, hören und berühren, ist es sehr vernünftig, daß wir uns gewisse Schauspiele geben, um uns die mit ihnen verbundenen Empfindungen zu erschließen. Eben darauf beruht der Wert religiöser Riten. Aber sie sind nur ein Mittel, kein Zweck; man darf die Toten nicht so besuchen, wie manche die Messe hören oder ihren Rosenkranz beten.

Die Toten sind nicht tot, schon deshalb nicht, weil wir leben. Die Toten denken, sprechen und handeln; sie können raten, wollen, billigen und tadeln; alles das ist wahr, man muß es nur richtig verstehen. Alles das ist in uns. Wir können die Toten also gar nicht vergessen, werden Sie sagen; dementsprechend unnütz, an sie zu denken; an sich selber denken, heißt immer auch, an sie denken. Ganz recht; aber es kommt nur selten vor, daß man wirklich und ernsthaft an sich selber denkt. Wir sind zu schwach und zu unbeständig in unseren eigenen Augen; wir sind uns selber zu nahe; es ist nicht leicht, sich selber aus einer Perspektive zu betrachten, die die Proportionen wahrt. Welcher Liebhaber der Gerechtigkeit zum Beispiel, der ständig an die Gerechtigkeit dächte? Die Toten sehen wir umgekehrt ihrer Wahrheit gemäß, da uns die Pietät das Kleinliche vergessen läßt; und ihre Macht zu raten, die eine der wichtigsten menschlichen Wohltaten ist, kommt daher, daß sie nicht mehr da sind; denn da sein heißt, den Stößen der Welt antworten und mehr als einmal am Tag dem untreu werden, was man sich vorgenommen hat zu sein. Darum ist es durchaus sinnvoll, sich zu fragen, was die Toten wollen. Und hören Sie gut hin: Die Toten wollen leben; sie wollen leben in Ihnen; sie wollen, daß Ihr Leben das, was sie gewollt haben, weiterentwickelt. So weisen uns die Gräber auf das Leben zurück. Unser Gedanke überspringt den bevorstehenden Winter bis zum nächsten Frühjahr und zu den ersten Blättern. Ich habe gestern einen Fliederstrauch betrachtet, der seine Blätter verlor, und ich habe Knospen daran gesehen.[181]

Alain

Wir sterben hin zu den geliebten Toten. Sie empfangen uns in ihrem Kreise. Nicht eine Leere des Nichts nimmt uns auf, sondern die Fülle des wahrhaft gelebten Lebens. Wir treten ein in einen von der Liebe erfüllten, durch Wahrheit hellen Raum.[182]

Karl Jaspers

Der Tod der Geliebten

Er wusste nur vom Tod was alle wissen:
dass er uns nimmt und in das Stumme stößt.
Als aber sie, nicht von ihm fortgerissen,
nein, leis aus seinen Augen ausgelöst,

hinüberglitt zu unbekannten Schatten,
und als er fühlte, dass sie drüben nun
wie einen Mond ihr Mädchenlächeln hatten
und ihre Weise wohlzutun:

da wurden ihm die Toten so bekannt,
als wäre er durch sie mit einem jeden
ganz nah verwandt; er ließ die andern reden

und glaubte nicht und nannte jenes Land
das gut gelegene, das immersüße –
Und tastete es ab für ihre Füße.[183]

Rainer Maria Rilke

Wo gehn wir denn hin? …

Wie leicht wird Erde sein

Wie leicht
wird Erde sein
nur eine Wolke Abendliebe
wenn als Musik erlöst
der Stern in Landsflucht zieht

und Felsen die
als Alp gehockt
auf Menschenbrust
Schwermutgewichte
aus den Adern sprengen.

Wie leicht
wird Erde sein
nur eine Wolke Abendliebe
wenn schwarzgeheizte Rache
vom Todesengel magnetisch
angezogen
an seinem Schneerock
kalt und still verendet.

Wie leicht
wird Erde sein
nur eine Wolke Abendliebe
wenn Sternhaftes schwand
mit einem Rosenkuß
aus Nichts –[184]
Nelly Sachs

Inzwischen verfiel mein Vater plötzlich in eine Krankheit, die ihn in wenigen Tagen unter die Erde brachte. Er starb in meinen Armen, und ich lernte den Tod auf den Lippen desjenigen kennen, der mir das Leben gegeben. Dieser Eindruck war groß, und ich habe ihn jetzt noch nicht verwunden. Zum ersten Mal trat mir die Unsterblichkeit der Seele recht klar und deutlich vor Augen; ich konnte nicht glauben, dass dieser leblose Körper, der da vor mir lag, der Urheber all meines Denkens und Fühlens sei; ich fühlte, dass diese Kraft aus einer andern Quelle fließen musste, und eine heilige Wehmut, die fast an Freude grenzte, ließ mich die einstige Wiedervereinigung mit dem Geiste meines Vaters hoffen.

Noch ein anderes Phänomen bestärkte mich in diesem erhebenden Gedanken. Die Gesichtszüge meines verstorbenen Vaters hatten sich im Sarge sozusagen verklärt. Warum sollte dieses wunderbare Phänomen nicht ein Zeichen unserer Unsterblichkeit sein?

Warum sollte der Tod, der doch so furchtbar gewaltig ist und der so vieles weiß, was wir nicht wissen, der Stirne seines Opfers nicht die Geheimnisse einer anderen Welt aufgedrückt haben? Warum sollte das Grab nicht einen weiten Blick in die Ewigkeit hinein gewähren?[185]

François René Chateaubriand

Der Augenblick des Todes, wie ihn die Upanishaden beschreiben

Er [der Atman, die Einzelseele] wird eins, darum sieht er nicht mehr, wie man sagt; er wird eins, er riecht nicht mehr, wie man sagt; er wird eins, er schmeckt nicht mehr, wie man sagt; er wird eins, er redet nicht mehr, wie man sagt; er wird eins, er hört nicht mehr, wie man sagt; er wird eins, er denkt nicht mehr, wie man sagt; er wird eins, er fühlt nicht mehr, wie man sagt; er wird eins, er erkennt nicht mehr, wie man sagt. Die Spitze seines Herzens wird erleuchtet, und bei diesem Licht geht der Atman (aus dem Körper) hinaus, entweder durch das Auge oder durch den Kopf oder durch andere Körperöffnun-

gen. Und wenn er so hinausgeht, geht das Leben mit ihm hinweg. Und wenn das Leben so hinweggeht, geht nach ihm aller Lebenshauch hinweg. Er wird eins mit dem Bewusstsein. Was Bewusstsein hat, geht mit ihm hinweg. Sein Wissen und sein Werk und auch sein vergangenes Leben ergreifen ihn.[186]
Aus den Upanishaden

Die Grablegung

Eine sterbliche Hülle,
so heißt es,
aber was war drin?
Die Psyche,
sagen die Psychologen,
die Seele,
die Seelsorger,
die Persönlichkeit,
sagen die Personalchefs.

Dazu noch die Anima,
die Imago, der Dämon,
die Identität, das Ich,
das Es und das Überich.
Der Schmetterling,
der sich aus diesem Gedrängel
erheben soll,
gehört einer Art an,
von der wir nichts wissen.[187]
Hans Magnus Enzensberger

Es war immer so und natürlich, dass der nach Ewigkeit Hungernde und Dürstende solche Speisen sich droben in Phantasie bereitete, die seinem Gaumen hier angenehm waren, sein Magen hier vertragen konnte. Der weiche Orientale bepolsterte sein Paradies um wohl geschmückte Tische. Der brave Norde

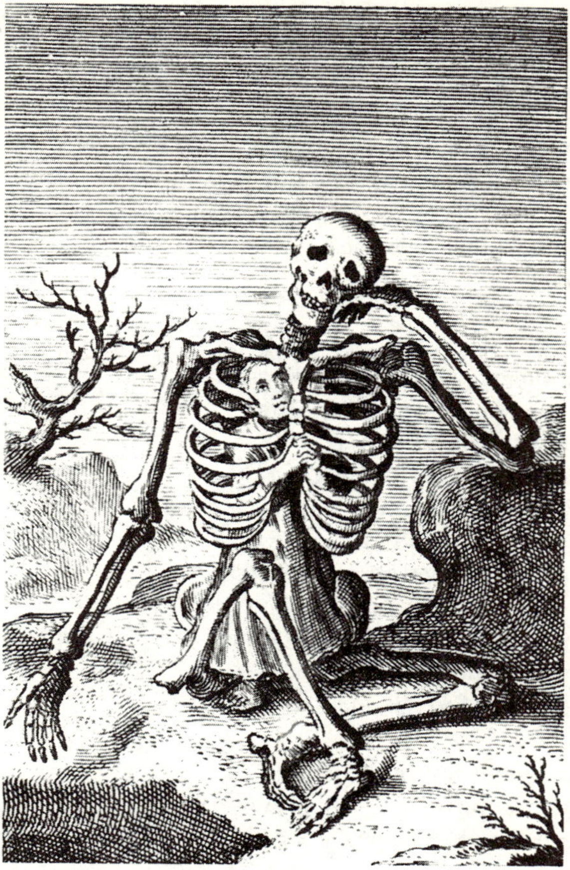

Aus: Hermann Hugo: Pia desideria, 1629

überschaut vom Asgard in den Tiefen des Himmels unermesslichen Kampfplatz und ruht dann, sein Glas Bier mit Heldenmut auszechend, neben Vater Odin auf der Bank. Und der gelehrt denkende Theolog und Weltverkünder hofft dort eine Akademie, durch unendliche Experimente, ewiges Forschen sein Wissen zu vermehren, seine Erkenntnis zu erweitern.[188]

Johann Wolfgang von Goethe

Aus: Über den bürgerlichen Gottesglauben

Aber vor allem: der Tod!
Da wird uns das Leben entrissen
Wie sollen wir Entreißer uns etwas entreißen lassen?
Immer haben wir etwas bekommen dafür, daß wir lebten
Sollen wir für unsern Tod nichts bekommen?
Gott schenkt uns ein besseres Leben.[189]
Bertolt Brecht

das könnte manchen herren so passen
wenn mit dem tode alles beglichen
die herrschaft der herren
die knechtschaft der knechte
bestätigt wäre für immer

das könnte manchen herren so passen
wenn sie in ewigkeit
herren blieben im teuren privatgrab
und ihre knechte
knechte in billigen reihengräbern

aber es kommt eine auferstehung
die anders ganz anders wird als wir dachten
es kommt eine auferstehung die ist
der aufstand gottes gegen die herren
und gegen den herrn aller herren: den tod[190]
Kurt Marti

Wenn aber verkündigt wird, dass Christus von den Toten auferweckt worden ist, wie können dann einige von euch sagen: Eine Auferstehung der Toten gibt es nicht?

Wenn es keine Auferstehung der Toten gibt, ist auch Christus nicht auferweckt worden. [...] Denn wie in Adam alle sterben, so werden in Christus alle lebendig gemacht werden.

Es gibt aber eine bestimmte Reihenfolge: Erster ist Christus; dann folgen, wenn Christus kommt, alle, die zu ihm gehören. Danach kommt das Ende, wenn er jede Macht, Gewalt und Kraft vernichtet hat und seine Herrschaft Gott, dem Vater, übergibt. Denn er muss herrschen, bis Gott ihm alle Feinde unter die Füße gelegt hat. Der letzte Feind, der entmachtet wird, ist der Tod.[191]

Paulus (1. Kor. 15, 12–26)

Schulbild

Da ist das Schulbild, sehr gut erhalten. Die Jahreszahl ist angegeben, es ist genau sechzig Jahre her, daß es aufgenommen wurde. Man sieht schräg in das Klassenzimmer hinein. Fünf oder sechs Reihen blanker Pultbänke, an jedem Platz ein eingebautes Tintenfaß. Meist sitzen drei in einer Bank, manchmal nur zwei. [...] Einige, deren Plätze weiter entfernt sind, wurden geheißen, in der Bank aufzustehen, damit man sie ebenso gut erkenne wie die vorne sitzenden.

Ich kenne sie alle ganz genau. Bei einigen wüßte ich heute zwar die Namen nicht mehr, aber die Gesichter, die leiblichen Beschaffenheiten insgesamt sind mir vollkommen gegenwärtig, und zwar nicht bloß als eine Wahrnehmung, die registriert und gespeichert wäre, sondern als ein akutes Körpergefühl. Zum Beispiel Stössel, er war sehr dünn, mit den schmalen Schultern voraus, kalkweiß im Gesicht wie ein Clown, rasch und flatternd in allen Bewegungen, als wollte er sich jeden Augenblick vom Erdboden lösen, der weiße Kragen viel zu weit, die große bunte Schleife stets wehend. Und am anderen Ende Schrempf, ruhend wie Teig, fast stumm, der Kopf ein klein wenig zur Schulter geneigt, kurzes Haar, das Gesicht pockig, ich weiß sonst nichts von ihm, aber die Empfindung seiner physischen Konsistenz ist mir geblieben. Zwei sind auf dem Bilde, die von dem allgemeinen Ernst abweichen, ein leises Lächeln zeigen. Der eine ist Rosenstein, obwohl recht massiv gebaut, neigt er seinen runden Kopf mit der festen schwarzen Haarkappe dort wie horchend zur Seite, macht eine Miene der Freundlichkeit, während die anderen zumeist einen stutzenden Blick ins Unbekannte richten. Der andere ist Udo, er war mein Freund, hübsch angezogen, mir einer bunten Borte, die senkrecht am Kittel herunterläuft, wohl gestaltet, grad aufgerichtet; sein Lächeln ist von anderer Art, nicht angenommen, sondern eingeboren, es ist wie ein Flimmern, sitzt oben zwischen den hochgeschobenen Wangen und den leicht eingekniffenen Augen, etwas furchtsam, es sucht Versöhnung; er litt am Stottern, doch ging immer etwas Sanftes, eine Wärme von ihm aus.

Bis jetzt habe ich nur vier von den zweiundzwanzig Klassengenossen genannt – ja, indem ich sie bei ihren Namen nenne, ist auch schon die ganze Erscheinung, die ganze individuelle Substanz aufgerufen, so dicht sitzt der Name der Person an. Ich könnte fortfahren mit dem strammen Wölfchen, das mit gesammelter Schnellkraft hockt und bockt; mit der zarten Winzigkeit des Auffhäuser; mit dem grauen Hellmuth, der dreinschaut, als bedrücke ihn der eigene Kopf mit der ausgebeulten Stirn; mit dem dunklen Russen Klatkin, der immer hochgeschlossen gekleidet ging; mit dem dicken Buz in seinem Matrosenanzug; jeder ganz und gar unverwechselbar, schon mit sechs Jahren. Nur meine eigene Erscheinung in dem Gruppenbilde weckt mir kein Gefühl, das ist merkwürdig. An diesem Platz sitzt einer, den ich eigentlich nicht kenne und nicht zu beschreiben, kaum wahrzunehmen imstande bin. Das Ich ist wie eine leere Stelle mitten in der Vielfalt der Gestalten. Meiner selbst werde ich nie recht ansichtig. [...]

Auf dem Bild sind zweiundzwanzig deutlich, überdeutlich identifizierbare Einzelne, Kinder. Oder genauer: einundzwanzig Individuen und ein Ich, zweiter von links in der zweitletzten Reihe, second from left unidentified (wie man auf Bildunterschriften in amerikanischen Zeitungen zuweilen liest). Ich weiß nicht, wie viele von diesen jetzt noch leben. Jeder von ihnen hatte und hat seine einzigartige Prägung, hat sie mir auch bewahrt, keine davon ist mit der anderen zu vertauschen noch zu verwechseln, wohl auch mit keiner früheren und keiner späteren, unerachtet aller Ähnlichkeiten der Familie, der Sippe, der Rasse, des Jahrgangs, der Epoche, der Religion, der Landschaft. Und die etwa gestorben sind, finden keinen Ersatz. Niemals und nirgends sonst wird es einen solchen dünnen und weißen Stössel, einen solchen teigigen und stummen Schrempf, einen solchen zarten und winzigen Auffhäuser, ein solches strammes Wölfchen und einen solchen dicken Buz geben. [...]

Wie ist es möglich, daß so viel Bestimmtheit, so unendlich viel Endlichkeit hervorgebracht wird und doch untergeht? Heute leben, zählt man, etwa drei Milliarden Menschen auf der Erde. Drei Milliarden Individuen, wohl gruppierbar nach Farbe, Wuchs, Konstitution, Bekenntnis, nach allen möglichen Kriterien der anthropologischen Wissenschaften, dennoch kein einzelner wie der andere einzelne, jeder einzig. Wahrscheinlich ist das nicht einmal spezifisch menschlich. Gewiß kann ein Huhn auch die Hühner individuell und in ihrer Individualität wahrnehmen, ein Elefant die Elefanten, am Ende gar eine Biene die Bienen. Nur kümmert uns das wenig.

Der christliche Unsterblichkeitsglaube hat wahrhaftig nur dann einen Sinn, wenn das »Fleisch« in die Auferstehung mit einbegriffen oder mit hinaufgerissen wird. Wie denn die Auferstehung des Fleisches in den Glaubensartikeln mitbekannt wird, gemäß den Lehren des Apostels Paulus. Ein bedeutender Biologe unserer Tage, Adolf Portmann, hat die Unsterblichkeit der Seele verworfen, weil solche spiritualistische Zerschneidung oder Abspaltung mit der Erkenntnis der lebendigen Individualität schlechterdings nicht übereinkomme. Könnte man an die Auferstehung glauben, so müßte es die Auferstehung des Fleisches sein. Die Individualität sitzt im Fleische, nämlich in der genauen, unverwechselbaren Beschaffenheit des einzelnen. Darum kommen mir die verklärten Leiber des Augustinus recht fade vor, die alle zwar gewiß Personen, aber physisch auf ein Idealmaß gebracht, also über einen Kamm geschoren sind. Man brauche, sagt dieser mächtige Denker des Unausdenkbaren (De Civitate Dei, Buch XXII), um die Mageren und die Dicken nicht besorgt zu sein, ne ibi etiam tales sint, quales si possent nec hic esse voluissent [daß sie dort nicht so sind, wie sie hier gern gewesen wären, wenn es möglich wäre]. Im Gegenteil: Könnte ich hoffen, hoffte ich gerade, daß die Mageren mit ihrem mageren, die Dicken mit ihrem dicken Fleische auferstünden. Wie sollte ich den flattrigen Stössel und den teigigen Schrempf sonst wiederfinden![192]

Dolf Sternberger

Auffällig wenige Worte Jesu über den Tod und das Sterben. Tod und Erlösung waren für ihn derartige Selbstverständlichkeiten, dass er sich ganz dem Leben zuwandte. [...] Wie wenig ihm der Tod als ein Phänomen des Diesseitigen bedeutete, geht aus dem gewaltigen Ausspruch hervor: »Lasst die Toten ihre Toten begraben.« Das Nahen des Reiches Gottes war für ihn das eigentliche Geschehen, nicht der Tod: »Unter denen, die hier stehen, sind einige, die den Tod nicht schmecken werden, bis sie den Sohn des Menschen mit seiner Königsherrschaft haben kommen sehen.« (Matthäus 16,28) Seinen eigenen Tod hat Jesus aber als volle Realität willentlich auf sich genommen und durchkämpft, das heißt: Das Reich Gottes, das Paradies, nimmt auch nach der Vorstellung Jesu dem Tod nichts von seiner Furchtbarkeit. So werden denn an keiner Stelle in der Bibel das Sterben und der Tod verharmlost. Jesus wollte zuerst, dass der Kelch an ihm vorübergehe; zuletzt meinte er, Gott habe ihn verlassen.

Später sind dann viele Märtyrer geradezu fröhlich in den Tod gegangen, natürlich das Paradies vor Augen. Bei Jesus sieht die Sache ganz anders aus. Warum konnte gerade Er nicht mit der Heiterkeit sterben, mit der manche seiner Nachfolger starben, die nicht minder grausam als Er hingerichtet wurden? Ich kann es mir nur so erklären, dass Er Sterben und Tod ganz ernst nehmen wollte, ohne Blick auf die »Kompensation« des Paradieses. Der Gedanke, dass die Seele aus dem Körper springt und in schöne, ewige Gefilde entweicht, war ihm absolut fremd. Dann aber muss das Reich Gottes etwas anderes sein als eine Belohnung für die Gläubigen, sicher etwas anderes als das Paradies[193]

Peter Noll

Wie dem aber auch sei, so ist's gewiss ein wohltätiger Schleier, der diese und jene Welt absondert, und nicht ohne Ursach ist's so still und stumm um das Grab eines Toten. [...] Der Mensch also soll in seinen künftigen Zustand nicht hineinschauen, sondern sich hineinglauben.[194]

Johann Gottfried Herder

In der natürlichen Religion geboren
Wird jeder Mensch, und nie geht sie ihm ganz verloren.
Ihm angezogen wird ein äußres Glaubentum,
Das nimmt im Leben er wie einen Mantel um.
Er trag' es, weil er lebt; im Tode legt er's ab,
Da bleibt der Glaube ihm, den Gott ihm selber gab.[195]

Friedrich Rückert

Ich glaube schon, dass es jahrhundertelang einen Missbrauch des ewigen Lebens gegeben hat, eine falsche Vertröstung, dieses »Im Himmel wird es besser sein«. Gott hat doch hier auf der Erde, in dieser Zeit Leben für alle in Freiheit und Würde versprochen. »Ihr sollt mein Volk sein, und ich will euer Gott sein«, ein Zusammenhang von Geliebtwerden und von Liebenlernen existiert und »soll« sein. Mystische Sätze wie »Wo die Liebe ist, da ist Gott« bleiben auch im Sterben eines Menschen wahr. Sie werden nicht zunichte. Der Tod kann sie nicht aufheben, muss er nicht vor der Liebe kapitulieren? Was die Tradition »ein seliges Ende« nannte, war eine Bejahung des Fortgehens, ein nicht mehr krampfhaft am Weiterleben Festhalten, ein Ja zur Endlichkeit des geschaffenen Lebens. Ein todkrankes Kind von fünf Jahren sagte seinen Eltern: »Ich gehe schon vor, ihr könnt noch nicht mit.« Lässt sich nicht eine Geborgenheit denken, die nicht in meiner Weiterexistenz liegt, wohl aber in Gottes Weiterexistenz? »Ich in dir; du in mir, niemand kann uns scheiden« – reicht das nicht?[196]

Dorothee Sölle

Was aber die Unsterblichkeit betrifft, so kann ich nicht bergen, die Art, wie die meisten Menschen sie nehmen und ihre Sehnsucht darnach ist ganz irreligiös, dem Geist der Religion gerade zuwider, ihr Wunsch hat keinen andern Grund, als die Abneigung gegen das, was das Ziel der Religion ist. Erinnert euch, wie in ihr alles darauf hinstrebt, dass die scharf abgeschnittenen Umrisse unsrer Persönlichkeit sich erweitern und sich allmählich verlieren sollen ins Unendliche, dass wir durch das Anschauen des Universums so viel als möglich eins werden sollen mit ihm; sie aber sträuben sich gegen das Unendliche, sie wollen nicht hinaus; sie wollen nichts sein als sie selbst und sind ängstlich besorgt um ihre Individualität. Erinnert euch, wie es das höchste Ziel der Religion war, ein Universum jenseits und über der Menschheit zu entdecken, und ihre einzige Klage, dass es damit nicht recht gelingen will auf dieser Welt; jene aber wollen nicht einmal die einzige Gelegenheit ergreifen, die ihnen der Tod darbietet, um über die Menschheit hinauszukommen; sie sind bange, wie sie sie mitnehmen werden jenseits dieser Welt, und streben höchstens nach weiteren Augen und besseren Gliedmaßen. Aber das Universum spricht zu ihnen, wie geschrieben steht: Wer sein Leben verliert um meinetwillen, der wird es erhalten, und wer es erhalten will, der wird es verlieren. Das Leben, was sie erhalten wollen ist ein erbärmliches, denn wenn es ihnen um die Ewigkeit ihrer Person zu tun ist, warum kümmern sie sich nicht ebenso ängstlich um das, was sie gewesen sind, als um das, was sie sein werden, und was hilft ihnen das vorwärts, wenn sie doch nicht rückwärts können? Über die Sucht nach einer Unsterblichkeit, die keine ist, und über die sie nicht Herren sind, verlieren sie die, welche sie haben könnten, und das sterbliche Leben dazu mit Gedanken, die sie vergeblich ängstigen und quälen. Versucht doch aus Liebe zum Universum euer Leben aufzugeben. Strebt darnach, schon hier eure Individualität zu vernichten, und im Einen und Allen zu leben, strebt darnach, mehr zu sein als ihr selbst, damit ihr wenig verliert, wenn ihr euch verliert; und wenn ihr so mit dem Universum, so viel ihr hier davon findet, zusammengeflossen seid, und eine größere und heiligere Sehnsucht in euch entstanden ist, dann wollen wir weiter reden über die Hoffnungen, die uns der Tod gibt, und über die Unendlichkeit, zu der wir uns durch ihn unfehlbar emporschwingen. [...]

Die Unsterblichkeit darf kein Wunsch sein, wenn sie nicht erst eine Aufgabe gewesen ist, die ihr gelöst habt. Mitten in der Endlichkeit eins werden mit dem Unendlichen und ewig sein in einem Augenblick, das ist die Unsterblichkeit der Religion.[197]

Friedrich Schleiermacher

Die zeitliche Unsterblichkeit der Seele des Menschen, das heißt also ihr ewiges Fortleben auch nach dem Tode, ist nicht nur auf keine Weise verbürgt, sondern vor allem leistet diese Annahme gar nicht das, was man immer mit ihr erreichen wollte. Wird denn dadurch ein Rätsel gelöst, daß ich ewig fortlebe? Ist denn dieses ewige Leben dann nicht ebenso rätselhaft wie das Gegenwärtige? Die Lösung des Rätsel des Lebens in Raum und Zeit liegt außerhalb von Raum und Zeit.[198]

Ludwig Wittgenstein

Ein Gelehrter fragte den Zen-Meister Gudo: »Was geschieht mit einem erleuchteten Menschen nach seinem Tod?« Gudo erwiderte barsch: »Woher soll ich das wissen?« Der Gelehrte sagte: »Warum? Weil du ein Meister bist.« Gudo bemerkte daraufhin: »Ja, aber kein toter.«[199]

Zen-Geschichte

… immer nach Hause[200]

Einst werde ich liegen im Nirgend
Bei einem Engel Irgend.[201]
Paul Klee

Gespräch Krishnamurtis mit einem Sterbenskranken

Es kostete ihn Mühe zu sprechen. »Wissen Sie, ich habe seit einigen Jahren viel über das Leben nachgedacht, und noch mehr über das Sterben, denn ich hatte eine langwierige Krankheit. Der Tod scheint etwas so Seltsames zu sein. Ich habe viele Bücher über dieses Problem gelesen, doch sie waren alle ziemlich oberflächlich.«

»Sind nicht alle Schlussfolgerungen oberflächlich?«

»Da bin ich mir nicht so sicher. Wenn man zu bestimmten Schlussfolgerungen kommen könnte, die zutiefst befriedigend sind, dann hätten sie eine Bedeutung. Was ist gegen Schlussfolgerungen einzuwenden, solange sie befriedigend sind?«

»Es ist nichts gegen sie einzuwenden, doch zeichnen sie nicht einen trügerischen Horizont? Der Geist hat die Macht, jede Form von Illusion zu erschaffen, doch in einer Illusion befangen zu sein, finde ich so unnötig und unreif.«

»Ich habe ein ziemlich erfülltes Leben gelebt und das befolgt, was ich für meine Pflicht hielt, doch natürlich bin ich nur ein Mensch. Jedenfalls ist dieses Leben nun vorbei, und jetzt bin ich zu nichts mehr nütze, doch glücklicherweise ist mein Geist noch nicht beeinträchtigt. Ich habe viel gelesen, und ich bin noch immer so begierig wie eh und je zu wissen, was nach dem Tod geschieht. Werde ich weiterleben, oder ist nichts mehr von mir übrig, wenn der Körper stirbt?«

»Sir, wenn ich fragen darf, warum sind Sie so daran interessiert zu wissen, was nach dem Tod geschieht?«

»Will das nicht jeder wissen?«

»Wahrscheinlich, doch wenn wir nicht wissen, was Leben ist, können wir dann jemals wissen, was Tod ist? Vielleicht sind Leben und Sterben ein und dasselbe, und dann wäre die Tatsache, dass wir sie voneinander getrennt haben, eine Quelle großen Kummers.«

»Ich weiß, was Sie in all Ihren Reden darüber gesagt haben, doch trotzdem will ich es wissen. Würden Sie mir bitte sagen, was nach dem Tod geschieht? Ich werde es niemandem weitersagen.«

»Warum bemühen Sie sich denn so verzweifelt, das zu wissen? Warum lassen Sie nicht den ganzen Ozean des Lebens und Todes so sein, wie er ist, ohne Ihren Finger hineinzustecken?«

»Ich will nicht sterben«, sagte er und umklammerte mein Handgelenk. »Ich hatte immer Angst vor dem Tod; und obwohl ich versucht habe, mich mit Rationalisierungen und Glaubensdingen zu trösten, wirkten sie nur als eine dünne Politur über dieser tiefen, quälenden Angst. Alles, was ich über den Tod gelesen habe, war nur ein Bemühen, dieser Angst zu entfliehen und einen Ausweg zu finden, und aus demselben Grund bitte ich jetzt darum, es zu wissen.«

»Wird irgendein Fluchtweg den Geist von der Angst befreien? Ist es nicht gerade der Akt der Flucht, der die Angst erzeugt?«

»Aber Sie können es mir sagen, und was Sie sagen, wird wahr sein. Diese Wahrheit wird mich befreien ...«

Wir saßen eine Zeit lang schweigend da. Dann sprach er wieder.

»Dieses Schweigen war heilsamer als all mein ängstliches Fragen. Ich wünschte, ich könnte darin bleiben und still verscheiden, doch mein Geist lässt es nicht zu. Mein Geist ist sowohl zum Jäger wie auch zum Gejagten geworden. Ich leide Qualen. Ich habe starke körperliche Schmerzen, doch das ist nichts im Vergleich zu dem, was in meinem Geist vorgeht.

Gibt es ein nachweisbares Weiterleben nach dem Tod? Dieses ›Ich‹, das genossen, gelitten, gewusst hat – wird es weiterleben?«

»Was ist dieses Ich, an das sich Ihr Geist klammert und das Sie weiterzuleben wünschen? Bitte, antworten Sie nicht, sondern hören Sie mir ruhig zu, ja? Das Ich existiert nur durch die Identifikation mit Besitz, mit einem Namen, mit der Familie, mit Niederlagen und Erfolgen, mit all den Dingen, die Sie gewesen sind und zu sein wünschen. Sie sind das, womit Sie sich identifiziert haben; aus all dem sind Sie zusammengesetzt, und ohne das sind Sie nichts. Es ist diese Identifikation mit Menschen, mit Eigentum und Ideen, die Sie weiterzuleben wünschen, selbst über den Tod hinaus; und ist das etwas Lebendiges? Oder ist es nur eine Menge widersprüchlicher Wünsche, Bestrebungen, Erfüllungen und Enttäuschungen, wobei der Kummer die Freude überwiegt?«

»Vielleicht ist es das, was Sie andeuten, doch es ist besser, als überhaupt nichts zu wissen.«

»Besser das Bekannte als das Unbekannte, ist es das? Doch das Bekannte ist so klein, so geringfügig, so einschränkend. Das Bekannte ist Leid, und doch verlangt es Sie nach seiner Fortdauer.«

»Denken Sie an mich, haben Sie Mitleid; seien Sie nicht so unerbittlich. Wenn ich es nur wüsste, ich würde glücklich sterben.«

»Sir, quälen Sie sich doch nicht so darum, es zu wissen. Wenn alles Bemühen um Wissen aufhört, dann ist etwas da, das der Geist sich noch nicht zusammengereimt hat. Das Unbekannte ist größer als das Bekannte; das Bekannte ist nur wie eine Barke auf dem Ozean des Unbekannten. Lassen Sie alles los und in Frieden.«

Seine Frau kam gerade in dem Moment herein, um ihm etwas zu trinken zu geben, und das Kind stand auf und rannte aus dem Zimmer, ohne uns anzusehen. Er bat seine Frau, die Tür zu schließen, als sie hinausging, und den Jungen nicht wieder hereinkommen zu lassen.

»Ich mache mir keine Sorgen um meine Familie, für ihre

Zukunft ist gesorgt. Ich weiß in meinem Herzen, dass das, was Sie sagen, wahr ist, doch mein Geist ist wie ein galoppierendes Pferd ohne Reiter. Wollen Sie mir helfen, oder ist mir schon nicht mehr zu helfen?«

»Die Wahrheit ist etwas Seltsames, je mehr Sie ihr nachjagen, umso mehr wird sie sich Ihnen entziehen. Es wird Ihnen nicht gelingen, sie einzufangen, wie scharfsinnig und raffiniert Sie auch sein mögen; Sie können sie nicht im Netz Ihrer Gedanken festhalten. Erkennen Sie das, und lassen Sie alles los. Auf die Reise von Leben und Tod müssen Sie allein gehen; auf diese Reise kann man keinen Trost an Wissen, an Erfahrung, an Erinnerungen mitnehmen. Der Geist muss von all diesen Dingen, die er in seinem Drang nach Sicherheit angesammelt hat, gereinigt werden; seine Götter und Tugenden müssen der Gesellschaft zurückgegeben werden, die sie hervorgebracht hat. Man muss vollkommen und unbeeinflusst allein sein.«

»Meine Tage sind gezählt, mein Atem ist kurz, und Sie verlangen etwas sehr Schweres von mir: dass ich sterbe, ohne zu wissen, was Tod ist. Doch ich bin gut belehrt. Ich lasse mein Leben dahingehen, und möge ein Segen darauf ruhen.«[202]

Jiddu Krishnamurti

Schau direkt vor dich. Was ist da?
Wenn du es siehst, wie es ist,
Wirst du nie fehlgehen.[203]

Sterbegedicht des Zen-Meisters
Bassui Tokusho

Tröstlich

Die Lehre von der Wiederkehr
Ist zweifelhaften Sinns.
Es fragt sich sehr, ob man nachher
Noch sagen kann: Ich bin's.

Allein, was tut's, wenn mit der Zeit
Sich ändert die Gestalt!
Die Fähigkeit zu Lust und Leid
Vergeht wohl nicht so bald.[204]
Wilhelm Busch

Schauen wir noch tiefer in die Vergänglichkeit, werden wir eine weitere Botschaft entdecken, einen weiteren Aspekt großer Hoffnung, der uns die Augen öffnet für die grundlegende Natur des Universums und unsere außergewöhnliche Beziehung zu ihm. Wenn alles vergänglich ist, dann ist alles auch »leer« im folgenden Sinne: Nichts hat eine dauerhafte, stabile und inhärente Existenz; alle Dinge existieren – richtig gesehen und verstanden – nicht unabhängig, sondern sind wechselseitig voneinander abhängig. Der Buddha verglich das Universum mit einem riesigen Netz aus zahllosen, schimmernden Edelsteinen mit unzähligen Facetten. Jedes Juwel reflektiert in sich jedes andere im gesamten Netz, und alle sind sie eins.

Denken Sie sich eine Welle im Ozean. Auf eine Weise betrachtet, scheint sie eine unterscheidbare Identität zu besitzen: Anfang und Ende, Geburt und Tod. Auf andere Weise betrachtet, existiert die Welle nicht wirklich, sondern ist einfach das Verhalten von Wasser, »leer« von eigenständiger Identität, aber »voll« von Wasser. Wenn Sie wirklich über die Welle nachdenken, erkennen Sie, dass sie von Wind und Wasser zeitweilig hervorgerufen wird und abhängig ist von einer Reihe sich dauernd verändernder Bedingungen. Sie verstehen dann auch, dass jede Welle mit jeder anderen verbunden ist.

Wenn Sie wirklich hinschauen, hat nichts eine eigenständige »inhärente« Existenz, und diese Abwesenheit unabhängigen Seins nennen wir »Leere«. Wenn Sie sich zum Beispiel einen Baum vorstellen, denken Sie an ein fest umrissenes Objekt, und auf einer bestimmten Ebene – wie bei der Welle – ist er das auch. Aber wenn Sie den Baum näher betrachten, erkennen Sie, dass er letztlich keinerlei unabhängige Existenz besitzt. Wenn Sie über ihn kontemplieren, werden Sie herausfinden, dass er sich in ein äußerst subtiles Netz von Beziehungen auflöst, das das ganze Universum umfasst. Der Regen, der auf seine Blätter fällt, der Wind, der ihn wiegt, die Erde, die ihn nährt und hält, die Jahreszeiten und das Wetter, das Licht von Sonne, Mond und Sternen – alles hat teil an diesem Baum.

Wenn Sie noch tiefer über den Baum nachdenken, werden Sie sehen, dass alles im ganzen Universum dazu beiträgt, den Baum zu dem zu machen, was er ist. Er kann zu keinem Zeitpunkt von allem anderen getrennt werden, und jeden Augenblick wandelt sich seine Natur auf subtile Art und Weise. Genau das meinen wir, wenn wir sagen, Dinge seien leer: Sie haben keine unabhängige Existenz.

Auch die moderne Wissenschaft berichtet uns von einer außergewöhnlichen Bandbreite an wechselseitigen Bezogenheiten. Die Ökologen wissen, dass das Verbrennen eines Baumes im Regenwald des Amazonas in gewisser Weise die Luft in Paris verändert, dass das Flattern eines Schmetterlings in Yucatan das Leben eines Farns auf den Hebriden beeinflusst. Die Biologen beginnen, den fantastischen und komplexen Tanz der Gene zu entschlüsseln, die Persönlichkeit und Identität erzeugen – ein Tanz, der weit in die Vergangenheit reicht und zeigt, dass jede so genannte »Identität« aus einem Wirbel verschiedenster Einflüsse zusammengesetzt ist. Physiker haben uns die Welt der Elementarteilchen vorgestellt; eine Welt, die auf erstaunliche Weise Buddhas Bild vom schimmernden Netz gleicht, als das sich das Universum entfaltet. So wie die Juwelen in diesem Netz, existieren alle Partikel potenziell als verschiedene Kombinationen anderer Partikel.

Wenn wir also uns selbst und die uns umgebenden Dinge betrachten, die wir für so solide, stabil und beständig gehalten haben, finden wir, dass sie nicht mehr Wirklichkeit besitzen als ein Traum. Der Buddha hat gesagt:

> Erkenne alle Dinge als so beschaffen:
> wie eine Luftspiegelung, ein Luftschloss,
> ein Traum, eine Erscheinung –
> ohne Essenz, aber mit wahrnehmbaren Eigenschaften.

Erkenne alle Dinge als so beschaffen:
wie die Spiegelung des Mondes in einem klaren See,
ohne dass der Mond in den See gefahren wäre.
Erkenne alle Dinge als so beschaffen:
wie der Widerhall von Musik, Klängen und Stimmen,
in einem Echo, das selbst keine Melodie enthält.
Erkenne alle Dinge als so beschaffen:
wie eines Magiers Illusion
von Pferden, Ochsen, Karren und anderem,
ist nichts so, wie es erscheint.

Die Kontemplation dieser traumgleichen Qualität der Wirklichkeit darf uns aber auf keinen Fall kalt, hoffnungslos oder verbittert werden lassen. Im Gegenteil, sie kann in uns einen warmherzigen Humor erwecken, ein sanftes, starkes Mitgefühl, von dem wir kaum ahnten, dass wir es besitzen. Auf diese Weise entsteht immer mehr Großzügigkeit allen Dingen und allen Lebewesen gegenüber. Der große tibetische Heilige Milarepa sagte: »Wenn du die Leerheit erkennst, hast du Mitgefühl.« Wenn wir durch Kontemplation die Leerheit und wechselseitige Bezogenheit aller Dinge einschließlich uns selbst wirklich erkannt haben, dann erscheint die Welt in einem helleren, frischeren und funkelnderen Licht, wie das unendlich spiegelnde Netz aus Juwelen, von dem der Buddha gesprochen hat.[205]

Sogyal Rinpoche

Mein Anfang liegt in meinem Ende

Im Anfang aller Anfänge war die Leere des Leeren, das Namenlose.
Und in dem Namenlosen war das Eine, ohne Körper, ohne Form.
Dieses Eine – in dem und aus dem alles lebt – ist das Lebendige.
Aus dem Lebendigen kommt das Formlose, das Ungeteilte.

Dieses Formlose bringt die Lebewesen hervor, ein jedes nach seinem inneren Gesetz.
Das ist die Form.
In ihr umarmt der Körper den Geist und hegt und pflegt ihn.
Die beiden wirken wie ein Einziges zusammen, mischen sich und zeigen ihre unverwechselbare Handschrift:
Das ist die Natur.

Der aber, welcher der Natur gehorcht, kehrt durch
Form und Auflösung zum Lebendigen zurück,
und im Lebendigen
verbindet er sich mit dem nicht begonnenen Beginn.
Diese Verbindung ist Gleichheit. Diese Gleichheit
ist das Leere. Das Leere ist unendlich und unbegrenzt.
Der Vogel tut seinen Schnabel auf und singt sein Lied,
dann ist er wieder still.
Genauso begegnen sich die Natur und das Lebendige im Leeren.
Es ist wie das Verstummen des Vogels.
Himmel und Erde kommen im Nichtbegonnenen zusammen,
und alles ist eitel, alles ist unbekannt, alles ist
wie die Gedanken eines Idioten, alles ist ohne Geist.
Gehorchen ist: den Schnabel schließen wie der Vogel
und in den Nicht-Anfang verströmen.[206]

Dschuang Dsï, Nachdichtung von Thomas Merton

Unsterblichkeit

Vor dem Tod erschrickst du? Du wünschest, unsterblich zu leben?
Leb im Ganzen! Wenn du lange dahin bist, es bleibt.[207]

Friedrich Schiller

Sobald mir [Gott] das Notwendige nicht mehr darreicht, gibt er mir das Zeichen zum Abzuge, hat die Pforte geöffnet und sagt: »Komm!« Wohin? »An keinen furchtbaren Ort, sondern dahin, woher du gekommen bist, unter Freunde und Verwandte, unter die Urstoffe. Was an dir Feuer war, geht in das Feuer, was irdisch war, in die Erde, was Luft war, in die Luft, was Wasser war, ins Wasser zurück. [...] Wenn einer dieses denken kann und Sonne, Mond und Sterne sieht, Erde und Meer genießt, so ist er nicht einsam und ebenso wenig in hilflosem Zustande.«[208]

Epiktet

Hiob

Das ist mein Schmerzenskreis
Mein Sein wird wieder Element
Verwandelt sich zum Märchen der Muschel
Ich bin geadelt zu Nessel
Bin verzaubert zu Stein
Sieh! Aus meinem braunen Aug rieselt der Honig
Durch meine Hände blitzt der grüne Eidechs
Tastet der zarte Fühler der Schnecke
So kehr ich zu mir zurück wie die Statuen
Die nur von innen vernehmbar sind

Das Echo von Seherstimmen tönt
Aus der Höhle meiner Brust
Meine Lust ist verteilt an blaue Falter
Meine Trauer an dunkles Nachtgetier
Verfallen ist die Kuppel Sodoms
Doch ihre verlorenen Vögel
Beginnen auf mir zu schlafen
O einen Schlaf so dünn wie ein Halm
Aus dem am Morgen der Geist erblüht
Oder ein klagendes Lied.[209]

Yvan Goll, postume, von Yvan Goll nicht autorisierte Fassung; Verfasserschaft nicht endgültig geklärt

THEOPHRON. Sehen Sie die Blume an, wie sie zu ihrer Blüte eilt! Sie zieht den Saft, die Luft, das Licht, alle Elemente an sich und arbeitet sie aus, damit sie wachse, Lebenssaft bereite und eine Blüte zeige; die Blüte ist da, und sie verschwindet. Sie hat alle ihre Kraft, ihre Liebe und ihr Leben daran gewandt, damit sie Mutter werde, damit sie Bilder ihrer selbst zurücklasse und ihr kräftiges Dasein vermehrend fortpflanze. Nun ist auch ihre Erscheinung hin: Sie hat solche im rastlosen Dienst der Natur verzehrt, und man kann sagen, dass sie vom Anfange ihres Lebens an auf ihre Zerstörung gearbeitet habe. Was aber ist ihr zerstört als eine Erscheinung, die sich nicht länger halten konnte, die, da sie den höchsten Punkt unsrer Linie erreicht hatte, in welchem das Maximum ihrer Bestimmung, die Gestalt und das Maß ihrer Schönheit lag, wieder hinabwärts eilte? Dies tat sie nicht etwa (welches ein trauriges Bild wäre), jüngern lebendigen Erscheinungen als eine jetzt tote Platz zu machen; als eine lebendige vielmehr brachte sie mit aller Freude des Daseins das Dasein derselben hervor und überließ es in dauernden Keimen dem fortblühenden Garten der Zeit, in welchem auch sie blühte. Denn sie selbst ist mit dieser Erscheinung nicht gestorben, solange die Kraft ihre Wurzel fortdauert; aus ihrem Winterschlaf wird sie wieder erwachen und aufstehen in neuer Frühlings- und Jugendschöne, die Töchter ihres Daseins, jetzt ihre Freundinnen und Schwestern, an ihrer jungfräulichen Seite. Es ist also kein Tod in der Schöpfung; er ist *ein Hinwegeilen dessen, was nicht bleiben kann, die Wirkung einer ewig jungen, rastlosen, dauernden Kraft,* die ihrer Natur nach keinen Augenblick müßig sein, stille stehen, untätig bleiben konnte. Immer und immer arbeitet sie auf die reichste, schönste Weise zu ihrem und zu so viel anderer Dasein, als sie Dasein hervorzubringen, mitzuteilen vermochte. In einer Welt, wo sich alles verwandelt, ist jede Kraft in ewiger Wirkung, mithin in fortgesetzter Verwandlung ihrer Organe; diese Verwandlung selbst ist eben der Ausdruck ihrer unzerstörbaren Wirksamkeit voll Weisheit, Güte und Schönheit. So lange die Blume lebte, arbeitete sie zu ihrem eigenen Flor wie zur Vervielfältigung ihres Daseins; sie ward (das Höchste, was ein

Geschöpf werden kann) eine Schöpferin durch eigne organische Kräfte. Als sie starb, entzog sich der Welt eine verlebte Erscheinung; die innere lebendige Kraft, die sie hervorbrachte, zieht sich in sich selbst zurück, um sich abermals in junger Schönheit der Welt zu zeigen. Können Sie sich ein schöneres Gesetz wesentlicher Weisheit und Güte in dem, was Veränderung heißt, gedenken, Theano, als dass sich alles zum neuen Leben, zu neuer Jugendkraft und Schönheit im raschesten Lauf drängt und daher jeden Augenblick verwandelt?[210]

Johann Gottfried Herder

Als ich in weißem Krankenzimmer der Charité
Aufwachte gegen Morgen zu
Und die Amsel hörte, wußte ich
Es besser. Schon seit geraumer Zeit
Hatte ich keine Todesfurcht mehr. Da ja nichts
Mir je fehlen kann, vorausgesetzt
Ich selber fehle. Jetzt
Gelang es mir, mich zu freuen
Alles Amselgesanges nach mir auch.[211]

Bertolt Brecht

(S)o kehren [die Menschen] zu deiner Wurzel wieder, und ich, o Baum des Lebens, dass ich wieder grüne mit dir und deine Gipfel umatme mit all deinen knospenden Zweigen!, friedlich und innig, denn alle wuchsen wir aus dem goldnen Samkorn herauf!

Ihr Quellen der Erd!, ihr Blumen!, und ihr Wälder und ihr Adler und du brüderliches Licht!, wie alt und neu ist unsere Liebe! – Frei sind wir, gleichen uns nicht ängstig von außen; wie sollte nicht wechseln die Weise des Lebens? Wir lieben den Äther doch all und innigst im Innersten gleichen wir uns.

Auch wir, auch wir sind nicht geschieden, Diotima, und die Tränen um dich verstehen es nicht. Lebendige Töne sind wir, stimmen zusammen in deinem Wohllaut, Natur!, wer reißt den?, wer mag die Liebenden scheiden?

O Seele! Seele! Schönheit der Welt!, du unzerstörbare!, du entzückende!, mit deiner ewigen Jugend!, du bist; was ist denn der Tod und alles Wehe der Menschen? – Ach!, viel der leeren Worte haben die Wunderlichen gemacht. Geschiehet doch alles aus Lust, und endet doch alles mit Frieden.

Wie der Zwist der Liebenden, sind die Dissonanzen der Welt. Versöhnung ist mitten im Streit, und alles Getrennte findet sich wieder.

Es scheiden und kehren im Herzen die Adern, und einiges, ewiges, glühendes Leben ist Alles.[212]

Friedrich Hölderlin

Zelle 411, den 4. April 1945

Liebe Mutter!

Heute wurde ich zusammen mit Jörgen, Niels und Ludvig vor ein Kriegsgericht gestellt. Wir wurden zum Tode verurteilt. Ich weiß, du bist eine starke Frau und wirst es hinnehmen; aber hörst du, es genügt nicht, dass du es hinnimmst, du musst es auch verstehen. Ich bin ein kleines Ding, und meine Person wird bald vergessen sein; aber die Idee, die Inspiration, die mich erfüllte, wird weiterleben. Du wirst ihr überall begegnen. Im Frühling in den Bäumen, in den Menschen, die du auf deinem Wege triffst, in einem lieben kleinen Lächeln; du wirst dem begegnen, was vielleicht das Wertvollste in mir war, du wirst es lieben, und du wirst mich nicht vergessen. Ich werde reif und mutig werden, ich werde bei euch leben, deren Herz ich einmal erfüllte, und ich werde weiterleben, denn ich weiß, dass ich voran bin und nicht, wie du vielleicht zuerst meinen wirst, außerhalb.

Ich bin einen Weg gegangen, den ich nicht bereut habe; ich habe nie geschwankt, was in meinem Herzen stand, und es scheint mir jetzt, dass ich einen Zusammenhang sehen kann. Ich bin nicht alt, ich sollte noch nicht sterben, und doch kommt es mir so natürlich, so einfach vor. Es ist nur die brüske Art, die uns im ersten Augenblick erschreckt. Die Zeit ist knapp, der Gedanken sind viele. Ich kann es nicht richtig erklären, aber mein Gemüt ist vollkommen ruhig. Ich wäre gern ein Sokrates gewesen, aber das Publikum fehlte. Ich fühle dieselbe Ruhe wie er, und ich hätte gern, dass ihr das ganz versteht.

Wie seltsam ist es doch im Grunde, dieses Lebensdokument zu schreiben. Jedes Wort bleibt stehen, es kann nie wiedergutgemacht, nie ausgelöscht, nie verändert werden.

Jörgen sitzt vor mir und schreibt auch. Wir haben zusammen gelebt, nun sterben wir zusammen, zwei Kameraden. [...]

Denke daran, und ich schwöre, das ist wahr, dass aller Schmerz zu Glück wird, aber nur die wenigsten wollen es sich später selbst zugeben. Sie hüllten sich in Schmerz, und die Gewohnheit ließ sie glauben, dass es immerzu Schmerz war, und sie ballten sich immerzu hinein. Die Wahrheit ist, dass nach dem Schmerz die Tiefe kommt, und nach der Tiefe kommt die Frucht.

Mir tut nichts in der Seele weh, so ist es nun einmal, und das sollst du begreifen. Ich habe etwas, das in mir lebt und brennt, eine Liebe, eine Inspiration, nenne es, wie du willst, aber etwas, für das ich gar keinen Ausdruck habe. Nun sterbe ich, und ich weiß nicht, ob ich in einer anderen Seele eine kleine Flamme angezündet habe, eine Flamme, die mich überleben wird; aber trotzdem bin ich ruhig, denn ich habe erkannt und weiß, dass die Natur reich ist; niemand merkt, wenn einige kleine Keime zertreten werden und dadurch absterben; warum sollte ich da verzweifeln, wenn ich all den Reichtum sehe, der trotzdem lebt. [...]

Ich sehe, wohin es mit unserem Land geht; aber denk daran, und daran sollt ihr alle denken, nicht davon zu träumen, dass die Zeit vor dem Kriege wiederkehren soll, sondern träumt davon, Junge und Alte, ein nicht einseitiges, sondern rein menschliches Land für uns alle zu schaffen. Das ist das große Geschenk, nach dem unser Land dürstet, etwas, das jeder kleine Bauernjunge erkennen und mit Freude fühlen kann, woran er teilhat und wofür er arbeiten und kämpfen kann.

Und dann ist da die Meine. Lass sie erkennen, dass die Sterne immer noch glänzen und dass ich nur ein Meilenstein war. Hilf ihr weiter, sie kann nun sehr glücklich werden.

In Eile – dein Ältester, dein einziger Sohn.

Kim[213]

Kim Malthe Brunn, 21-jähriger Matrose, Mitglied des dänischen Widerstandes, am 6. April 1945 hingerichtet

Wenn der Akt der Reflexion im Geiste stattfindet, wenn wir uns im Lichte des Denkens betrachten, entdecken wir, dass unser Leben in Schönheit eingebettet ist. Hinter uns nehmen die Dinge, so wie wir vorwärts gehen, angenehme Gestalt an, wie die Wolken in der Ferne. Nicht nur bekannte und alltägliche Dinge, sondern auch die tragischen und schrecklichen sind anmutig, wenn sie ihren Platz unter den Bildern der Erinnerung einnehmen. Die Flussbank, das Unkraut am Ufer, das alte Haus, die närrische Person, wie unbeachtet sie im Vorübergehen auch geblieben sein mögen, haben in der Vergangenheit ihre Würde. Auch der Leichnam, der im Zimmer aufgebahrt lag, hat dem Haus eine feierliche Zier verliehen. Die Seele will weder Missgestaltung noch Schmerz kennen. Wenn wir in Stunden klarer Vernunft die strengste Wahrheit aussprechen, sollten wir sagen, dass wir niemals ein Opfer gebracht hätten. In diesen Stunden scheint der Geist so groß, dass uns nichts genommen werden kann, das viel bedeutete. Aller Verlust, aller Schmerz ist ein vereinzelt Auftretendes: Das Universum bleibt dem Herzen unversehrt. Weder Verdruss noch Bedrängnis verringert unser Vertrauen. Niemand hat je seinen Kummer als so leicht dargestellt, wie er es gekonnt hätte. Auch beim duldsamsten und geplagtesten Tagelöhner ziehe stets eine gewisse Übertreibung in Betracht. Denn es ist nur das Endliche, das ringt und leidet; das Unendliche liegt da in lächelnder Ruhe.[214]

Ralph Waldo Emerson

Zum Schluss

Ich komm', weiß nit woher,
ich bin, und weiß nit wer,
ich leb', weiß nit wie lang,
ich sterb', und weiß nit wann,
ich fahr', weiß nit wohin,
mich wundert's, dass ich fröhlich bin.
anonym

Verzeichnis der wichtigsten Personen und Werke

Alain, eigentl. Emile Chartier (1868–1951): Französischer Essayist und Philosoph.

Altner, Günter (geb. 1936): Biologe und Theologe, Professor für Sozialethik.

Andersen, Hans Christian (1805–1875): Dänischer Dichter und Verfasser zahlreicher Märchen.

Arnim, Bettine von (178–1859): Dichterin der Romantik, sozialkritische Schriftstellerin.

Augustinus, Aurelius (354–430): Bischof, lateinischer Kirchenlehrer.

Bacon, Francis, Baron von Verulam (1561–1626): Englischer Philosoph und Staatsmann.

Bassui Tokusho (gest. 1587): Japanischer Zen-Meister.

Beck, Charlotte Joko: Zeitgenössische amerikanische Zen-Meisterin.

Bhagavadgita, ›Gesang des Erhabenen‹: Religionsphilosophisches Gedicht, Teil des indischen Volksepos ›Mahabharata‹, das bereits im 4. Jh. v. Chr. erwähnt wird.

Bloch, Ernst (1885–1977): Deutscher Philosoph. Hauptwerk: ›Das Prinzip Hoffnung.‹

Boetius (Boeteius), Anicius Manlius Torquatus Severinus (um 480 – um 524): Römischer Staatsmann und Philosoph.

Brecht, Bert(olt) (1898–1956): Schriftsteller, Dramatiker und Regisseur.

Brentano, Clemens (1778–1842): Romantischer Dichter.

Busch, Wilhelm (1832–1908): Maler, Zeichner und Dichter.

Byron, George Gordon Noel, genannt Lord Byron (1788–1824): Englischer Dichter.

Canetti, Elias (1905–1994): In Bulgarien geborener Erzähler, Dramatiker und Essayist.

Chateaubriand, François René Vicomte de (1768–1848): Französischer Schriftsteller und Politiker.

Cicero, Marcus Tullius (106 v. Chr. – 43. v. Chr.): Römischer Politiker, Redner und Philosoph.

Cioran, (Emile) M., (1911–1995): Französischer Schriftsteller rumänischer Herkunft.

Claudius, Matthias (1740–1815): Deutscher Dichter.

Dessaix, Robert (1944): Australischer Schriftsteller.

Dilthey, Wilhelm (1833–1911): Deutscher Geschichts- und Kulturphilosoph.

Diogenes Laertius (3. Jh. n. Chr.): Griechischer Schriftsteller, Verfasser einer Philosophiegeschichte.

Domin, Hilde (1909): Deutsche Lyrikerin.

Dschuang Dsï, Chuang-tzu, Tschuang-tse (2. Hälfte des 4. Jh. v. Chr.): Chinesischer Philosoph und Poet.

Ebner-Eschenbach, Marie Freifrau von (1830–1916): Schriftstellerin, Verfasserin von Aphorismen.

Eckermann, Johann Peter (1792–1854): Schriftsteller, Vertrauter und literarischer Sekretär Goethes.

Emerson, Ralph Waldo (1803–1882): Amerikanischer Philosoph und Dichter.

Empedokles (um 483 v. Chr. – zw. 430 und 420 v. Chr.): Griechischer Philosoph, Staatsmann und Arzt.

Enzensberger, Hans Magnus (1929): Schriftsteller, Lyriker, Autor von Hörspielen.

Epiktet (50 n. Chr. – um 140): Stoischer Philosoph.

Epikur (341 v. Chr. – 271 v. Chr.): Griechischer Philosoph.

Fielding, Henry (1707–1754): Englischer Schriftsteller. Verfasser komisch-realistischer Romane.

Flaubert, Gustave (1821–1880): Schriftsteller. Vertreter des literarischen Realismus in Frankreich.

Fontane, Theodor (1819–1898): Deutscher Schriftsteller.

Frazer, James Georg (1854–1941): Schottischer Anthropologe, Religionshistoriker und Ethnologe.

Fried, Erich (1921–1988): Deutscher Schriftsteller und Lyriker.

Fromm, Erich (1900–1980): Psychoanalytiker und Autor.

Gernhardt, Robert (1937): Maler, Cartoonist und Lyriker.

Ginsberg, Ernst (1904–1964): Schauspieler, Regisseur und Dichter.

Goethe, Johann Wolfgang von (1749–1832): Dichter und Naturforscher.

Goldberg, Leah (1911–1970): Schriftstellerin, Verfasserin hebräischer Lyrik.

Goll, Yvan (Ivan), eigtl. Isaac Lang (1891–1950): Französisch-deutscher Dichter.

Gollwitzer, Helmut (1908–1993): Evangelischer Theologe.

Han Shan (wahrscheinlich Mitte 7. Jh.): Chinesischer Dichter, buddhistischer Laie und Einsiedler.

Heine, Heinrich (1799–1856): Deutscher Dichter, seit 1831 im französischen Exil.

Herbig, Heinz-Dieter (1951): Schriftsteller, Essayist.

Herder, Johann Gottfried von (1744–1803): Schriftsteller, Theologe und Philosoph.

Hesse, Hermann (1877–1962): Lyriker und Erzähler.

Hildesheimer, Wolfgang (1916–1991): Deutscher Schriftsteller.

Hofmann von Hofmannswaldau, Christian (1617–1679): Verfasser geistlicher und weltlicher Lieder aus Breslau.

Hofmannsthal, Hugo von (1874–1929): Österreichischer Dichter, Lyriker und Dramatiker.

Hohl, Ludwig (1904–1980): Schweizer Schriftsteller.

Hölderlin, Johann Christian Friedrich (1770–1843): Deutscher Dichter.

Ibsen, Henrik (1828–1906): Norwegischer Dichter und Dramatiker.

Issa (Kobayashi Yatarô) (1763–1827): Japanischer Dichter.

Jacobsen, Jens Peter (1847–1885): Dänischer Dichter, Vertreter des literarischen Impressionismus.

Jaspers, Karl (1883–1969): Philosoph der deutschen Existenzphilosophie, Psychiater.

Jean Paul, Johann Paul Friedrich Richter (1763–1825): Romantischer Dichter.

Johannes von Saaz, auch Johannes von Tepl, (um 1342 oder 1350–1414): Böhmischer Frühhumanist.

Jonas, Hans (1903–1993): Deutsch-amerikanischer Philosoph und Religionswissenschaftler.

Kaléko, Mascha (1912–1975): Schriftstellerin, Lyrikerin.

Kamlah, Wilhelm (1905–1976): Deutscher Philosoph.

Kaschnitz, Marie Luise (1901–1974): Verfasserin von Romanen, Erzählungen, Essays und Gedichten.

Keller, Gottfried (1919–1900): Schweizer Erzähler, Vertreter des bürgerlichen Realismus.

Kierkegaard, Sören Aabye (1813–1855): Dänischer Theologe, Existenzphilosoph und Schriftsteller.

Klee, Paul (1879–1940): Maler und Grafiker.

Klopstock, Friedrich Gottlieb (1724–1803): Deutscher Dichter.

Kollwitz, Käthe (1867–1945): Grafikerin, Bildhauerin und Malerin.

Konfuzius, K'ung-fu-tzu, Kong fuzi »Meister K'ung«, (551 v. Chr. – 479 v. Chr.): Chinesischer Philosoph.

Krishnamurti, Jiddu (1895–1986): Indischer Philosoph und Gelehrter.

Kuijer, Guus (1942): Holländischer Schriftsteller und Kinderbuchautor.

Kunert, Günther (1929): Lyriker, Verfasser von Kurzprosa, Hörspielen und essayistischen Arbeiten.

Lenz, Siegfried (1926): Deutscher Schriftsteller, Essayist und Dramatiker.

Lessing, Gotthold Ephraim (1729–1781): Dichter, Kritiker, Aufklärer.

Lévinas, Emmanuel (1906–1995): Französischer Philosoph und Talmudgelehrter litauischer Abstammung.

Liä Dsï, Lieh-tsu (6.–5. Jh. v. Chr.): Taoistischer Philosoph aus China, dem traditionell ›Das wahre Buch vom quellenden Urgrund‹ zugeschrieben wird, das allerdings erst später (etwa um 350) entstand.

Lichtenberg, Georg Christoph (1742–1799): Deutscher Philosoph und Naturwissenschaftler.

Lukrez, Titus Lucretius Carus, (wohl 97 v. Chr. – 55 v. Chr.): Lateinischer Dichter.

Mark Aurel, Marcus Aurelius Antoninus (121–180): Römischer Kaiser, stoischer Philosoph.

Marti, Kurt (1921): Schweizer Schriftsteller, reformierter Pfarrer.

Mayer, Michael (1957): Freier Autor in Berlin.

Meister, Ernst (1911–1979): Deutscher Schriftsteller und Lyriker.

Meister Eckehart (um 1260–1328): Mystiker, Gelehrter des Dominikanerordens.

Merton, Thomas (1915–1968): Trappistenmönch, Dichter, Schriftsteller.

Montaigne, Michel Eyquem Seigneur de (1533–1592): Französischer Schriftsteller, Essayist und Philosoph.

Nagel, Thomas (1937): Amerikanischer Philosoph.

Neill, Alexander Sutherland (1883–1973): Britischer Pädagoge der antiautoritären Richtung, Gründer der Internatsschule Summerhill.

Nietzsche, Friedrich (1844–1900): Philosoph, Klassischer Philologe und Literat.

Noll, Peter (1926–1982): Schweizer Rechtswissenschaftler, der sich gegen die Behandlung seiner fortgeschrittenen Krebserkrankung entschieden hatte.

Nossack, Hans Erich (1901–1977): Deutscher Schriftsteller.

Novalis, Georg Philipp Friedrich Freiherr von Hardenberg (1772–1801): Dichter der deutschen Frühromantik.

Omar der Zeltmacher, Rubaijat-i-Omar-i-Khaijam (1048–1131): Persischer Dichter, Mathematiker und Astronom.

Ovid, Publius Ovidius Naso (43 v. Chr. – 17. n. Chr.): Römischer Dichter.

Pascal, Blaise (1623–1662): Französischer Mathematiker, Physiker und Religionsphilosoph.

Paulus (Anfang 1. Jh. – 60 oder 62): »Apostel der Heiden« und Theologe.

Platon (427 v. Chr. – 348/347 v. Chr.): Griechischer Philosoph.

Rabelais, François (um 1494–1553): Französischer Schriftsteller und Humanist.

Revius, Jacobus (1586–1658): Niederländischer Dichter und evangelischer Theologe.

Rilke, Rainer Maria (1875–1926): Österreichischer Schriftsteller, Lyriker.

Roth, Eugen (1895–1976): Schriftsteller, Verfasser humoristischer Gedichte.

Rousseau, Jean-Jacques (1712–1778): Französisch-schweizer Philosoph und Schriftsteller.

Rückert, Friedrich (1788–1866): Orientalist und Dichter.

Sa'dî, Musliheddîn (gest. 1292): Persischer Dichter und Schriftsteller.

Sachs, Nelly (1891–1970): Deutsch-schwedische Lyrikerin.

Schiller, Johann Christoph Friedrich von (1759–1805): Lyriker, Dramatiker, Erzähler, Verfasser philosophisch-ästhetischer Schriften.

Schlegel, Karl Wilhelm Friedrich von (1772–1829): Kulturphilosoph und Dichter.

Schleiermacher, Friedrich Daniel Ernst (1768–1834): Evangelischer Theologe und Philosoph.

Schnitzler, Arthur (1862–1931): Österreichischer Schriftsteller und Dramatiker.

Schopenhauer, Arthur (1788–1860): Deutscher Philosoph.

Seneca, Lucius Annaeus (4 v. Chr. – 65 n. Chr.): Römischer Dichter, Staatsmann und Philosoph.

Simmel, Georg (1858–1918): Deutscher Philosoph und Soziologe.

Sogyal Rinpoche: Religiöser Meister des tibetischen Buddhismus. Lehrt seit 1974 im Westen.

Sölle, Dorothee (1929–2003): Evangelische Theologin.

Sternberger, Dolf (1907–1989): Publizist und Politologe.

Sterne, Lawrence (1713–1768): Englischer Schriftsteller.

Storm, Theodor (1817–1888): Norddeutscher Erzähler und Lyriker, Verfasser von Novellen.

Szymborska, Wisława (1923): Polnische Dichterin. 1996 Nobelpreis für Literatur.

Tagore, Rabindranath, Bengali: Ravindranath Thakur (1861–1941): Indischer Dichter und Philosoph.

Tolstoi, Leo, Tolstoj Lev Nikolajewitsch Graf (1828–1910): Russischer Schriftsteller.

Toynbee, Arnold J. (1889–1975): Englischer Historiker und Geschichtsphilosoph.

Tuti-Nameh, Das Papageienbuch, aus dem Sanskrit bearbeitet von Naschabi, gestorben 1350 in Nord-Indien.

Twain, Mark, Samuel Langhorne Clemens, (1835–1910): Amerikanischer Schriftsteller.

Upanishaden, Sanskrit: Gruppe philosophisch-theologischer Texte Altindiens, die teilweise auf die Zeit zwischen 800 und 600 v. Chr. zurückgehen.

Voltaire, eigtl. François-Marie Arouet (1694–1778): Französischer Schriftsteller, Philosoph und Aufklärer.

Walther von der Vogelweide (um 1170 – um 1230): Mittelhochdeutscher Lyriker.

Weil, Simone (1909–1943): Französische Philosophin, Mystikerin.

Weizsäcker, Carl Friedrich von (1912): Deutscher Physiker und Philosoph.

Wittgenstein, Ludwig (1889–1951): Österreichisch-englischer Vertreter der analytischen Philosophie.

Wohmann, Gabriele (1932): Deutsche Erzählerin, Lyrikerin und Essayistin.

Bildnachweis

S. 21, S. 197: Finish National Gallery.

S. 29: In: Wilhelm Busch, Sämtliche Werke. München 1949, Bd. 6, S. 80.

S. 68: In: Hans Helmut Jansen (Hg.): Der Tod in der Dichtung, Philosophie und Kunst. 2., neu bearbeitete und erweiterte Aufl. Darmstadt 1989. (© Steinkopff Publishers, Darmstadt)

S. 83: Käthe-Kollwitz-Museum, Berlin/© 2004 VG Bild-Kunst, Bonn.

S. 105: Abraham a Santa Clara: De Kapelle der Dooden. Amsterdam 1741. In: Rolf H. Schmitz: Totentänze aus 6 Jahrhunderten. Katalog zur Ausstellung vom 7. 10. bis 21. 11. 1982 (Nr. 60). (Museum der Stadt Ratingen)

S. 131: Freund Heins Erscheinungen in Holbeins Manier. Johann Rudolf Schellenberg, Kupferstichzyklus 1785.

S. 146: Ein Maler vor Liebe und Tod. Ferdinand Hodler und Valentine Godé-Darel. Ein Werkzyklus 1908–1915. Genf 1976. (© 1976, 2004 Kunsthaus Zürich)

S. 207: Hermann Hugo. Pia desideria [...], Authore Herm. Hugone [...], Antwerpen 1629 (Privatbibliothek).

Bibliografie und Quellennachweis

[1] Philippe Ariès: Geschichte des Todes. Übersetzt von Hans-Horst Henschen und Una Pfau. 5. Aufl. München 1991.

[2] Hans Magnus Enzensberger: Die Geschichte der Wolken. 99 Meditationen. Frankfurt a. M. 2003, S. 77. (© 2003 Suhrkamp Verlag, Frankfurt a. M.)

[3] Einheitsübersetzung der Heiligen Schrift. Stuttgart 1982. (© 1980 Katholische Bibelanstalt, Stuttgart)

[4] Zitiert nach: Echtermeyer: Deutsche Gedichte. Von den Anfängen bis zur Gegenwart. Neu gestaltet von Benno von Wiese. Düsseldorf 1968, S. 147.

[5] Mark Aurel's Meditationen. Aus dem Griechischen von F. C. Schneider. 3., verbesserte Aufl. Breslau 1875, S. 134 f.

[6] Aus: Lyrik des Abendlands. Herausgegeben von Georg Britting (Auszug, übersetzt von Ludwig Uhland). München 1963, S. 148.

[7] Arthur Schopenhauer: Aphorismen zur Lebensweisheit. Herausgegeben von Arthur Hübscher. Stuttgart 1972, S. 238 f.

[8] Ernst Ginsberg: Abschied. Erinnerungen, Theateraufsätze, Gedichte. Herausgegeben von Elisabeth Brock-Sulzer. Zürich 1965. (© 1965, 1991 Verlags AG Die Arche, Zürich)

[9] Die Kürze des Lebens. In: Ausgewählte Schriften des Philosophen Lucius Annaeus Seneca. Leipzig o. J. (ca. 1900), S. 82 f.

[10] Die Kürze des Lebens. In: Ausgewählte Schriften des Philosophen Lucius Annaeus Seneca. Leipzig o. J. (ca. 1900), S. 90.

[11] Zitiert nach: Tao für den Westen. Eine Hinführung. Ausgewählte Texte. Herausgegeben und eingeleitet von Knut Walf. München 1989, S. 81. (© 1989 Kösel-Verlag GmbH & Co, München)

[12] Rabindranath Tagore. Eine Anthologie. Herausgegeben von Amiya Chakravarty, übersetzt von Emil Engelhardt. Freiburg i. Br. 1961, S. 279 f. (© 1961 Verlagsgesellschaft Miniaturbuch / Hyperion-Verlag, Garching)

[13] Charlotte Joko Beck: Zen im Alltag. Aus dem Amerikanischen von Bettine Braun. München 2000, S. 164 f. (Knaur)

[14] Hans Jonas: Unsterblichkeit und heutige Existenz. In: Zwischen Nichts und Ewigkeit. Drei Aufsätze zur Lehre des Menschen. Göttingen 1963, S. 60. (© 2004 Eleonore Jonas)

[15] Aus: Kathleen Göpel (Hg.): In dir liegt der verborgene Schatz. Türkische Derwischgeschichten. Freiburg i. Br. u. a. 1997, S. 38. (©1997 Verlag Herder, Freiburg i. Br.)

16 Musliheddîn Sa'dî: Der Rosengarten. Übersetzt von Karl Heinrich Graf. München 1923, S. 107.

17 Aus: François Rabelais: Gargantua und Pantagruel. Herausgegeben von Horst und Edith Heintze. Frankfurt a. M. 1974, Bd. 2, S. 75 ff. (© 1974 Insel Verlag, Frankfurt a. M.)

18 Henrik Ibsen: Peer Gynt. In: Sämtliche Werke. Herausgegeben von Julius Elias und Paul Schlenther. Berlin 1910, Bd. 2, S. 436.

19 Günter Kunert: Verkündigung des Wetters. Gedichte. München, Wien 1966, S. 44. (© 1996 Carl Hanser Verlag, München, Wien)

20 Platon: Gorgias, 524 a–525 a. In: Sämtliche Werke. Übersetzt von Friedrich Schleiermacher, herausgegeben von Walter F. Otto und Ernesto Grassi. Hamburg 1980, Bd. 1, S. 280 f.

21 Aus: Friedrich Schlegel: Athenäums-Fragmente. In: Kritische Friedrich-Schlegel-Ausgabe. Herausgegeben von Ernst Behler unter Mitwirkung von Jean-Jacques Anstett und Hans Eichner. München u. a. 1958 ff., 1. Abt. Bd. 2, S. 214.

22 Christian Hofmann von Hofmannswaldau. Zitiert nach: Deutsche Gedichte. Ausgewählt und eingeleitet von Karl Krolow. Frankfurt a. M. 1982, Bd. 1, S. 94 f.

23 Aus: Mircea Eliade: Geschichte der religiösen Ideen. Quellentexte. Übersetzt und herausgegeben von Günter Lanczkowski. Freiburg i. Br. u. a. 1981, S. 109. (© 2002 Verlag Herder, Freiburg i. Br.)

24 Des heiligen Kirchenvaters Aurelius Augustinus zweiundzwanzig Bücher über den Gottesstaat. Aus dem Lateinischen übersetzt von Dr. Alfred Schröder. Kempten, München 1914, Bd. 2, S. 252 ff.

25 Gotthold Ephraim Lessing: Wie die Alten den Tod gebildet. In: Werke, 8 Bände. Herausgegeben von Herbert G. Göpfert in Zusammenarbeit mit Karl Eibl u. a. München 1970 ff., Bd. 6, S. 462.

26 Bhagavadgita: Des Erhabenen Sang. Übertragen von Leopold von Schroeder. Jena 1959, S. 31 f.

27 Arthur Schopenhauer: Die Welt als Wille und Vorstellung. In: Zürcher Ausgabe, Werke in zehn Bänden. Der Text folgt der historisch-kritischen Ausgabe von Arthur Hübscher. Zürich 1977, Bd. 4, S. 594ff.

28 Empedokles aus Agrigent: Fragmente. In: Die Fragmente der Vorsokratiker. Griechisch und Deutsch von Hermann Diels. 4. Aufl. Berlin 1922, Bd. 1, S. 226.

29 Wilhelm Dilthey: Die Philosophie des Lebens. Eine Auswahl aus seinen Schriften. Von Hermann Nohl. Stuttgart, Göttingen 1961, Seite 86 ff.

30 Johann Peter Eckermann: Gespräche mit Goethe in den letzten Jahren seines Lebens. München 1976, S. 721.

31 Rainer Maria Rilke: Neue Gedichte. In: Sämtliche Werke, 6 Bände. Herausgegeben vom Rilke-Archiv in Verbindung mit Ruth Sieber-Rilke, besorgt von Ernst Zinn. Wiesbaden, Frankfurt a. M. 1955–1966, Bd. 1, S. 518 f.

32 Carl Friedrich von Weizsäcker: Der Tod. In: Grenzerfahrung Tod. Herausgegeben von Ansgar Paus. Graz u. a. 1976, S. 328.

33 Diogenes Laertius: Leben und Meinungen berühmter Philosophen. Übersetzt und erläutert von Otto Apelt. Leipzig 1921, Bd. 1 (Buch I–IV), S. 243 f.

34 Aus: Don Juan. In: Lord Byrons Werke. 6 Bände in dreien. Übersetzt von Otto Gildemeister. Berlin 1877, Bd. 6, S. 71.

35 Joachim Illies: Jenseits des Todes. Versuch einer biologischen Grenzüberschreitung. In: Leben nach dem Sterben. Herausgegeben von Alfred Rosenberg. München 1974, S. 55 f. (© 1974 Kösel-Verlag GmbH & Co, München)

36 Konfuzius (Kungfutse): Gespräche (Lun Yü). Übersetzt von Richard Wilhelm. Düsseldorf 1975, S. 115.

37 Aus der Rede ›An einem Grab‹. In: Sören Kierkegaard: Religiöse Reden. Übertragen von Theodor Haecker. München 1922, S. 204 f.

38 Lawrence Sterne: Tristram Shandy. Übersetzt von F. A. Gelbke. Leipzig, Wien o. J., B. 2, S. 17 ff.

39 Aus der Rede ›An einem Grab‹. In: Sören Kierkegaard: Religiöse Reden. Übertragen von Theodor Haecker. München 1922, S. 217.

40 Zitiert nach Mircea Eliade: Geschichte der religiösen Ideen. Quellentexte. Übersetzt und herausgegeben von Günter Lanczkowski. Freiburg i. Br. u. a. 1981, S. 109. (© 2002 Verlag Herder, Freiburg i. Br.)

41 Aus: Arnold J. Toynbee: Erlebnisse und Erfahrungen. München 1970, zitiert nach Georg Hahn: Vom Sinn des Todes. Texte aus drei Jahrtausenden. Zürich 1975, S. 266 f.

42 Aus: Don Juan. In: Lord Byrons Werke. 6 Bände in dreien. Übersetzt von Otto Gildemeister. Berlin 1877, Bd. 6, S. 97.

43 Bertolt Brecht: Gesammelte Werke in 20 Bänden. Frankfurt a. M. 1973, Bd. 7, S. 2995 f. (© 1970 Suhrkamp Verlag, Frankfurt a. M.)

44 Marie Luise Kaschnitz: Steht noch dahin. Frankfurt a. M. 1972, S. 21 (»Ohne Tod«). (© 1972 Insel Verlag, Frankfurt a. M.)

45 Voltaire: Kandid oder die beste Welt. Deutsch mit Einleitung und Anmerkungen von A. Ellissen. Leipzig 1844, S. 21 f.

46 Hans Jonas: Philosophische Untersuchungen und metaphysische Vermutungen. Frankfurt a. M. 1992, S. 93 ff. (© 1992 Insel Verlag, Frankfurt a. M.)

47 Kurt Marti: Leichenreden. Mit einem Vorwort von Peter Bichsel. Neuwied, Berlin 1969, S. 55. (© 2001 Nagel & Kimche im Carl Hanser Verlag, München, Wien)

48 Tuti-Nameh: Das Papageienbuch, aus dem Sanskrit bearbeitet von Naschabi. Nach der türkischen Fassung übersetzt von Georg Rosen. Zürich, München 1993, S. 158 ff.

49 Theodor Fontane: Gedichte (Ausgabe 1898). In: Sämtliche Werke, 25 Bände. Herausgegeben von Edgar Groß u. a. München 1959–1975, Bd. 20, S. 249 f.

50 Liä Dsi: Das wahre Buch vom quellenden Urgrund. Die Lehren der Philosophen Liä Yü Kou und Yang Dschu. Aus dem Chinesischen übertragen und erläutert von Richard Wilhelm. 5. Aufl. München 1996, S. 132 f.

51 Hermann Hesse: Sämtliche Werke, Bd. 10: Die Gedichte. Frankfurt a. M. 1974, S. 676 (»Stufen«). (© 1974 Suhrkamp Verlag, Frankfurt a. M.)

52 Bettine von Arnim: Die Günderode. Frankfurt a. M. 1992, S. 448.

53 Aus: Die Weisheit des Judentums. Gedanken für jeden Tag des Jahres. Herausgegeben von Walter Homolka und Anette Böckler. Gütersloh 1999. Eintrag zum 8. Februar. (© 2004 Gütersloher Verlagshaus GmbH, Gütersloh)

54 Georg Simmel: Aufsätze und Abhandlungen 1909–1918. Herausgegeben von Rüdiger Kramme und Angela Rammstedt. Frankfurt a. M. 2001, Bd. 1, S. 82 f. (© 2001 Suhrkamp Verlag, Frankfurt a. M.)

55 Lucius Annaeus Seneca: Philosophische Schriften. Drittes Bändchen: Briefe an Lucilius. Erster Teil: Brief 1–81. Übersetzt, mit Einleitungen und Anmerkungen versehen von Otto Apelt. Leipzig 1924, S. 85 (Brief 23).

56 Jens Peter Jacobsen: Niels Lyhne. Übersetzt von M. Mann. Leipzig o. J., S. 132 f.

57 Erich Fried: Gesammelte Werke. Gedichte 2. Herausgegeben von Volker Kaukoreit und Klaus Wagenbach. Berlin 1993, S. 625. (© 1993 Verlag Klaus Wagenbach, Berlin)

58 Guus Kuijer: Erzähl mir von Oma. Deutsch von Hans Georg Lenzen. Ravensburg 1993, S. 108 ff. (© 2004 Verlag Friedrich Oetinger, Hamburg)

59 Kurt Marti: Leichenreden. Mit einem Vorwort von Peter Bichsel. Neuwied, Berlin 1969, S. 35. (© 2001 Nagel & Kimche im Carl Hanser Verlag, München, Wien)

60 Peter Noll: Diktate über Sterben und Tod, mit Totenrede von Max Frisch. Zürich 1984, S. 74 f. (© 2001 Pendo Verlag GmbH, Zürich)

61 Lucius Annaeus Seneca: Philosophische Schriften. Drittes Bändchen: Briefe an Lucilius. Erster Teil: Brief 1–81,. Übersetzt, mit Einleitungen und Anmerkungen versehen von Otto Apelt. Leipzig 1924, S. 200 ff.

62 Peter Noll: Diktate über Sterben und Tod, mit Totenrede von Max Frisch. Zürich 1984, S. 80 ff. (© 2001 Pendo Verlag GmbH, Zürich)

63 Wilhelm Kamlah: Meditatio Mortis. Kann man den Tod »verstehen«?, und gibt es ein »Recht auf den eigenen Tod«? Stuttgart 1976, S. 9 ff.

64 Erich Fromm: Haben oder Sein. Die seelischen Grundlagen einer neuen Gesellschaft. 11. Aufl. Stuttgart 1979, S. 125 f. (© 1979 Deutsche Verlags-Anstalt GmbH, Stuttgart)

65 Günter Altner: Tod, Ewigkeit und Überleben. Heidelberg 1981 (UTB 1137), S. 140. (© 1981 Quelle & Meyer, Heidelberg, Wiebelsheim)

66 T. Lucretius Carus: Von der Natur der Dinge. 3. Buch. Deutsch in Versweise der Urschrift von Dr. Wilhelm Binder. Stuttgart 1868, S. 79.

[67] Dorothee Sölle: Mystik des Todes. Stuttgart 2003, S. 88 f. (© 2003 Kreuz Verlag, Stuttgart)

[68] Heinz-Dieter Herbig: Mythos Tod. Eine Provokation. Hamburg 1997, S. 20 ff. (© 1997 Europäische Verlagsanstalt/Rotbuch Verlag, Hamburg)

[69] Sogyal Rinpoche: Das tibetische Buch vom Leben und vom Sterben. Ein Schlüssel zum tieferen Verständnis von Leben und Tod. Mit einem Vorwort des Dalai Lama, übersetzt aus dem Englischen von Thomas Geist. München 1993, S. 32. (1993 O. W. Barth Verlag. Alle Rechte vorbehalten S. Fischer Verlag GmbH, Frankfurt a. M.)

[70] Peter Noll: Diktate über Sterben und Tod, mit Totenrede von Max Frisch. Zürich 1984, S. 200 f. (© 2001 Pendo Verlag GmbH, Zürich)

[71] Bertolt Brecht: Gesammelte Werke in 20 Bänden. Frankfurt a. M. 1973, Bd. 2, S. 601 f. (© 1970 Suhrkamp Verlag, Frankfurt a. M.)

[72] Und die Flamme soll euch nicht versengen. Letzte Briefe zum Tode Verurteilter aus dem europäischen Widerstand. Herausgegeben von Piero Malvezzi und Giovanni Pirelli, Vorwort von Thomas Mann. Übersetzt von Ursula Muth und Peter Michaela. Zürich 1955, S. 205 f. (© 1955 Steinberg-Stiftung, Zürich)

[73] Helmut Beutel, Daniela Tausch (Hg.): Sterben – eine Zeit des Lebens. Ein Handbuch der Hospizbewegung. 3. Aufl. Stuttgart 1993, S. 107. (© 2004 Gütersloher Verlagshaus GmbH, Gütersloh)

[74] Michel de Montaigne: Essays. Übersetzt von J. J. C. Bode, herausgegeben von Rudolf Noack. Leipzig 1967, S. 134 f.

[75] Heinrich Heine: Gedichte 1853 und 1854. In: Werke und Briefe in zehn Bänden. Herausgegeben von Hans Kaufmann. 2. Auflage Berlin, Weimar 1972, Bd. 2, S. 197.

[76] Lev Nikolaevic Tolstoj: Anna Karenina. Roman in acht Teilen, 3 Bände. Übersetzt von Hermann Röhl. Berlin 1957, Bd. 2, S. 144 ff.

[77] Lev Nikolaevic Tolstoj: Anna Karenina. Roman in acht Teilen, 3 Bände. Übersetzt von Hermann Röhl. Berlin 1957, Bd. 2., S. 326 ff.

[78] Robert Gernhardt: Herz in Not. Tagebuch eines Eingriffs in einhundert Eintragungen. In: Ders.: Lichte Gedichte. Frankfurt a. M. 1997, S. 221. (© 1997 Robert Gernhardt. Alle Rechte vorbehalten S. Fischer Verlag GmbH, Frankfurt a. M.)

[79] Wisława Szymborska: Die Gedichte. Herausgegeben und übertragen von Karl Dedecius. Frankfurt a. M. 1997, S. 127. (© 1997 Suhrkamp Verlag, Frankfurt a. M.)

[80] Jens Peter Jacobsen: Niels Lyhne. Übersetzt von M. Mann. Leipzig o. J., S. 288 ff.

[81] Gabriele Wohmann: Abschied von der Schwester. Zürich, München 2001, S. 178 ff. (© 2001 Pendo Verlag GmbH, Zürich)

[82] Hugo von Hofmannsthal: Gesammelte Werke in zehn Einzelbänden.

Gedichte/Dramen I. Herausgegeben von Bernd Schoeller. Frankfurt a. M. 1979, S. 113 f.

83 Michel de Montaigne: Die Essais. Ausgewählt und übertragen von Arthur Franz. Stuttgart 1999, S. 335 f. (© 1953, 1992 Sammlung Dieterich Verlagsgesellschaft mbH, Leipzig)

84 E. M. Cioran: Über die Krankheit. In: Der Absturz in die Zeit. Aus dem Französischen von Kurt Leonhard. Stuttgart 1980, S. 89 f. (© 1964 Editions Gallimard, Paris, 1972 Klett-Cotta, Stuttgart)

85 Heinrich Heine: Nachlese. In: Werke und Briefe in zehn Bänden. Herausgegeben von Hans Kaufmann. 2. Aufl. Berlin, Weimar 1972, Bd. 2, S. 432.

86 Siegfried Lenz: Über den Schmerz. Essays. Hamburg 1998. S. 27 f. (© 1998 Hoffmann und Campe Verlag, Hamburg)

87 Und die Flamme soll euch nicht versengen. Letzte Briefe zum Tode Verurteilter aus dem europäischen Widerstand. Herausgegeben von Piero Malvezzi und Giovanni Pirelli, Vorwort von Thomas Mann, übersetzt von Ursula Muth und Peter Michaela. Zürich 1955, S. 468 f. (© 1955 Steinberg-Stiftung, Zürich)

88 Marie von Ebner-Eschenbach: Aphorismen. Aus einem zeitlosen Tagebuch, Altweibersommer, Parabeln und Märchen. Gesammelte Werke. München 1960, Bd. 9, S. 159.

89 Meister Eckehart: Deutsche Predigten und Traktate. Herausgegeben und übersetzt von Josef Quint. Zürich 1979, S. 72. (© 2003 Carl Hanser Verlag, München, Wien)

90 Bertolt Brecht: Gesammelte Werke in 20 Bänden. Frankfurt a. M. 1973, Bd. 10, S. 888. (© 1970 Suhrkamp Verlag, Frankfurt a. M.)

91 Jean-Jacques Rousseau: Emil oder Über die Erziehung. Neue Ausgabe. 2 Bände. Frei aus dem Französischen übersetzt von Hermann Denhardt. Leipzig o. J., Bd. 1, S. 108 f.

92 Henry Fielding: Tom Jones oder die Geschichte eines Findelkindes. 3 Bände. Übersetzt von J. J. Ch. Bode, mit einer Einleitung von Prof. J. Schmidt. Stuttgart 1883, Bd. 1, S. 85 ff.

93 Epiktet: Was von ihm erhalten ist. Nach den Aufzeichnungen Arrians. Neubearbeitung der Übersetzung von J. G. Schulthess von R. Mücke. Heidelberg 1924. S. 98.

94 Francis Bacon: Von irdischen Dingen. Eine Auswahl aus den Essays. Übertragen von Jakob Stephan. Tübingen 1926, S. 4ff.

95 Epiktet: Was von ihm erhalten ist. Nach den Aufzeichnungen Arrians. Neubearbeitung der Übersetzung von J. G. Schulthess von R. Mücke. Heidelberg 1924, S. 335.

96 Rabindranath Tagore: Auf des Funkens Spitze. Ausgesucht und übersetzt von Martin Kämpchen. München 1989, Nr. 50. (© 1989 Kösel-Verlag GmbH & Co, München)

[97] Michel de Montaigne: Die Essais. Ausgewählt und übertragen von Arthur Franz. Stuttgart 1999, S. 355. (© 1953, 1992 Sammlung Dieterich Verlagsgesellschaft mbH, Leipzig)

[98] Ciceros Cato der Ältere. Gespräch über das Alter. Aus dem Lateinischen mit Einleitung und Erläuterungen von Dr. Max Oberbreyer. Leipzig 1918, S. 54 f.

[99] Georg Christoph Lichtenberg: Tag und Dämmerung. Aphorismen, Schriften, Briefe. Leipzig 1941, S. 375.

[100] Simone Weil: Cahiers 3. Aufzeichnungen. 4 Bände. Herausgegeben und aus dem Französischen von Elisabeth Edl und Wolfgang Matz. München, Wien 1996, S. 148 (© 1996 Carl Hanser Verlag, München, Wien).

[101] Karl Jaspers: Kleine Schule philosophischen Denkens. München 1965, S. 151. (© 1974 Piper Verlag GmbH, München)

[102] Rubaijat-i-Omar-i-Khaijam: Die Sinnsprüche Omars des Zeltmachers. Übersetzt von Friedrich Rosen. Leipzig 1929.

[103] Arthur Schopenhauer: Die Welt als Wille und Vorstellung. In: Zürcher Ausgabe, Werke in zehn Bänden. Der Text folgt der historisch-kritischen Ausgabe von Arthur Hübscher. Zürich 1977., Bd. 4, S. 546 ff.

[104] Thomas Nagel: Über das Leben, die Seele und den Tod. Aus dem Amerikanischen von Karl-Ernst Prankel und Ralf Stoecker. Königstein/Taunus 1984, S. 21. (© 1996 für die erweiterte und bearbeitete Neuausgabe ›Letzte Fragen‹ Philo-Verlagsgesellschaft mbH, Berlin)

[105] Epiktet's Handbüchlein der stoischen Moral. Übersetzt und erklärt von Carl Conz. Berlin o. J., S. 24 f.

[106] Die Tröstungen der Philosophie des Anicius Manlius Torquatus Severinus Boetius. Übersetzt von Richard Scheven. Leipzig 1927, S. 32 ff.

[107] Erläuterung zu dem aphoristischen Aufsatz »Die Natur«. In: Goethes Werke. Hamburger Ausgabe in 14 Bänden. Textkritisch durchgesehen und mit Anmerkungen versehen von Erich Trunz. Hamburg 1948 ff., Bd. 13, S. 45 ff.

[108] Dschuang Dsï: Das wahre Buch vom südlichen Blütenland. Übersetzt und erläutert von Richard Wilhelm. Düsseldorf, Köln 1972, S. 86 f.

[109] Zitiert nach: Tao für den Westen. Eine Hinführung. Ausgewählte Texte. Herausgegeben und eingeleitet von Knut Walf. München 1989, S. 82. (© 1989 Kösel-Verlag GmbH & Co, München)

[110] Rubaijat-i-Omar-i-Khaijam: Die Sinnsprüche Omars des Zeltmachers. Übersetzt von Friedrich Rosen. Leipzig 1929.

[111] Und die Flamme soll euch nicht versengen. Letzte Briefe zum Tode Verurteilter aus dem europäischen Widerstand. Herausgegeben von Piero Malvezzi und Giovanni Pirelli, Vorwort von Thomas Mann, übersetzt von Ursula Muth und Peter Michaela. Zürich 1955, S. 36 (© 1995 Steinberg-Stiftung, Zürich)

[112] Käthe Kollwitz: Ich will wirken in dieser Zeit. Auswahl aus den Tage-

büchern und Briefen, aus Graphik, Zeichnungen und Plastik. Berlin 1952, S. 131. (© 1952 Gebr. Mann Verlag, Berlin)

113 Wilhelm Busch: Zu guter Letzt. In: Sämtliche Werke. München 1949, Bd. 6, S. 285.

114 Alexander S. Neill: Neill, Neill, Birnenstiel! Erinnerungen des großen Erziehers A. S. Neill. Deutsch von Monika Kulow und Harry Rowohlt. Reinbek 1973, S. 340. (© 1973 Rowohlt Verlag GmbH, Reinbek)

115 Ernst Bloch: Das Prinzip Hoffnung. Frankfurt a. M. 1985, Bd. 3, S. 1384 f. (© 1985 Suhrkamp Verlag, Frankfurt a. M.)

116 Aus: Don Juan. In: Lord Byrons Werke. 6 Bände in dreien. Übersetzt von Otto Gildemeister. Berlin 1877, Bd. 6, S. 69 f.

117 Dschuang Dsï: Das wahre Buch vom südlichen Blütenland. Übersetzt und erläutert von Richard Wilhelm. Düsseldorf, Köln 1972, S. 294.

118 Friedrich Gottlieb Klopstock: Ausgewählte Werke. Herausgegeben von Karl August Schleiden. München, Wien 1981, Bd. 1, S. 163.

119 Heinrich Heine: Gedichte 1853 und 1854. In: Werke und Briefe in zehn Bänden. Herausgegeben von Hans Kaufmann. 2. Aufl. Berlin, Weimar 1972, Bd. 2, S. 215 f.

120 Und die Flamme soll euch nicht versengen. Letzte Briefe zum Tode Verurteilter aus dem europäischen Widerstand. Herausgegeben von Piero Malvezzi und Giovanni Pirelli, Vorwort von Thomas Mann. Übersetzt von Ursula Muth und Peter Michaela. Zürich 1955, S. 505 (© 1955 Steinberg-Stiftung, Zürich).

121 Rabindranath Tagore: Gitanjali. Übersetzt nach der englischen Übertragung des Dichters von Dr. G. M. Muncker und Dr. A. Haas. Zürich (o. Jahr), S. 164. (© Verlagsgesellschaft Miniaturbuch/Hyperion Verlag, Garching)

122 Der Ackermann und der Tod. Ein Streit- und Trostgespräch vom Tode aus dem Jahre 1400 von Johannes von Saaz. In unser Deutsch übertragen und mit einer Vorrede versehen von Alois Bernd. Leipzig o. J. (ca. 1900), S. 17 f.

123 Dolf Sternberger: Über den Tod. In: Schriften I. Frankfurt a. M. 1977, S. 15. (© 1977 Insel Verlag, Frankfurt a. M.)

124 Friedrich Schleiermacher: Monologen. Herausgegeben, erläutert und mit einer Lebensbeschreibung Schleiermachers versehen von J. H. von Kirchmann. Berlin 1868, S. 80 f.

125 Rainer Maria Rilke: Das Stundenbuch. Frankfurt a. M. 1988, S. 94.

126 Karl Jaspers: Philosophie II. Existenzerhellung. 4. Aufl. Berlin u. a. 1973, S. 229 (© 1973 Springer-Verlag GmbH, Heidelberg)

127 Robert Gernhardt: Lichte Gedichte. Frankfurt a. M. 1997, S. 206. (© 1997 Robert Gernhardt. Alle Rechte vorbehalten S. Fischer Verlag GmbH, Frankfurt a. M.)

128 Pascal's Gedanken über die Religion und einige andere Gegenstände.

Aus dem Französischen übersetzt von Karl Adolf Blech. Mit einem Vorwort von August Neander. Berlin 1840, S. 160 f.

129 Lawrence Sterne: Tristram Shandy. Übersetzt von F. A. Gelbke. Leipzig, Wien o. J., Bd. 2, S. 23 ff.

130 Auszug aus dem Essai ›Das Üben‹. Aus: Michel de Montaigne: Die Essais. Ausgewählt und übertragen von Arthur Franz. Stuttgart 1999, S. 179 ff. (© 1953, 1992 Sammlung Dieterich Verlagsgesellschaft mbH, Leipzig)

131 Ludwig Hohl: Die Notizen oder Von der unvoreiligen Versöhnung. Frankfurt a. M. 1981, S. 700. (© 1981 Suhrkamp Verlag, Frankfurt a. M.)

132 Alain: Die Pflicht glücklich zu sein. Aus dem Französischen von Albrecht Fabri. Frankfurt a. M. 1975, S. 42 ff. (© 1975 Suhrkamp Verlag, Frankfurt a. M.)

133 Dolf Sternberger: Über den Tod. In: Schriften I. Frankfurt a. M. 1977, S. 17. (© 1977 Insel Verlag, Frankfurt a. M.)

134 Ernst Meister: Ausgewählte Gedichte 1932–1979. Frankfurt a. M. 1979, S. 123. (© 2004 Rimbaud Verlag, Aachen)

135 Dolf Sternberger: Über den Tod. In: Schriften I. Frankfurt a. M. 1977, S. 30. (© 1977 Insel Verlag, Frankfurt a. M.)

136 Elias Canetti: Die Provinz des Menschen. Aufzeichnungen 1942–1972. Frankfurt a. M. 1973, S. 294 f. (© 1973 Carl Hanser Verlag, München, Wien)

137 Sogyal Rinpoche: Das tibetische Buch vom Leben und vom Sterben. Ein Schlüssel zum tieferen Verständnis von Leben und Tod. Mit einem Vorwort des Dalai Lama, übersetzt aus dem Englischen von Thomas Geist. München 1993, S. 53. (O. W. Barth Verlag. Alle Rechte vorbehalten S. Fischer Verlag GmbH, Frankfurt a. M.)

138 Michel de Montaigne: Von der Kinderzucht bis zum Sterbenlernen. Essays. München 1920, S. 193.

139 Helmut Beutel, Daniela Tausch (Hg.): Sterben – eine Zeit des Lebens. Ein Handbuch der Hospizbewegung. 3. Aufl. Stuttgart 1993, S. 24 ff. (© 2004 Gütersloher Verlagshaus GmbH, Gütersloh)

140 Helmut Gollwitzer: Krummes Holz – Aufrechter Gang. Zur Frage nach dem Sinn des Lebens. München 1970, S. 98. (© 2004 Gütersloher Verlagshaus GmbH, Gütersloh)

141 Platon: Phaidon, 117 a–118 a. In: Sämtliche Werke. Übersetzt von Friedrich Schleiermacher, herausgegeben von Walter F. Otto und Ernesto Grassi. Hamburg 1980, Bd. 3, S. 65 f.

142 Einheitsübersetzung der Heiligen Schrift. Stuttgart 1982. (© 1980 Katholische Bibelanstalt, Stuttgart)

143 Peter Noll: Diktate über Sterben und Tod, mit Totenrede von Max Frisch. Zürich 1984, S. 276 ff. (© 2001 Pendo Verlag GmbH, Zürich)

144 Aus: Hilde Domin: Gesammelte Gedichte. Frankfurt a. M. 1987, S. 118 f. (© 1987 S. Fischer Verlag GmbH, Frankfurt a. M.)

145 Jean Paul: Leben des Quintus Fixlein. In: Werke, 6 Bände. Herausgegeben von Norbert Miller und Gustav Lohmann. München 1959–1963, Bd. 4, S. 45.

146 Lev Nikolaevic, Tolstoj: Anna Karenina. Roman in acht Teilen. 3 Bände. Übersetzt von Hermann Röhl. Berlin 1957, Bd. 2, S. 332 ff.

147 Michel de Montaigne: Die Essais. Ausgewählt und übertragen von Arthur Franz. Stuttgart 1999, S. 51. (© 1953, 1992 Sammlung Dieterich Verlagsgesellschaft mbH, Leipzig)

148 Friedrich Nietzsche: Menschliches, Allzumenschliches. In: Werke in sechs Bänden. Herausgegeben von Karl Schlechta. München, Wien 1980. Bd. 2, S. 769 f. (© 1982 Carl Hanser Verlag, München, Wien)

149 Ram Dass und Paul Gorman: Wie kann ich helfen? Segen und Prüfung mitmenschlicher Zuwendung. 2. Aufl. Berlin 1994, S. 69 ff. (© 1988 Sadhana Verlag, Berlin)

150 Kurt Marti: Leichenreden. Mit einem Vorwort von Peter Bichsel. Neuwied, Berlin 1969, S. 23. (© 2001 Nagel & Kimche im Carl Hanser Verlag, München, Wien)

151 Hans Erich Nossack: Nachruf auf Hans Henny Jahnn. In: Ders: Die schwache Position der Literatur. Reden und Aufsätze. 2. Aufl. Frankfurt a. M. 1967, S. 114. (© 1967 Suhrkamp Verlag, Frankfurt a. M.)

152 Günter Eich zum Gedächtnis. Herausgegeben von Siegfried Unseld. Frankfurt a. M. 1973, S. 60. (© 1973 Suhrkamp Verlag, Frankfurt a. M.)

153 Gustave Flaubert: Frau Bovary. Übersetzt von Arthur Schurig. Leipzig 1952, S. 404 f.

154 Das große Eugen Roth Buch. München, Wien 1995, S. 40 f. (© 1995 Thomas Roth)

155 Gisela Schiller: Der organisierte Tod. Beobachtungen zum modernen Bestattungswesen. Düsseldorf 1991, S. 75 ff. (© Fachverlag des deutschen Bestattungsgewerbes GmbH, Düsseldorf)

156 Arthur Schopenhauer: Die Welt als Wille und Vorstellung. In: Zürcher Ausgabe, Werke in zehn Bänden. Der Text folgt der historisch-kritischen Ausgabe von Arthur Hübscher. Zürich 1977, Bd. 2, S. 467 f.

157 Mark Twain: Tom Sawyers Abenteuer. Eine Mississippi-Erzählung. Aus dem Amerikanischen von Karl Löbl und Ludwig Voggenreiter. Reutlingen 1951, S. 161 ff. (© 1949 Ensslin im Arena Verlag GmbH, Würzburg)

158 Gottfried Keller: Der grüne Heinrich. In: Sämtliche Werke in acht Bänden. Berlin 1961, Bd. 4, S. 68.

159 Elias Canetti: Masse und Macht. München 1976, S. 308 f. (© 1960 Claassen Verlag in der Ullstein Buchverlage GmbH, Berlin)

160 Dorothee Sölle: Mystik des Todes. Stuttgart 2003, S. 34 f. (© 2003 Kreuz Verlag, Stuttgart)

161 P. Ovidius Naso: Metamorphosen. Übersetzt und herausgegeben von Michael von Albrecht. Stuttgart 1994, S. 438 f.

[162] Mascha Kaléko: Verse für Zeitgenossen. Düsseldorf 1978, S. 9. (© 1978 Verlag Eremiten-Presse, Düsseldorf)

[163] Michael Mayer: Totenwache. Wien 2001, S. 13 ff. (© 2001 Edition Passagen, Wien)

[164] Wisława Szymborska: Die Gedichte. Herausgegeben und übertragen von Karl Dedecius. Frankfurt a. M. 1997, S. 282 f. (© 1997 Suhrkamp Verlag, Frankfurt a. M.)

[165] Emmanuel Lévinas: Gott, der Tod und die Zeit. Herausgegeben von Peter Engelmann. Wien 1996, S. 116. (© 1996 Edition Passagen, Wien)

[166] Theodor Storm: Gedichte (Ausgabe 1885). In: Sämtliche Werke in vier Bänden. Herausgegeben von Peter Goldammer. 4. Aufl. Berlin, Weimar 1978, Bd. 1, S. 129 f.

[167] Erich Fried: Kobenhavns Amts Sygehus Gentofte (Auszug). In: Das Unmaß aller Dinge. Berlin 1982, S. 75 ff. (© 1982 Verlag Klaus Wagenbach, Berlin)

[168] Marie Luise Kaschnitz: Überallnie. Ausgewählte Gedichte 1928–1965. Hamburg, 1965, S. 183. (© Claassen Verlag in der Ullstein Buchverlage GmbH, Berlin)

[169] Aurelius Augustinus: Die Bekenntnisse. Aus dem Lateinischen übertragen von Georg Rapp. 4., durchgesehene Aufl. Stuttgart 1863, S. 70 ff.

[170] Karl Jaspers: Philosophie II. Existenzerhellung. 4. Aufl. Berlin u. a. 1973, S. 222. (© 1973 Springer-Verlag GmbH, Heidelberg)

[171] Issa: Mein Frühling. Haiku. Aus dem Japanischen übertragen von G. S. Dombrady. München 1996, S. 81 f. und 98. (© 1983 Manesse Verlag, Zürich)

[172] Friedrich Rückert: Ausgewählte Werke. Herausgegeben von Annemarie Schimmel. Frankfurt a. M. 1988, Bd. 1, S. 123 f.

[173] Lev Nikolaevic Tolstoj: Krieg und Frieden. Ein Roman in fünfzehn Teilen mit einem Epilog. 4 Bände. Übersetzt von Hermann Röhl. Leipzig 1922, Bd. 4, S. 430 ff.

[174] Matthias Claudius: Sämtliche Werke des Wandsbecker Boten. Herausgegeben von Urban Roedl. Stuttgart 1954.

[175] Rabindranath Tagore: Wo Freude ihre Feste feiert. Gedichte und Lieder. Übersetzt von Martin Kämpchen. Freiburg 1990, S. 114. (© 1990 Verlag Herder, Freiburg i. Br.)

[176] Gustave Flaubert: Frau Bovary. Übersetzt von Arthur Schurig. Leipzig 1952, S. 29 ff.

[177] Lev Nikolaevic Tolstoj: Krieg und Frieden. Ein Roman in fünfzehn Teilen mit einem Epilog. 4 Bände. Übersetzt von Hermann Röhl. Leipzig 1922, Bd. 4, S. 266.

[178] Johann Peter Eckermann: Gespräche mit Goethe in den letzten Jahren seines Lebens. München 1976, S. 434 ff.

[179] Hans Christian Andersen: Sämtliche Märchen. Übersetzt von Julius Reu-

scher, illustriert von Ludwig Richter u. a. 31., vermehrte Aufl. Leipzig o. J. (um 1900), S. 946 ff.

[180] Clemens Brentano: Sämtliche Werke und Briefe, Bd. 29. Historisch-kritische Ausgabe veranstaltet vom Freien Deutschen Hochstift, herausgegeben von Jürgen Behrens u. a. Stuttgart u. a. 1975 f., S. 217 f.

[181] Alain: Die Pflicht glücklich zu sein. Aus dem Französischen von Albrecht Fabri. Frankfurt a. M. 1975, S. 150 f. (© 1975 Suhrkamp Verlag, Frankfurt a. M.)

[182] Karl Jaspers: Kleine Schule philosophischen Denkens. München 1965, S. 161. (© 1974 Piper Verlag GmbH, München)

[183] Rainer Maria Rilke: Der neuen Gedichte anderer Teil. In: Sämtliche Werke, 6 Bände. Herausgegeben vom Rilke-Archiv in Verbindung mit Ruth Sieber-Rilke, besorgt von Ernst Zinn. Wiesbaden, Frankfurt a. M. 1955–1966, Bd. 1, S. 561 f.

[184] Nelly Sachs: Fahrt ins Staublose. Frankfurt a. M. 1961, S. 256. (© 1961 Suhrkamp Verlag, Frankfurt a. M.)

[185] Chateaubriands Erzählungen. Übersetzt von Maria von Andechs, Baronin von Leinburg. Leipzig, Wien 1855, S. 111 f.

[186] Brihadâranyaka-Upanishad IV, 4,2. Zitiert nach Mircea Eliade: Geschichte der religiösen Ideen. Quellentexte. Übersetzt und herausgegeben von Günter Lanczkowski. Freiburg i. Br. u. a. 1981, S. 271. (© 2002 Verlag Herder, Freiburg i. Br.)

[187] Hans Magnus Enzensberger: Kiosk. Neue Gedichte. 4. Aufl. Frankfurt a. M. 1995, S. 129. (© 1995 Suhrkamp Verlag, Frankfurt a. M.)

[188] Anzeige von Lavaters Aussichten in die Ewigkeit. Zitiert nach: Karl Jaspers: Psychologie der Weltanschauungen. 4. Aufl. Berlin u. a. 1954, S. 266.

[189] Bertolt Brecht: Gesammelte Werke in 20 Bänden. Frankfurt a. M. 1973, Bd. 10, S. 364 f. (© 1970 Suhrkamp Verlag, Frankfurt a. M.)

[190] Kurt Marti: Leichenreden. Mit einem Vorwort von Peter Bichsel. Neuwied, Berlin 1969, S. 63. (© 2001 Nagel & Kimche im Carl Hanser Verlag, München, Wien)

[191] Einheitsübersetzung der Heiligen Schrift. Stuttgart 1982. (© 1980 Katholische Bibelanstalt, Stuttgart)

[192] Dolf Sternberger: Über den Tod. Schriften I. Frankfurt a. M. 1977. S. 18–21. (© 1977 Insel Verlag, Frankfurt a. M.)

[193] Peter Noll: Diktate über Sterben und Tod, mit Totenrede von Max Frisch. Zürich 1984, S. 38 f. (© 2001 Pendo Verlag GmbH, Zürich)

[194] Johann Gottfried Herder: Ideen zur Philosophie der Geschichte der Menschheit. 2 Bände. Herausgegeben von Heinz Stolpe. Berlin, Weimar 1965, Bd. 1, S. 195.

[195] Friedrich Rückert: Werke. Herausgegeben von Edgar Groß und Elsa Hertzer. Hildesheim 1979, Bd. 3, S. 277.

[196] Dorothee Sölle: Mystik des Todes. Stuttgart 2003, S. 143. (© 2003 Kreuz Verlag, Stuttgart)

[197] Friedrich Schleiermacher: Über die Religion. Reden an die Gebildeten unter ihren Verächtern. Hamburg 1958, S. 72 f.

[198] Ludwig Wittgenstein: Tractatus logico-philosophicus. Logisch-philosophische Abhandlung. 6, 4312. Frankfurt a. M. 1969, S. 113. (© 1969 Suhrkamp Verlag, Frankfurt a. M.)

[199] Aus: Marco Aldinger: »Was ist die ewige Wahrheit?« »Geh weiter!«. Zengeschichten vom Anhaften und Loslassen. Freiburg i. Br. u. a. 1998, S. 152. (©1998 Verlag Herder, Freiburg i. Br.)

[200] Novalis: Heinrich von Ofterdingen. In: Schriften. Die Werke Friedrich von Hardenbergs. Herausgegeben von Paul Kluckhohn und Richard Samuel. Stuttgart 1960–1977, Bd. 1, S. 325.

[201] Paul Klee: Gedichte. Herausgegeben von Felix Klee. Zürich 1960, S. 9. (© 1960, 1980, 1996 Arche Verlag AG, Zürich, Hamburg)

[202] Jiddu Krishnamurti: Über Leben und Sterben. Reflexionen über die letzten Dinge. Übersetzt von Anne Ruth Frank-Strauss. Frankfurt a. M. 1998, S. 91 ff.

[203] Aus: Yoel Hoffman: Die Kunst des letzten Augenblicks. Todesgedichte japanischer Zenmeister. Freiburg i. Br. u. a. 2000. (© 2000 Verlag Herder, Freiburg i. Br.)

[204] Wilhelm Busch: Schein und Sein. In: Sämtliche Werke. München 1949, Bd. 6, S. 377.

[205] Sogyal Rinpoche: Das tibetische Buch vom Leben und vom Sterben. Ein Schlüssel zum tieferen Verständnis von Leben und Tod. Mit einem Vorwort des Dalai Lama, aus dem Englischen übersetzt von Thomas Geist. München 1993, S. 56 ff. (O. W. Barth Verlag. Alle Rechte vorbehalten S. Fischer Verlag GmbH, Frankfurt a. M.)

[206] Thomas Merton: Sinfonie für einen Seevogel. Weisheitstexte des Tschuang-tse. Aus dem Englischen von Bernardin Schellenberger. Freiburg i. Br. u. a. 1996, S. 52.

[207] Friedrich Schiller: Gedichte 1789–1805. In: Sämtliche Werke. Auf Grund der Originaldrucke herausgegeben von Gerhard Fricke und Herbert G. Göpfert in Verbindung mit Herbert Stubenrauch. 3. Aufl. München 1962, Bd. 1, S. 247.

[208] Epiktet: Was von ihm erhalten ist. Nach den Aufzeichnungen Arrians. Neubearbeitung der Übersetzung von J. G. Schulthess von R. Mücke. Heidelberg 1924. S. 204 f.

[209] Yvan Goll: Gedichte. Eine Auswahl. Herausgegeben und mit einem Kommentar versehen von René A. Strasser. Meilen/Schweiz 1968, S. 326. Erstdruck in: Konturen, Heft 5 März 1953, S. 23. (© 1999 Wallstein Verlag Göttingen. Alle Rechte vorbehalten)

[210] Johann Gottfried Herder: Gott. Einige Gespräche über Spinoza's System

nebst Shaftesbury's Naturhymnus. In: Herders Werke. Nach den besten Quellen revidierte Ausgabe. Herausgegeben und mit Anmerkungen begleitet von Heinrich Düntzer. Berlin o. J., S. 126 ff.

211 Bertolt Brecht: Gesammelte Werke in 20 Bänden. Frankfurt a. M. 1973, Bd. 10, S. 1031. (© 1970 Suhrkamp Verlag, Frankfurt a. M.)

212 Friedrich Hölderlin: Hyperion oder der Eremit in Griechenland. In: Sämtliche Werke. Kleine Stuttgarter Ausgabe, 6 Bände. Herausgegeben von Friedrich Beissner. Stuttgart 1946–1962, Bd. 3, S. 166 f.

213 Und die Flamme soll euch nicht versengen. Letzte Briefe zum Tode Verurteilter aus dem europäischen Widerstand. Herausgegeben von Piero Malvezzi und Giovanni Pirelli, Vorwort von Thomas Mann. Übersetzt von Ursula Muth und Peter Michaela. Zürich 1955, S. 95 f. (© 1955 Steinberg-Stiftung, Zürich).

214 Ralph Waldo Emerson: Essays. Aus dem Amerikanischen von Harald Kiszka. Zürich 1983, S. 105. (© 1983/2003 der deutschen Übersetzung Diogenes Verlag AG, Zürich)

Redaktionelle Anmerkung

Überschriften und Texte in Kursivschrift stammen von der Herausgeberin. Bei der Zusammenstellung der Anthologie erwiesen sich die Editionen der »Digitalen Bibliothek« als reiche Fundgrube. Leider konnten nicht alle Rechteinhaber ausfindig gemacht werden. Ausstehende Ansprüche mögen an den Verlag gerichtet werden. Auf ausdrücklichen Wunsch einzelner Autoren bzw. Verlage wurden Texte von Alain, Ernst Bloch, Bertolt Brecht, E. M. Cioran, Hilde Domin, Hans Magnus Enzensberger, Erich Fried, Robert Gernhardt, Hermann Hesse, Ludwig Hohl. Karl Jaspers, Hans Jonas, Marie Luise Kaschnitz, Günther Kunert, Siegfried Lenz, Kurt Marti, Michel de Montaigne, Hans Erich Nossack, François Rabelais, Georg Simmel, Dolf Sternberger, Wisława Szymborska und Ludwig Wittgenstein in alter Rechtschreibung aufgenommen.

Denkanstöße
Philosophie im dtv

dtv-Atlas Philosophie
ISBN 3-423-03229-4

Michaela Diers (Hg.)
Mystik
Ein Lesebuch für Nachdenkliche
ISBN 3-423-30867-2

Ich weiß nicht, ob ich bange
Lesebuch für Nachdenkliche
ISBN 3-423-34141-6

Freimut Hauk
Lust an der Erkenntnis
Grundlagen der Philosophie
ISBN 3-423-34044-4

Christoph Helferich
Geschichte der Philosophie
Von den Anfängen bis zur Gegenwart und östliches Denken
ISBN 3-423-30706-4

Heinz Hüsser
Vom Anfang und den letzten Dingen
Eine Einführung in philosophisches Denken
ISBN 3-423-34056-8

Der kleine Taschenphilosoph
Ein Lesebuch für Nachdenkliche
Hg. v. B. Hellmann
ISBN 3-423-34099-1

Frieder Lauxmann
Die Philosophie der Weisheit
Die andere Art zu denken
ISBN 3-423-34068-1

Annemarie Pieper
Glückssache
Die Kunst gut zu leben
ISBN 3-423-30872-9

Bertrand Russell
Denker des Abendlandes
Eine Geschichte der Philosophie
Übers. v. K. Földes-Papp
ISBN 3-423-30019-1

Der Sinn des Lebens
Hg. v. Christoph Fehige, Georg Meggle und Ulla Wessels
ISBN 3-423-30744-7

Richard Tarnas
Idee und Leidenschaft
Die Wege des westlichen Denkens
Übers. v. E. Sohns
ISBN 3-423-30715-3

Wilhelm Weischedel
Die philosophische Hintertreppe
34 große Philosophen in Alltag und Denken
ISBN 3-423-30020-5

Franz Josef Wetz
Die Kunst der Resignation
ISBN 3-423-34038-X

Robert Zimmer
Das Philosophenportal
Ein Schlüssel zu klassischen Werken
ISBN 3-423-34118-1